新医学概論

森岡恭彦
村上陽一郎
養老孟司

編著

産業図書

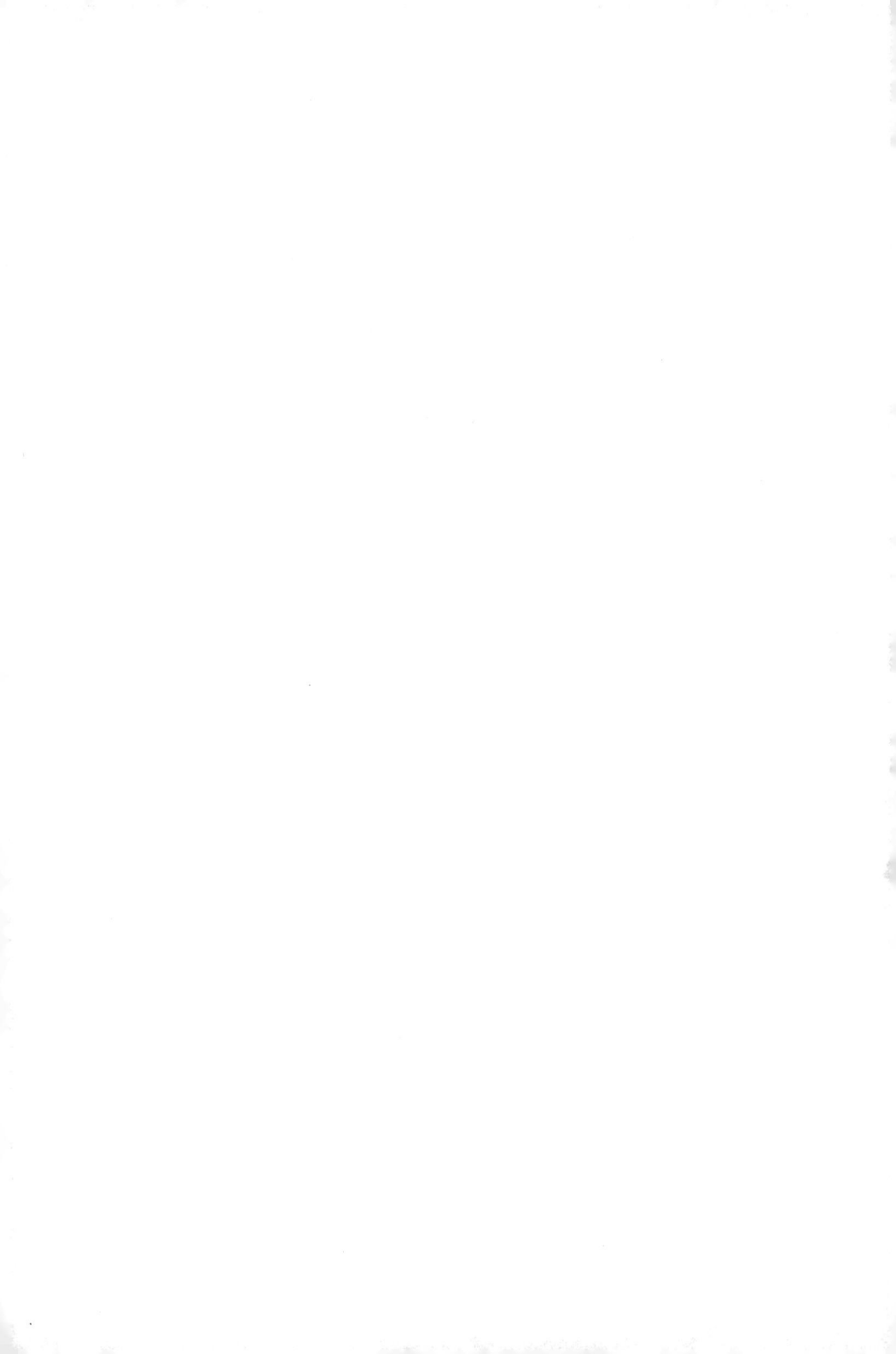

はじめに

　近年の医学・医療の進歩、発展は著しく、多くの患者に恩恵を与えてきたし、一般の人たちの医学・医療に対する期待も高い。しかし一方において余りにも高度の情報化社会への不安が起こり、また病気が治らないときの患者の不満は強くなり、さらに医療技術が重視され病気を診て病人を診ないという医師や医療従事者の態度への非難も助長されるようになってきた。

　また西洋型の自由民主主義的社会が進行する中で人々の権利意識が強くなり、誰もが医療の恩恵を受ける権利があり、医療についての患者の自己決定権の尊重そして医療情報の開示といった医療者側への一般の人たちの要求も高まってきた。同時に高騰する医療費を誰が負担するのかといった経済上の限界への考慮が必要になり、さらには医療と安全性の問題も見逃せない事態を迎えている。

　このような複雑な社会状況の変化の中で医師や看護師などの医療従事者には医学・医療についてのより広い視野に立った教育、勉学や新たな社会的、倫理的問題に対する教育の重要性が叫ばれるようになってきている。いわば新たな医学概論、原論についての教育や勉学が大切だということで、このような書が発刊されているがなお適切なものがない。

　そこで今般、医師や看護師などの医療従事者になろうという人あるいはすでにその職にある若い人たちを対象に医学・医療について学ぶべき基本的問題について新たな観点から一書を発刊しようということにした。

　問題は多岐にわたっておりすべてのことを取り上げることは困難で、主要な問題を編者らが選び、これはと思う先生方に思い思いに執筆していただいた。

　出来上がった書を見ると共同執筆のためもあって内容にはやや統一性を欠くところもあるが、読者は時代の流れを感じ取り、筆者の意とするところを汲み取り、医学・医療の基盤、源流についての自分の考えを組み立てる上での参考にしていただければ幸甚である。

なお本書の出版について多くの助言を下さった故江面竹彦前社長をはじめ編集の労をとられた会社の皆様に深甚の感謝の念を表します。

2003年8月

編著者　森 岡 恭 彦
村 上 陽 一 郎
養 老 孟 司

目　次

はじめに

第1章　医学史 ……………………………………（酒井シヅ）
　1．はじめに ……………………………………………………… 1
　2．医学の源流から黎明期 ……………………………………… 1
　3．初期ルネサンス期から近代までの医学 …………………… 6
　4．日本の医学 …………………………………………………… 17

第2章　脳と遺伝子 ………………………………（養老孟司）
　1．情報の重要性 ………………………………………………… 23
　2．情報とはなにか ……………………………………………… 24
　3．ヒトの情報には2種類がある ……………………………… 26
　4．情報とシステム ……………………………………………… 27
　5．医学・生物学と情報 ………………………………………… 29
　6．現代と未来の医学・生物学 ………………………………… 31

第3章　医療と科学 ………………………………（村上陽一郎）
　1．科学の内容的な特徴 ………………………………………… 33
　2．科学の制度的特徴 …………………………………………… 36
　3．医療と科学 …………………………………………………… 38

第4章　根拠に基づいた医療（EBM） …………（福井次矢）
　1．はじめに ……………………………………………………… 43
　2．EBMとは ……………………………………………………… 43
　3．EBMの社会的背景 …………………………………………… 53

- 4. わが国におけるEBMの現状 ·· 54
- 5. EBMの医療に与える効果 ·· 56
- 6. EBMが今後どのような影響をもたらすのか ······································ 57
- 7. おわりに ··· 59

第5章　ポストゲノム戦略 ··（佐藤憲子、新井賢一）
- 1. 分子生物学からゲノム科学へ ··· 61
- 2. ゲノム遺伝情報はデジタル情報 ··· 62
- 3. 生命機能の情報伝達はアナログ様式 ·· 63
- 4. ポストゲノムの課題 ── デジタル情報とアナログ情報の変換原理の解明 ── ·· 65
- 5. 実験医学、実験病理学、分子生物学 ── 共通性と個性の科学の分離と統合 ── ·· 65
- 6. 多因子疾患の解析 ── 複雑系における情報処理 ── ····························· 68
- 7. ゲノム解析の実体と手法 ··· 71
- 8. プロテオーム解析と臨床検査 ··· 76
- 9. ゲノムの解析による恩恵と不安 ··· 77
- 10. 先端医療開発・ゲノム医療は国民参加型のチーム医療である ············ 81
- 11. ヒトゲノム研究の倫理と適切な制度設計の重要性 ····························· 82

第6章　情報化と診療スタイルの変革 ··（大江和彦）
- 1. はじめに ··· 85
- 2. 紙から電子媒体への変革 ··· 86
- 3. 情報ネットワーク社会における医療 ·· 94
- 4. おわりに ── 診療はどうかわるか ── ·· 99

第7章　医の倫理 ── とくに20世紀における変革 ── ·····（森岡恭彦）
- 1. 医の倫理についての基本的事項 ··· 101
- 2. 医の倫理の歴史 ── パターナリズムの医療から患者中心の医療へ ── ··· 106
- 3. インフォームド・コンセントの抱える問題 ····································· 111
- 4. 延命治療よりも患者の生活・生命の質 (quality of life : QOL) の尊重 ··· 114

5. 医療の公正・公平さ (fairness) ……………………………………… 116
　6. まとめ ……………………………………………………………………… 116
　付録 1　ヒポクラテスの誓い ………………………………………………… 118
　　　 2　医の倫理綱領（日本医師会）〜平成 12 年 ……………………… 118
　　　 3　世界医師会（WMA）ヘルシンキ宣言（開始 1964 年）………… 119
　　　 4　斬首されたヒポクラテスの木 …………………………………… 124

第 8 章　生と死 —— 宗教の役割 ——　　　　　　　　　　（島薗　進）
　1. 医療と宗教の接点 ……………………………………………………… 125
　2. いのちの侵害への恐れ ………………………………………………… 126
　3. 宗教的な論拠による批判 ……………………………………………… 129
　4. 宗教界のさまざまな立場 ……………………………………………… 132
　5. 授かるものとしてのいのち …………………………………………… 135

第 9 章　生命の誕生と生殖医療　　　　　　　　　　　　（我妻　堯）
　1. はじめに ………………………………………………………………… 141
　2. 生命の誕生と生殖医療 ………………………………………………… 141
　3. 生命の起源 ……………………………………………………………… 142
　4. 避妊（受胎調節） ……………………………………………………… 144
　5. 人工妊娠中絶 …………………………………………………………… 147
　6. 異常胎児の中絶と出生前、着床前診断 ……………………………… 149
　7. 男女のうみわけ ………………………………………………………… 152
　8. 不妊症の治療と国の規則 ……………………………………………… 153
　9. 胎児手術 ………………………………………………………………… 158
　10. 多胎の減数（手）術 …………………………………………………… 159
　11. ヒトに関するクローン技術の利用 …………………………………… 161
　12. ヒト胚、胚性幹細胞（ES 細胞）を含む胎児組織の取り扱い ……… 162

第 10 章　老化とその防止　　　　　　　　　　　　（大内尉義、金木正夫）
　1. はじめに —— 高齢社会の到来 —— ………………………………… 163
　2.「老」の意味するもの …………………………………………………… 163

 3. 老化の医学的概念 164
 4. 老化学説 164
 5. 老化の分子細胞生物学的アプローチ 166
 6. 細胞老化と個体老化、老化と寿命 171
 7. 生理的老化と病的老化 172
 8. 老化の制御 174
 9. 高齢者に関する臨床医学の知識 176
 10. おわりに 180

第11章　死に行く人の医療 （森岡恭彦）
 1. 単なる延命治療よりも患者の生活・生命の質（QOL）の尊重へ 183
 2. 安楽死～初期の法制化運動 183
 3. 安楽死から延命治療の中止、尊厳死へ 184
 4. 延命医療の差し控え、中止と患者の意思 185
 5. DNR（Do Not Resuscitate）Order 186
 6. 持続性植物状態の患者の治療の中止 187
 7. 終末期患者のケア～ターミナル・ケア（terminal care） 187
 8. 安楽死 192
 9. まとめ 196

第12章　医療と安全 （村上陽一郎）
 1. 患者と安全 200
 2. 医療者の安全 207

第13章　看護とは （樋口康子）
 1. 21世紀を展望する看護の理念 211
 2. 看護学とは 215

第14章　医療の経済原理 （広井良典）
 1. はじめに 225
 2. 医療費の現状と医療保険 226

3. 医療の「値段」——診療報酬の特徴と問題点——................................ 228
  4. 健康転換と高齢者ケア 230
  5. 社会保障制度との関係 233
  6. 医療技術と医療の資源配分 235

第15章　医療と法律 ....（塚本　泰）
  1. 法と道徳 239
  2. 医療の関連法規 241
  3. 医療トラブルの防止 246
  4. 先端医療と法 251

索　引 253

第1章　医学史

酒井シヅ

1. はじめに

　医学史の目的の第一は、医学の故事来歴を知ることである。故事来歴を知ることで学問への愛が生まれる。長い間、言い伝えられたヒポクラテスの名言「人への愛の存する所にはまた学問への愛がある」のように、医学の道に進む者は、人を愛し、医学を愛する者でなければならない。

　医学史を学ぶ第二の目的は医学・医療の全体像を見究めることである。全体像は長い体験を経れば、見えてくるかもしれないがそれでは遅い。先人の歩んだ道を明らかにして、現在までの行程を知れば、それは未来への道標にもなってくれる。医学史は医学徒のよき道案内になる。

　第三の目的は、複雑な現況を読み解くための鍵を見つけることである。事実を丹念に調べると隠されていた鍵が見つかり、歴史の流れが見えてくる、そのときの爽快さは、他の学問での喜びに劣るものではない。しかし、本書では紙数に限りがあるので、そこまで深く進むことはできないが、参考文献を巻末にあげておいた。

2. 医学の源流から黎明期

(1) 医療の始まり

　原始時代の医療は遺跡や遺物から判断する。狩猟採集時代の主な病気は寄生虫の感染、有毒な食べ物の中毒、先天的異常と、狩猟や戦争で負った怪我であった。しかし、集落が散在して、移動を繰り返していたこの時代、集落間に親密な交流が始まる前までは疫病はまれであった。

　農耕生活が始まり、集落が定着してくると、人口は増加し、他の集団との交流も始まった。この頃から疫病がはやるようになり、飢饉にも見舞われた。人々はそれを神々の仕業だと思い、神官や巫女祈祷を行い、護符を身につけるようになった。その後、神官や巫女のなかから医療専門の職業人が出てきた。

医者の始まりである。

最古のシュメール文明は、おそらく紀元前4000年までさかのぼれるが、紀元前2000年頃の粘土板医書がある。それには「血液が集中する肝臓があらゆる生命活動の源」とある。肝臓は病気のみならず、国家の運命を占うのにも使われていた。

病気の治療は神官が行ったが、外傷は外科医が治療した。手を使う仕事は身分の低い者の仕事であったからである。ハンムラビ法典には外科医の資格、謝礼、刑罰が定められている。

メソポタミアと並んで、ナイル河流域に栄えたエジプトには、紀元前2000年頃の医学に関するパピルスがある。それに記されている病理観は、肉体をナイル河に見立てて、流れが順調であれば、健康であるが、流れが詰まると病気になるというものであった。治療に下剤、吐剤が使われ、蛭による瀉血が行われた。また、呼吸を生命活動の中枢と考え、呼吸が体内に血を循らすと考えていた。

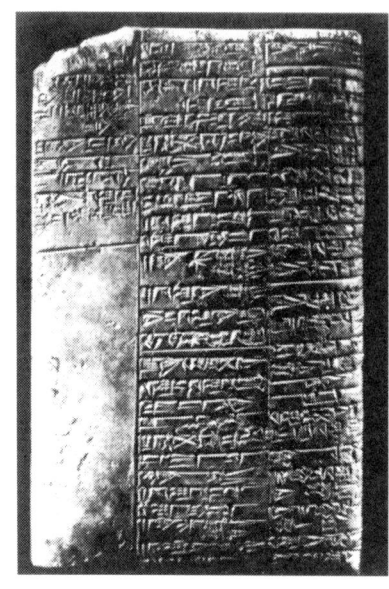

最古の医書

(2) 医学の源流

アジアには世界の三大伝統医学、アーユルヴェーダ、中国医学、ユナニーがある。

アーユルヴェーダは古代インド医学の流れを汲むものである。

インド医学は紀元前1500年頃、アーリア人が北方から侵入して始まった。その頃、最初のヴェーダ(知識)聖典が作られたといわれ、後に医学専門のヴェーダが作られた。それがアーユルヴェーダの教典となって現代にも読み継がれている。

中国医学の歴史は紀元前3000年くらいまでさかのぼれる。伝説上の医学の

祖、神農が百草を嘗めて定めた医薬の書『神農本草経』と、黄帝が弟子岐伯と問答して著した『黄帝内経』が最も基本的な古典である。漢方はその医学を現代に継承したものである。

現代医学はギリシアに始まる医学を源流としているが、中世に栄えたアラビア医学もギリシア医学を源流としている。アラビアではインド・中国医学の影響を受けて独自な医学が生まれた。その流れをイスラム圏が継承し、現代ではユナニーと呼ばれている。

西洋医学が源流とする古代ギリシアの医学は紀元前6世紀頃に始まった。初めて神の意志から解き放たれ、世俗の医師が病気の治療を行った。経験や観察をもとにした治療が書物にも記録され、医学という学問を形成した。

しかし、実際にはアスクレピオスが医神として祭られその神殿が治療所となった。アスクレピオスは、紀元前1200年頃（神話時代）の医師であったが、死者まで蘇生させてしまったために、地下神プルートスを怒らせ、ゼウスに殺されたと伝えられている。アスクレピオスは必ず、蛇の巻き付いた杖を持っていたため、蛇の巻きついた杖が医のシンボルとなっている。

アスクレピオスにはたくさんの子供がいた。娘ヒュギエイアは神殿の蛇の世話をして、健康の女神としても祭られた。

アスクレピオス神殿のほとんどが風光明媚な地に建ち、神殿と治療の施設アバトンや浴場、競技場、劇場などの施設を備えていた。また精神療法のための施設があり、精神の治療にも重きを置いていた。

ギリシア医学を代表する医師はヒポクラテスである。ヒポクラテスは紀元前460年頃にコス島に生まれ、長じて逍遥医となって、遠くはエジプトまで行き、各地の医学を学んだと言われる。最後はテッサリアのラリッセで亡くなるが、そのとき85歳であったとも、偉大な人物だから100歳を越えていたはずだとも言われている。

ギリシア医学の代表作『ヒポクラテス全

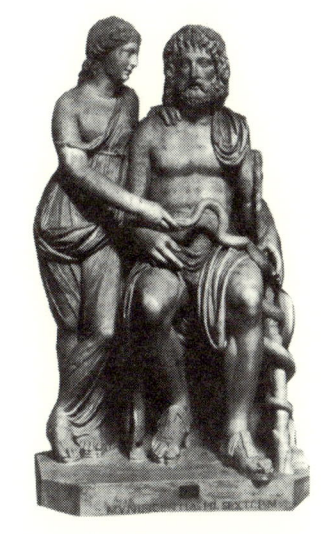

アスクレピオスと娘ヒュギエイア

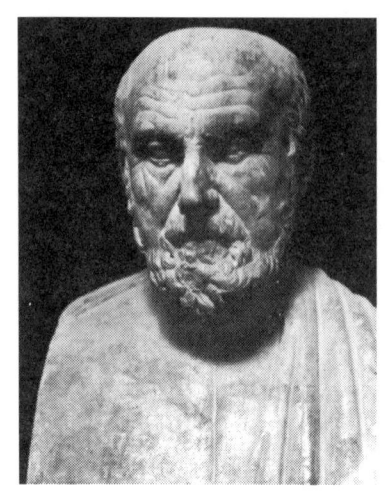

ヒポクラテス

集』には、ヒポクラテスと同時代にギリシア各地で活躍していた医者の著作も含まれている。全集は、紀元前4世紀にアレキサンドリアで編集されたが、そのとき、ソクラテスも、プラトンも名医として引用していたヒポクラテスの名が全集に付けられたのである。

　古代ギリシアの黄金時代は紀元前405年のペロポネソス戦争でアテネが敗れて終わりを告げたが、続いて登場したアレクサンダー大王は紀元前332年にナイル河の河口の三角州に都市アレクサンドリアを建設、そこがヘレニズム文明の中心になった。大王の急逝後も最大の図書館を持ち、学者が集まったアレクサンドリアがギリシア文明を継承して、芸術、学問の中心になった。医学においても解剖学、生理学にたくさんの成果を残し、後世にアレクサンドリア医学と呼ばれるようになった。

　ローマ帝国が樹立すると、ギリシア各地の医師がローマに行き、活躍したが、その中で特筆すべきは医学者ガレノスであった。紀元125年頃にベルガモン（エーゲ海の東岸に近い古代ギリシア都市）に生まれ、アレクサンドリアで医学教育を受けた後、ローマに出て開業、名声を博し、皇帝から厚い信頼を得た医師であった。

　ガレノスの著作は400編を越える。古代医学は豊富な知識を持つガレノスによって体系化されて後世に伝えられたのであった。なかでも身体を自然哲学の土、空気、火、水の4元素と属性である熱、冷、乾、湿になぞらえて説明している。つまり、4元素に4種類の体液、血液、粘液、黄胆汁、黒胆汁を見立て、それが量、質ともにバランスがとれているときが健康で、崩れると病気になるのだと説明した。この病理観は近代医学の誕生の直前まで続いたのであった。

　ガレノスは、治療の基本は体液のバランスをただすことであると言った。つまり、四つの基本的性質のいずれが侵されているかを見極め、反対の性質に導

くことを治療の目的としたのである。

　ガレノスは、人体はすべて目的を持つという目的論で身体を解釈した。また、肉体は魂の道具であるとも述べた。

　395年に最後の統一ローマ帝国の皇帝テオドシウスが崩御し、大帝コンスタンチヌスが東ローマ帝国の首都をビザンチンに遷都、キリスト教を国教として公認したあともガレノス学説は教義に一致したことでキリスト教に受け入れられた。

　キリスト教では病人はキリストの奇跡で救われると信じた。神に祈り、神の意志に従うことで奇跡が起こると信じた。また病人を世話することは、世話をする人自身の救済になったことからキリスト教徒の間で博愛精神の病院と看護が発達した。

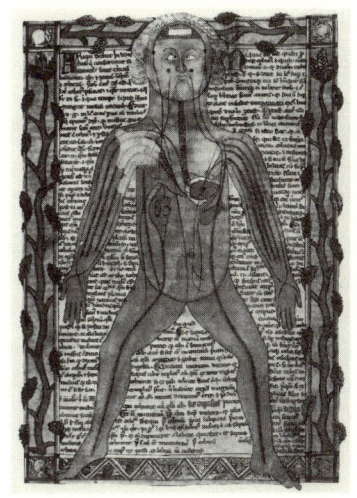

中性の解剖図

　ローマ帝国が西方と東方に分かれたあと、医学はそれぞれの地で別の流れをたどった。東ローマ帝国では、コンスタンチノープルがイスラム教に対するキリスト教の防波堤を自他ともに認めて、ギリシア医学をビザンチン医学として発展させていた。

　ところが、11世紀に始まったキリスト教徒の聖地奪回のための十字軍遠征は、コンスタンチノープルに思わぬ打撃をもたらし弱体化させた。そこへトルコ人の激しい攻撃を受けて、1453年ビザンチン帝国は消滅した。しかし、その前から医者を含めて文化人がコンスタンチノープルを去って、イタリアに避難していた。かれらによってビザンチンで培った古代ギリシア、ローマ医学がふたたび西洋に伝えられたのであった。

　一方、西ローマ帝国はゴート族の侵略で崩壊し、北イタリアにゲルマン民族による王国が設立されていた。そこでは俗人が医療にあたったが、6世紀の初頭には、修道院が医学の中心になり、附属病院で修道士や修道尼が困窮者や孤児、病人の世話にあたっていたのである。

　とくに6世紀にモンテカシーノに修道院を設け、活発な医療活動を始めたべ

ネディクト派は各地の修道院に附属診療所を建て、助けを求めてくる者は誰でも受け入れて、治療をした。中でも有名なのがスイスのセント・ガレンにあった修道院の治療所である。ここでは独立した薬草園を持ち、修道士が調剤をしたが、ときには往診もした。そのため戒律を破る修道士が出てきたことから、修道院での医療行為が禁止されたのである。

修道院の図書館にはたくさんの医学の古典があり、修道士に古典書の筆写を奨励した。その結果、ギリシア、ローマ医学の古典が残ったのである。

(3) アラビア医学

アラビア圏内で発展したアラビア医学は、西方からローマ・ギリシア医学、東方からインド、中国の影響も受けて、独自の医学を作っていた。

それは、ビザンチン帝国から異教徒として国外に追放されたキリスト教徒によって始まった。コンスタンチノープルの総大司教であったネストリウスが教義の論争に破れ、431年にネストリウス派が国外に追放されると、アラブ各地を遍歴した。そしてペルシャのジュンディ・シャブール（現イラン）に落ち着き、ここに医学校を建てて、アラビア語でギリシア、ローマ医学を講じた。ここがアラビア医学発祥の地となったのである。この医学校は数世紀にわたって繁栄した。世界最古の大学といわれている。

アラビアには「医学百科辞書」（アル・ハビ）を著したラーゼス（865-925）、長い間、ヨーロッパにも影響を与えた書物『医学典範』の著者アビセンナ（980-1037）、アラビア帝国の西端コルドヴァ（スペイン）出身の外科医アブルカシム（963-1013）など、偉大な医学者を輩出した。かれらの医学は、初期ルネサンスに西洋に移入され、近世の西洋医学に多大な影響を与えたのであった。

3. 初期ルネサンス期から近代までの医学

(1) 西ヨーロッパに回帰した古代医学

10世紀の頃、南イタリアの古くからの保養地サレルノに俗人のための医学校ができていた。ここではユダヤ教ラビのヘリヌスがヘブライ語で、ギリシア人教師のポントスがギリシア語で、サラセン人アデラがアラビア語で、ローマ出身のサレルヌスがラテン語でそれぞれの国の医学を教えていたという。

11世紀のサレルノ医学校では、著名な医学者コンスタンチヌス・アフリカヌス (1010-87) がアラビア語の医書を使って古代医学の講義をした。こうして古代ギリシア・ローマ医学は西ヨーロッパに回帰したのである。

サレルノ医学校での教科書は詩編の形で書かれたものが多かった。おそらく吟唱しながら、伝承したのであろう。有名な『サレルノ養生訓』は、次々と書き加えられて、最後は、3520編の長編になった。

12世紀に入ると、ヨーロッパ各地で大学の設立が始まった。イタリアではボローニャに法学部の大学が創られ、そこに医学部が置かれた。フランスではパリに神学部の大学が生まれて、医学部が置かれた。

ボローニャ大学医学部での人体解剖は13世紀から行われていたが、外科医で政治家でもあったモンディーノが、初めて人体の系統解剖の教科書『解剖学』を著した。解剖法を述べた本で、ガレノス医学から一歩も出ていないが、人体解剖の必要性を気づかせた本である。

1405年、人体解剖が正式に認められたが、このとき教授は高い机の前に座り、学生は解剖助手が行う人体解剖を見学するだけであった。

近世に至るまで診断は尿を膀胱をかたどった瓶に入れて調べた。尿の色、混濁、沈澱物の有無を見て、さらに血液の色、臭い、比重を調べ、喀痰の色と臭いで診断した。ちなみに中国やインドでは尿より脈診を重視した。

治療は吐剤、下剤、浣腸、発泡剤が使われたが、西洋に特有であったのが瀉血であった。瀉血は健康保持のためにも行われ、瀉血を行う日、時間、回数、量、採決する静脈が人体図やカレンダーに書き込まれたのであった。

イギリスでは床屋が外科治療を行っていたが、理髪組合を作り、外科医と対抗していた。しかし1540年、ヘンリー八世が理髪組合と外科組合の合体した理髪・外科合同組合を認めた。それが今日のイギリスの王立外科学会の始まりとなった。

しかし、多くの庶民は医者にかからず、民間療法に頼っていた。そのほとんどが薬草であったが、その知識は土地の長老から教えてもらうか、出回っていた簡単な処方集で知っていた。

ボッカチオの『デカメロン』(1348-53年作) でも知られる黒死病の流行は、中世の医学史を語るうえで触れないわけにはいかない。黒死病、すなわち腺ペストは、1347年に東ローマ帝国から始まって、瞬く間に全ヨーロッパ全土を

席巻した。1351年まで、わずか4年の間に推定死亡人数が2500万人、ヨーロッパの人口の3分の1から4分の1を失った。この悲惨な流行は『デカメロン』のように文芸作品や絵画に伝えられている。

黒死病が医学に与えた影響は伝染病の防疫法の確立である。イタリアでは、患者の届出制、隔離、患者の使用品の焼却、港の閉鎖などが始まった。入港した船は、40日間港に停泊して、発病者が出ないことを確証した上で上陸が許された。それで検疫を quarantine（ラテン語の40）というのである。

黒死病流行の悲惨な結果は、社会防衛のためにまず患者を強制隔離することを防疫の原則とさせた。

(2) 人体解剖学の確立

中世が終わりを告げる頃、医学においても自然観察に基づく探求が始まった。人体解剖学と博物学の台頭である。

ボローニャ大学では13世紀から人体解剖が行われていたが、1543年のアンドレアス・ヴェサリウスによる解剖書『人体構造論』の出版は、それまでの解剖学をがらりと変えてしまった。このとき、近代医学の幕が切って落とされたのである。

しかし、ヴェサリウス以前にレオナルド・ダ・ヴィンチなどの芸術家による人体解剖が行われていた。立体的な構造を平面に自由に描いたダ・ヴィンチの技術が、新時代の医学へと導いた。

1521年にベレンガリオ・ダ・カルピ（1470-1550）が独創性に富んだ、新しい解剖書の先触れとなる図入りの解剖書を出版した。ヴェサリウスの解剖学書と同じ頃、フランスでは、シャルル・エスティエンヌ（1504-64）が『人体局所解剖』（1545年刊）を出し、イタリアでは、ジャムバチスタ・カナーノ（1515-79）が正確な腕の筋肉の解剖書を出している。

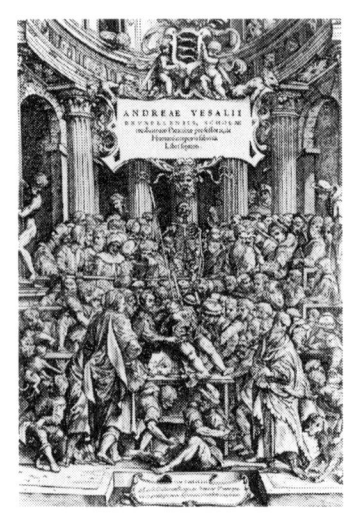

ヴェサリウスの解剖図

ヴェサリウスはパリ大学で卓越した解剖学者シルヴィウス（ジャック・デュボア、1478－1555）に学び、ガレノスの医学を十分に身につけた後、28歳の若さでパドヴァ大学の教授になった。そこで、チチアン工房の画家の助けを受けて、『人体構造論』を出版した。これはイタリア絵画と医学を結実させた見事な解剖書であった。

『人体構造論』はフォリオ版で、7部からなり、それまでのどんな解剖書より大冊で、写実的で、パドヴァの美しい景色を背景に立つ解剖図は人々を圧倒させた。そればかりではなく、豊富で理路整然として明確な内容は、医学史をヴェサリウス前と後と分けさせたのである。

ヴェサリウス自身はガレノスの医学を信じ、その解釈に全力を注いだのであった。その結果、ガレノスの理論では説明できない事実やガレノスが示した構造が存在しないという事実も率直に書いている。それは、先人の業績を絶対視していた、この時代の人々を驚かせた。この疑問がやがて次世代の人によって確かめられ、新たな学問の展開へと導いたのである。

ところで、近代解剖学が確立したこの時代まで、東西医学の基本的理論には大きな違いはなかった。その後、東西医学に大きな差異が生じた第一の理由が西洋医学が解剖学で人体を正確に知ったことであった。西洋では、解剖学や化学から実証的、科学的医学の構築が始まったのである。

(3) 化学の登場

16世紀の西洋では、その後の西洋医学の特徴となる科学の重要性を気づかせた錬金術師パラケルスス（1493－1541）が登場した。パラケルススとはあだ名で、本名はフィリップス・アウレオルス・テオフラトス・ボンバストス・フォン・ホーエンハイムである。スイスのアインジーデルンに生まれ、イベリア半島からロシアに至る広い範囲を回って得た豊富な体験から、権威主義と古典尊重の医学界を痛烈に批判した。そのためバーゼル大学で職を得たものの、わずか2年でその地位を追われた。その後再び放浪生活を続け、最後はザルツブルグで生涯を終えた。彼は経験を重んじ、「いかなる良薬よりも医師の人格が患者の回復に役に立つ」と唱えたすぐれた臨床家でもあった。

当時の薬はほとんどが草根木皮であったが、パラケルススは鉱物薬を使った。彼の錬金術の理論は、アラビア錬金術の基本である硫黄と水銀に塩を加え

ることで新たな展開を見た。また、病は体内に塩が沈澱した結果であると解釈して、液体的蒸気化、燃焼化、固体化するという性質を持つ鉱物を、沈澱した塩を溶かすのに使うことを勧めたのであった。

(4) 外科の発展

古代から外科医は、戦争や闘牛場の負傷者の手当から日常の外科にいたるまで、さまざまな場面で活躍してきた。しかし、外科は手仕事だからといって卑しめられ、不当に低く見られてきた。それが変化したのが、16世紀のフランスに、外科医アンブロアズ・パレ（1510-90）が登場したときからである。ブルターニュ生まれのパレは、1532年にパリに出て、床屋外科で外科を修行した後、オテル・デュ病院の外科医に採用され、外科医のマスターとなり、1537年に軍医として北イタリアの戦場にでた。その時画期的な銃創の治療法を見つけたことがきっかけとなって、外科の新しい道を切り拓いたのであった。

パリに戻ったパレは、パリ大学教授シルヴィウスの助手になって人体解剖を行い、解剖学知識を得て、手術法を考案した。とくに血管の走行を熟知して、止血に焼灼法に代わって血管結紮術を取り入れ、四肢切断術の術式に画期的な改良を施したことは有名である。その他、気管切開、ヘルニア、兎唇の手術、顔の傷の形成外科的な手術、骨折や脱臼の処置など数々の手術を開発した。そのうえ、義足・義手などの補助具を開発して、患者の社会復帰にまで手を差し伸べたのである。

(5) 血液循環の発見、ガレニズムの崩壊

ヴェサリウスのファブリカ出版後、心臓の研究が盛んになり、内部の構造や心臓に出入する血管の太さから、ガレノスの生理学の矛盾に気づき始めた。また、血液が肺で空気に接したあと、肺静脈を通って左心室に入るという、肺循環に初めて気づいたのである。それを最初に指摘したのが、神学者M.セルベートゥス（1511-53）であった。「生命は血である」という聖書の言葉を証明しようとして、血液は肺で生命の気を吹き込まれると主張した。しかし、彼はカルヴァン派との神学上の争いに敗れ、焚刑に処せられ、書物もほとんど焼き捨てられてしまった。

静脈弁については、17世紀になって世に広く知られるようになった。パド

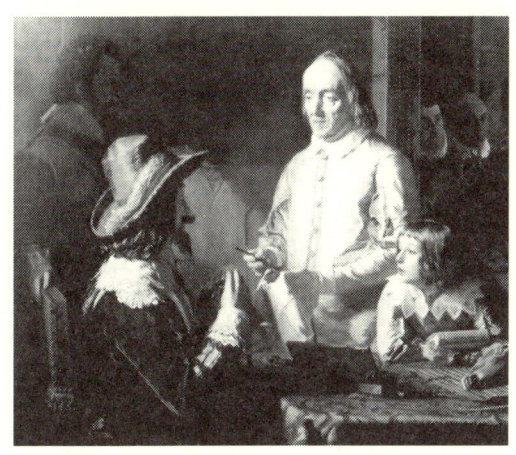

ハーヴェイの肖像

ヴァ大学のファブリキウス(1537-1619)が、著書に上腕を縛って前腕の静脈を浮き上がらせ、弁の存在を見せている。しかし、彼は静脈弁の働きを、血液が末端に流れるとき、急速な流れにならないように血液の速度を調節する器官だと解釈した。

パドヴァ大学でファブリキウスに学んだイギリス人ウィリアム・ハーヴェイ(1578-1657)は、簡単な実験で静脈弁の役目を正確に証明した。そして、心臓から搏出した血液は、全身を巡って心臓に戻る大循環と肺循環が存在することを実験で立証した。ここで、ガレノスの血液は肝臓で造られ、静脈を通って全身に配布されるという生理学が完全に否定された。血液循環説が初めて立証されたのである。

ハーヴェイは血液循環説を1628年に出版された『心臓と血液の運動』に公表したが、その中で、この主張が「たいへん新しい前代未聞のことなので、わたくしはある種の人たちの嫉妬による悪意を受けるだけでなく、すべての人たちを敵に回すことを恐れる」と謙虚に述べている。この著書は医学界だけでなく、哲学者にも影響を与え、新しい科学的医学の時代の幕開けとなったのであった。

(6) 物理学、化学と医学

　17世紀、ガリレオに始まる科学革命の時代に、生命現象を物理学、化学で証明しようとした人々が登場した。

　パドヴァ大学のサントリオ（1561－1636）は、温度計、脈拍計、体重計を考案して、体内に摂取するものと、排泄されるもの全てを計ることを企て、仕事中でも体重が測れる体重計を創案して、測定を続けた。計測値から生命現象を説明しようとしたのである。

　ガリレオの弟子G. A. ボレリ（1608－79）も筋肉の運動量を計測することで、機能を明らかにした。

　一方、人体を化学的に研究する者も現れた。J. B. ファン・ヘルモント（1577－1644）である。あらゆるものの基本が水と空気だと考え、生体の営みを発酵で説明した。しかし、彼は発酵の働きを支配する力は神が与えると考えた。肉体的にも精神的にも神の支配を受けるという神秘主義から脱却していなかったのである。しかしながら、反論が多いものの、「ガス」の概念を作り上げて、気体化学の先鞭をつけた人でもある。

　18世紀になると、生命現象を物理的、化学的ということにこだわらず、両者を折衷し、神秘主義から脱却した、実験に基づく実証的な医学が生まれた。

　そのころ、医学の中心はイタリア、フランスからオランダに移っていた。オランダはレンブラントなどが活躍した絵画の黄金時代であった。この時代、もっとも有名な医学者はH. ブールハーヴェ（1668－1738）であった。彼は化学も物理も包含した医学説を立てたが、同時にライデンにある20床の公立病院を利用して、学生をそこに連れていき、患者がもっとも優れた教師であることを示した。ベッドサイド教育の始まりである。ライデンには、ブールハーヴェイを慕って西欧だけでなく世界各地から学生が集まった。

　エジンバラにはライデンで学んだA. モンロ（1697－1767）が中心になり、新たな英国医学が生まれた。ドイツでは1736年に新設されたゲッチンゲン大学で、ブールハーヴェの高弟A. ハラー（1708－77）が医学部教授に就任した。ウィーンでは高弟G. ファン・スウィーテン（1700－72）が女王マリア・テレジアの庇護のもとにライデン式教育を行い、ウイーン学派と呼ばれた医学センターを築いたのである。

(7) 病理学と科学的臨床医学の誕生

オランダでブールハーヴェが活躍していた頃、イタリアでは一人の解剖学者がこつこつと研究を行っていた。G. B. モルガーニ (1682-1771) である。研究の成果は1761年、79歳のときに『解剖によって明らかにされた病気の座と原因』という書物になった。ここに現代の病理解剖学の枠組みが一挙に出来上がったのである。

老解剖学者は、生涯のほとんどを生前の症状と剖検所見とを綿密に見比べ、先人の業績と照合することに費やした。その範囲は、肉眼的にわかる病気のすべてに及んでいた。それを頭、胸、腹、性器、四肢に分類し、決まった病気には決まった病変が現れることを突き止め、それが病気の原因になると断定した。例えば、脳卒中は脳の損傷だけではなく、脳の血管が破裂したときに起こること、半身不随は脳の損傷を受けた側でなく、反対側に生ずると記している。このときモルガーニは、ブールハーヴェなど同時代の生理学者が主張する体液説とか繊維の緊張と弛緩が病気の原因だといった話にはいっさい触れていない。淡々と事実だけを記している。

またこの本の序文は教育的で、現代人にも示唆に富む内容であることで有名である。例えば、注意深い観察の必要を説いているが、観察の結果から既存の医学理論は修正せざるを得なくなるだろうといい、「もっともらしい理論や主張は学者の怠慢の所産に他ならない」と痛烈に批判している。

モルガーニは「病気の正確な知識を得るための最良の方法の一つが、部分の病的な構造を正確に記述して一般に役立てることにある」と述べる。これが臨床医学者に受け継がれ、19世紀のフランスを中心に科学的臨床医学が誕生した。

モルガーニの『病気の座と原因』が出たのと同じ1761年に、ウィーンでは、L. アウエンブルッガー (1722-1809) が『新しい考案、胸壁の叩打によって胸郭内部に隠れた病気の病徴をみつけるために』という小冊子を出していた。彼が発明した打診法の著書である。

アウエンブルッガーはグラーツ生まれで、ウィーン大学でファン・スウィーテンに師事し、病院勤務のあと、開業していた。実家は旅籠で、樽のワインの量を外壁を叩いて調べるのを見て打診法を見つけたと言われる。

アウエンブルッガーは死体解剖で肺に水を注入して、音の変化を調べる実験まで行った。この発表で打診法の基本はほとんど調べ尽くされたといってよ

い。しかし、アウエンブルッガーは謙虚であった。論文は、「不幸な病人の慰めと、医療の発展に役立つことを切望する」と慎ましく結んで終わっている。

打診法が日常の診断法に取り入れられるようになるのは19世紀にナポレオンの侍医であったJ. N. コルヴィザール（1755－1822）が心臓病の診断に打診法が有用であることを認めたときからであった。

これにラエンネックが偶然に発見した聴診法が加わり、診断法が新たな展開をみせた。つまり、打診と聴診によって得た所見と病理解剖の所見とを検討する科学的臨床医学が誕生したのである。また、それに尿尿や血液検査などの臨床検査が加わり、現代の臨床医学の骨組みができた。

(8) 外科学の発展

無痛手術は外科医にとって長い夢であった。それだけに1846年に歯科医モートンが公開の場で、エーテルで麻酔をかけることに成功したことで、麻酔法は一気に世界に広まった。

このときから大胆な外科手術が行われるようになった。しかし、術後感染のために手術成績は惨憺たるものであった。

ちょうどその頃、フランスのL. パストゥールが腐敗の研究を進めており、腐敗が微生物によって起こることを証明していた。イギリスの外科医リスターがこれをヒントに消毒を外科に取り入れ、化膿を抑えた。リスターの消毒法である。その後、外科は四肢や腫れ物の外科から内臓外科へと革命的な発展を遂げ、近代外科が誕生したのである。

20世紀になると、これに麻酔の改良、X線診断、輸血、化学療法、外科器具の発展、さまざまな外科の手術補助装置手段などが加わり、また、大型の診断機器が導入されて、診療所から病院中心の医療の時代を迎えたのであった。

(9) 実験医学の登場

臨床医学が新たな展開を見せるなか、長い伝統を持つ自然哲学的解釈から訣別した基礎医学が確実な歩みを進めていた。そのリーダーとなったのが、フランスのF. マジャンディー（1783－1855）とその弟子C. ベルナール（1813－78）、ドイツのJ. ミューラー（1801－58）、C. ルードリッヒ（1816－95）であった。

マジャンディーは徹底した実証主義者であり、生命現象すべてが生理学的、

生化学的、物理学的法則で説明がつくはずだという信念をもって実験した。推論で結論を出すことを拒否して、生理学、病理学的実験を重ね、動物を生体解剖して、実測したことだけで解釈しようとした。しかし当時は、ベル・マジャンディーの法則で知られるように神経の機能的形態学の研究では、神経の働きそのものを説明するのに生気論を持ち出さざるを得ないという時代の制約を受けていたのである。

ヨハネス・ミュラーはベルリン大学で観察と実験を重視し、形態学を基礎に医学研究を発展させていた。彼は生理学的、生化学的、物理学的実験だけで生命現象を解釈できるとは考えなかった。あくまでも生体固有の生命力が存在するはずだという立場を捨てなかった。ミュラーは比較解剖を取り入れた実験結果を駆使して、広範囲にわたる生理学の諸問題について大著『人体生理学』(1830 − 40 年刊)を著した。これはある意味では前時代的な最後の大著であったが、彼の弟子から次世代をリードする医学者が次々と誕生した。解剖学者J. ヘンレ(1809 − 85)、動物細胞を発見したT. シュワン(1810 − 82)、電気生理学の先駆者E. ドュ・モア・レイモン(1818 − 96)、検眼鏡を開発したH. ヘルムホルツ(1821 − 94)などである。

マジャンディーの弟子ベルナールは現代でも読み継がれている名著『実験医学序説』を著した。ベルナールは巧みな動物実験法を開発して、肝臓、膵臓、血管運動の機能を次々と発見した。『実験医学序説』(1865 年刊)は医学者だけでなく、知識人もこぞって愛読し、賞賛した。このときから、いかなる生物現象も神によらず、実験で解明できるはずだという考えが常識になったのである。

(10) 20 世紀の医学

20 世紀の医学は診断革命で始まった。1895 年に発見されたX線による診断は人体を開かず内部を診断できる画像診断の端緒を開いた。加えて電気生理学を土台にした心電図計が 1900 年に発明されると、打聴診に頼ってきた心臓病など胸部疾患の所見を所定の訓練を受ければ医者でなくても撮ることができる道を拓いた。心電図計に続く、脳波や筋電図計や、さまざまな生理機能検査機器の開発によって、疾病の経過を逐次正確に知ることができるようになった。

しかし、20 世紀後半の超音波や核医学の知識が診断に応用され、またコンピュータの導入でより鮮明な画像が得られるようになると、医学は根本から変

化した。診断器材の有無が医療のレベルを左右するために重装備医療が始まった。また、医者と患者を親しく近づけていた古来の診断法をなおざりにするようになったのである。

　20世紀に入って発展の速度を速めた臨床検査は、20世紀後半に入ると生化学、血液学、免疫学の発展により検査項目を飛躍的に増加させ、いかなる診断にも不可欠なものとなった。それは自動分析装置の開発があったからこそ可能になったのであるが、この装置が病院だけでなく専門業者に置かれたことで、開業医にも臨床検査に対応できる体制が作られたのである。

　20世紀の医学の第二の特色は医薬品の開発である。1910年のP. エールリッヒ（1854-1915）による梅毒の特効薬サルバルサンの発見は化学療法の道を拓き、つづいて1935年に抗菌剤としてサルファ剤が開発された。それより早く、フレミングによる抗生物質ペニシリンの発見があり、1940年代にはペニシリンの大量生産に成功、急性感染症が劇的に救命される時代になった。その後、抗結核剤、抗らい菌剤などが開発され、業病といわれた病から救われるようになった。その結果、長い間死亡原因第1位であった結核も順位を落とすことになるのである。

　その後、化学薬品の花形になったのは抗ガン剤であるが、20世紀の薬剤の開発は化学療法だけでなく、鎮痛剤など一般的薬品から高血圧など慢性疾患の治療薬などまで幅広い薬品が創薬される時代に入った。

　20世紀になって劇的に治療効果をもたらした発見がいくつかあるがその一つがビタミンであった、脚気がビタミンB_1の欠乏症であることは1910年の発見であった。その後各種ビタミンが発見され、くる病、悪性貧血、壊血病など見捨てられていた病が救われるようになった。

　さらに劇的な発見は1923年のインスリンの発見である。この発見によって糖尿病の病因病態が解明され治療可能になったが、現代では糖尿病II型の増加が社会問題となっている。

　20世紀の医薬品の開発は、ワトソン・クリックによるDNAの構造解明の後、速度を速めている。とくに遺伝子工学や分子生物学の力によって新たな薬品開発が行われる時代になった。

　20世紀医学の最大の特色は、外科学に見られる。19世紀末から始まった内臓外科が引き続き対象の範囲を広げていった。スイスのE.T. コッヘルは地方

病であった甲状腺腫の摘除手術を次々と行った。術後、重症な甲状腺機能障害が発生した。このときはじめてこの症状が甲状腺の内分泌機能不全が明らかにされた。コッヘルはこの業績で1909年度のノーベル生理学医学賞を受賞した。この他、外科手術の拡大に伴って数多くの生理機能が明らかにされてきた。

ところで、20世紀は戦争の世紀でもあった。20世紀に限らず戦時には外科が進歩を見せた。20世紀の戦時・戦後には新しい手術法の他にも輸血、蘇生医学、リハビリテーションなどの技術が誕生した。

20世紀の外科の最大の遺産は臓器移植である。これは外科学だけでなく、免疫学、生理学、薬学、医学の諸分野の発展があったからこそ実現できたのであり、医療が個人の独力ではなくチームワークで行うものに変わったことを象徴している。

ところで、20世紀は生命倫理という新たな問題をも提起した。かつて医師は患者の自然治癒に手を貸すだけであるといった存在とは大きくかけ離れてしまったのである。生殖医学では人為的操作を加えて、生命誕生が可能にもなった。人間の欲望はどこまで続くのだろうか。かつては欲望を抑える"忍"を美徳とした時代があった。現代こそ自制心をもって良否判断することが求められているのではないだろうか、さもなければ近い将来人類存亡の危機に見舞われることになるだろう。

4. 日本の医学

(1) 医学の始まり

日本の医学の特色は外国からたえず影響を受けて、独自の医学を培ってきたことにある。もっとも古くは朝鮮半島から大陸の医学を受け入れ、仏教の伝来とともに、土着の宗教と混淆した病理観が生み出されてきた。それが長らく民俗信仰を支配してきたのである。

加えて、7世紀はじめに遣隋使が派遣され、中国との直接の交流が始まると、大宝律令の医疾令制定によって、医事制度が形の上で整い、中国医学が系統的に日本に定着する端緒を開いた。

しかし、奈良時代に仏教が支配的になると、医療も主導権は僧侶が握り、鑑真のような高僧が名医として名を連ね、庶民は巫術をもつ僧尼に頼っていた。

一方、遣唐使などによる中国との交流が深まるにつれて、正当な中国医学の導入も進み、薬物が輸入され、古来から各地に伝わっていた民間療法を凌駕するようになった。それを憂いた平城天皇は土着の薬方を集めさせ、出雲広貞らに編纂させた。『大同類聚方』である。それは日本古来の医学を伝えるものであるが、現存するものは江戸時代に復古思潮の中、故事に基づいて再編されたものと言われている。

　平安時代には日本人が次々と医書を著したが、その中に大著『医心方』があった。『医心方』30巻は、丹波康頼が隋、唐、朝鮮の医書200余りを引用した編著であるが、引用書の多くが散失してしまった現在、『医心方』だけが隋・唐の医学の概況を伝えていることで、世界的に注目されている。

　『医心方』が引用している医書の中には現存する古典もある。それを『医心方』の本文と比較すると、丹波康頼の抄訳の仕方に特色があることに気づく。康頼は理屈をはぶき実用的な文節を引用している、日本人の外来文化の典型的な受け入れ方である。

(2) 中世の医療

　医疾令に定められた制度は武家社会になると律令制の崩壊と共に有名無実となった。この頃から医師は自由に診療し、報酬を得るようになった。開業医の始まりといえよう。

　鎌倉時代には仏教の興隆にともない再び僧侶が学問の主導権を握ったが、医学においても著名な医師は僧医であり、平安時代にたくさん見られた官医による著述は全く姿を消してしまっている。僧医梶原性全の『頓医抄』と『万安方』、栄西の『喫茶養生記』がこの時代の医書として残る。

　医学の専門分化は医疾令に始まるが、内科は体療と呼ばれ、外科は創腫というように中国の制度をそのまま踏襲していた、それが鎌倉時代から外科というようになり、室町時代には外科に対して内科を本道と呼ぶようになった。この呼称は幕末に蘭学が興隆するまで続いた。西洋医学と日本との出会いは種子島に鉄砲が伝わった直後に始まったキリスト教伝来にあった。宣教師らによる治療から西洋の外科に高い関心が寄せられ、キリスト教禁教後も南蛮外科として伝承された。

(3) 江戸時代の医学

　西洋外科への関心は鎖国後にも続く。西洋諸国で唯一交易を許されたオランダ人は長崎出島に住み、そこで西洋外科の伝授が行われた。一方、オランダ人が舶載した商品の中に西洋医学書や医薬品が含まれていた、それらは始めは将軍や重臣への献上品であったが、次第に諸大名から発注されるようになった。将軍吉宗以後は輸入品を一般人も入手することができるようになった。この時最大の関心を惹いた医書は解剖書であった。

　西洋解剖図と古来の五臓六腑図を比較して、その違いに驚き、真実を確かめたいと人体解剖を願う者が出てきた。宝暦4年(1754)にようやく願いが叶い、山脇東洋らが京都の処刑場で腑分けを見学した。山脇は西洋解剖図の正確な描写に驚き、五臓六腑説に疑問を抱くようになった。このことを『蔵志』に著し、宝暦9年(1759)に出版、その反響は大きかった。東洋は解剖見学によって目覚めさせられたと提供された刑死者に感謝し、異例ではあったが、刑死者を祀った。その精神がわが国特有の解剖慰霊祭になって、いまも続いている。

　山脇東洋に続いて歴史的に大きなエポックを作ったのが杉田玄白、前野良沢である。彼らの『解体新書』の出版は『蔵志』から遅れること15年、安永3年(1774)であったが、この出版以後、オランダの医学書を直接読み、西洋医学を医書から学ぶことができるようになった。それ以前はオランダ外科医が教えることを通訳を介して学んでいたのである。

　『解体新書』の出版は西洋医学への畏敬と反感を生んだが蘭学という学派を生み、徐々に本道に対峙する勢力へと成長していった。とくに文政年間、1820年代にシーボルトが長崎や江戸参府の道中で各地に与えた影響は大きかった。庶民の西洋文物への関心は高まり、この頃から蘭方医が信頼されるようになった。それをさらに助長したのが、嘉永2年(1849)のジェンナーの種痘法の導入であった。

　日本は天平年間から明らかに天然痘と判断できる疫病がくり返し流行してきた。江戸時代には天然痘は常在感染症となり、新生児は天然痘を無事に済ませて、初めて名前がつけられ、祝う地方もあったほどであった。

　18世紀終わりには中国から人痘接種による種痘法が伝来したが、高度な注意と技術を要するこの種痘法は限られた人々の間だけで行われていた。それに対して牛痘による種痘法は情報が先行して待望の到来であった上に、人痘に

比べて安全であるという宣伝も奏効してまたたくまに全国に広まった、とくに領主が率先して自分の子供に種痘をさせ、領民に種痘をすすめたことにより種痘は広まり、痘児の数が激減した。この結果西洋医学の威力は巷間に浸透していったのである。

　ところで、それより先、本道においても変化が起こっていた、江戸初期には曲直瀬道三らが唱道した金元時代の中国医学、即ち李杲や朱丹渓の体系化した医学（李朱医学）が主流であったが吉宗将軍以降、儒学に古学が興ってきた影響が医学にも及び、隋唐時代の医学を尊重する古医方学派が現れた。その一人が山脇東洋であった。李朱医学の複雑な理論を嫌い、簡明な古代の医学を見直そうとしていた。そのとき西洋医学書に出会い、剖検による実測こそ真理を見つける方法であることに気づき、それを唱道したのであった。

　山脇東洋と同じように古医方を主張した吉益東洞は傷寒論こそ真の古典であると他の医学書を排し、万病一毒論という、簡明な医学思想を提唱した。それには反論も少なくなかったが、東洞の実証精神が多くの支持者を得た。その流れは現代の漢方に続いている。

　曲直瀬らが信奉した李朱医学は古医方に対し、後世派と呼ばれたが、古方派が優勢になると両派を折衷した派が生まれた。折衷派は古典を徹底的に吟味考証したために考証派とも言われるが、彼らが徹底的に考証して復古した古典医学書がいま世界的に重要な遺産となっている。しかし、こうした本道の中の動きは西洋医学派にとっては同一視され、幕末になると蘭方医対漢方医の対立が生じた。

　幕府の中で絶対的な権力を持っていた漢方医が蘭方、蘭学を弾圧したが、安政5年（1858）の日米修交通商条約調印が情勢を一転させた。この年に長崎に入港した米国船が日本にコレラをもたらした。コレラは長崎市中に広がり、さらに次々と隣接地を浸襲してまたたく間に江戸まで広がった。コレラに対して漢方医は無力であった。蘭方医も同様であったが、感染経路や防疫法を西洋医から学んでいた。また漢方薬にない効き目が洋薬にはあるように信じられていたためコレラ流行時、蘭方医の幕府医官登用禁止令は破棄され、江戸在住の著名な蘭方医が将軍の侍医に登用された。ここに至って漢方医と蘭方医の地位は逆転したのである。

(4) 明治時代以降の医学

　明治維新後、朝廷は直ちに西洋医学採用を宣言し、明治新政府は西洋医学教育の体制を整えた。この時、指導国としてドイツを選んだ。長らく日本に西洋医学を伝えていたオランダでもなく、戊辰戦争で官軍側の戦傷者の救済を引き受けたイギリスでもなかった。この時期ドイツが世界一の医学先進国であると聞いていたことと、帝国主義の国情が日本と似ていることがドイツを選んだ理由であった。

　明治4年（1871）ドイツから2人の教師が招かれ、東京でドイツ式の医学教育が始まった。言語はドイツ語が使われ、一般教育科目はドイツから呼び寄せられた教師によって行われた。東京大学の始まりである。それはまるで小さなドイツ医学校であった。それより先、幕末の安政4年（1857）に長崎でオランダ海軍軍医ポンペによって医学教育が始まっていた。臨床教育のための病院が建てられ、そこに全国から医学生が集まり教育を受けていた。やがて彼らは郷里に戻って、これを規範とした医学校をつくり、西洋医学を広めていったのである。

　明治政府は明治7年（1874）に医制を制定して、全国の医療行政を統括することを目指した。最初に実施したのが医術開業医試験制度である。これは新たに医業に就くために必要な免許制度であったが、試験問題はすべて西洋医学から出題された。漢方だけを学習していては合格しない。政府はここで漢方医を排除する政策を実施したのであった。

　東京大学が順調に卒業生を世に送り出すようになった明治10年代、卒業生の中から選ばれた者がドイツに留学し、帰国後東大の教授となった。明治30年代には全く外人教師のいない東京大学となり、そこの卒業生が全国各地の医学校教授や大病院の院長になった。ここに東大を頂点とするピラミッド型の医学教育体制が築かれたのである。

　しかし、明治30年頃からの高学歴志向や医師志望者の増加により、私立医学校の設立とその整備が進められた。そして大正、昭和の初めには、ほぼ現在の医学教育体制の輪郭ができあがったのである。しかし、第二次世界大戦は日本の医学界に大きな変革をもたらした。

　第二次大戦に敗れ、アメリカ主体の連合軍が占領したことにより、アメリカ医学の影響を受けるようになる。加えて、この時すでに世界の医学の中心は

ヨーロッパからアメリカに移っていた。日本人はアメリカに留学し、最先端の医学を日本に持ち帰った。医学書もドイツ語から英語に代り、医療体制もほとんどアメリカを手本とするようになっていった。

ところで明治維新後、大きな変化を受けた一つに薬業界があった。江戸時代まで本草学や生薬が主体であった所に化学薬品を製造する製薬業が始まった。しかし、当初はドイツ製の薬品が重用され、国産品は不人気であった、ところが第一次大戦でドイツからの輸入品が途絶えたとき、国産品が見直され、その後順調な発展を遂げたのである。

戦後、日本は医療保険制度が拡充された結果、日本人の健康水準は顕著に上がり、平均寿命は世界最高になった。また、医学の発達によって疾病構造も戦前に比べて著しく変化した。結核は戦前の死因第一位であったが、激減した。代わりに心臓血管系、脳疾患が上位を占めている。このように生活習慣の変化が新しい疾病構造を生み出しているが、これらの問題を研究する分野に医療社会学、医療人類学がある。

● 参考文献

1. 石坂哲夫『薬学の歴史』南山堂、1981 年
2. 小川鼎三『医学の歴史』中公新書、1964 年
3. 大橋博司編訳『精神医学の源流』金剛出版、1983 年
4. 大槻真一郎他訳『ヒポクラテス全集』エンタプライズ社、1992 年
5. 川喜田愛郎『近代医学の史的基盤』岩波書店、1986 年
6. ジゲリスト『文明と病気』岩波新書、1973 年
7. トーマス・マキューン（酒井シヅ、田中靖夫訳）『病気の起源—貧しさ病と豊かさ病』朝倉書店、1992 年
8. スタンリー J. ライザー（春日倫子訳）『診断術の歴史—医療とテクノロジー支配』平凡社、1995 年
9. フィリップ・ローズ（丸井英次訳）『医学と社会の歩み—医学・社会・哲学』朝倉書店、1990 年
10. 山田慶兒『中国医学の起源』岩波書店、1999 年
11. 新村拓『日本医療史』吉川弘文館、2006 年

第 2 章　脳と遺伝子

養 老 孟 司

1.　情報の重要性

　現代社会は情報化社会だと言われる。それは情報が生活の主体となった世界である。こうした書物自体を読む行為もそうだし、執筆すること、出版すること、すべて情報に関わる行為である。いまでは情報を抜きにして、多くの人の生活は成立しない。

　医療でも事情はまったく同じである。医学生のあいだは、徹底的に医学に関する情報を吸収しなければならない。卒業して医師となれば、医療現場で患者を診ることになるが、その場合の患者、つまり対象は、ほとんど「人間ではない」。なぜなら医療行為は、いまではふつう検査結果のうえに判断が行われ、実行されるからである。検査結果とは、むろん患者自身つまり人間ではなく、患者に関する情報である。意地悪く言うなら、患者自体はむしろ検査の「参考資料」に似たものであろう。

　こうした「情報化」は、医療の世界に限った話ではない。それぞれの時代の、それぞれの社会には、ある考え方が前提されている。人々は暗黙のうちにそれに従い、やがて社会全体として大きな流れが生じる。19世紀以来のわれわれは、それを「進歩」と呼んできた。進歩をより具体的に表現するなら「都市化」であり、「情報化」である。戦後の日本社会の変化を都市化だと見なすことに、多くのヒトは異論がないであろう。

　こうした大きな流れを、私は「脳化」と呼んだ。脳化とは意識化である。つまりわれわれは意識の世界をもっとも「正当な」世界と考えている。本当にそうだろうか。具体的かつ単純な質問で反問するなら、「寝ている間は人生か」と尋ねてもいい。脳死が多くの社会で死と見なされるようになっているのも、このことと無関係ではないはずである。寝ている間は無意識だが、意識世界ではその世界はほぼないものと見なされる。だからすべての都市は夜間も煌々と輝き、コンビニは終夜営業となる。都会人は「万やむを得ず」寝ているのであろう。

それなら「寝ている間」は、死んだ世界か。もちろん違う。そこに存在していないのはただ覚醒した意識のみである。身体は必要なことを黙々と遂行している。夢を見ることからわかるように、脳ですら休んでいるわけではなく、ひたすら働いている。脳のエネルギー消費量は、寝ている間も、覚醒している間と同じだという報告もある。

情報化社会では、意識の世界だけが、いつの間にか全世界となる。実は意識とは、情報を扱う機能である。だからこそ意識の世界は情報化社会なのである。

2. 情報とはなにか

情報とはなんだろうか。情報科学とは、もともとは工学系の話だった。コンピュータのなかを右往左往するもの、それに関する論理が情報科学だったのである。そうした工学でいう情報は、情報化社会というときの「情報」とは、明らかに意味が違う。ここでいう情報とは、われわれが日常的に情報と呼ぶもの、つまり新聞記事やテレビのニュース、日常の会話などを指す。工学的な情報、ビット数などという概念で把握される情報は、ここでは扱わない。

ほかに情報と呼ばれるものがあるか。実はある。それは遺伝情報である。これが日常的な情報とは意味が異なることは、当然である。もし情報が言葉のように文字や音声によって「運ばれるもの」と考えると、遺伝情報は話がやや違うように感じられるであろう。さらに情報には解釈による違いが生じる。つまり受け手に依存するわけだが、遺伝情報にそういう解釈の違いはあるのだろうか。そうした疑問はここではまず置くとして、遺伝情報という言葉がよく使われることは確かだから、これを情報に含めることにしよう。

日常的な情報と遺伝情報、とりあえずこの両者が存在することをまず認める。そしてそこから工学的な情報概念は除く。そうすれば、情報には2種類あることになる。最初の日常的な情報は、「脳」つまり意識が扱うものであることは、明らかであろう。たとえば言葉を例にとろう。言葉は音声ないし文字として発せられ、外在化する。音も文字も、それを作り出した本人から文字通り「離れてしまう」からである。その外在化された音声記号や文字記号が、受け手の脳で処理されて情報となる。

遺伝情報の場合は、どうであろうか。遺伝情報とは、具体的にはDNAである。ときに生物はDNAの受け渡しに近いことをすることもある。ゾウリムシ

の「生殖」と呼ばれる行為は、それに近い。しかし通常DNAは細胞の核内にタンパクと結合した状態で存在している。したがって言語とは異なり、それ自体が外在化することはない。DNAが純粋の形で取り出されるのは、まさに人間がそれを取り出すからである。

　さらにDNAに「受け手」はあるだろうか。受精は情報を受け取るというより、二つの細胞の合体である。しかしDNAは細胞の核内で読み出され、さまざまな生化学的過程を経て、たとえば最終的にわれわれの身体を作り出す。きわめて比喩的ではあるが、それを「DNAが解釈される」と見ることも、できないわけではない。その「解釈」には、どのていどの任意性があるか。任意性がそれほどないことは、一卵性双生児という例を考えればわかるだろう。これは遺伝子がほとんどまったく同じという二つの個体、つまり自然のクローンである。この場合、身体の形質はほとんど同じになってしまう。しかし環境条件によっては、同じゲノムがまったく違う形態を生じることも、ないことではない。東京大学の標本室にある結合児は、両面に顔がある。身体は二つに分かれたが、頭が完全には分かれていないのである。完全に分かれたなら、一卵性双生児になったはずである。この症例では、二面ある顔の一方はふつうの顔だが、他方は単眼症である。この例は、ゲノムがまったく同じでも、生じ得る形態がまったく違ってくることがあり得ることを示す。つまり「解釈の幅」は遺伝情報にも存在するということである。

　細かい議論はともかくとしよう。日常の情報、意識の扱う情報は、ヒトの表現という形で外在化され、それが受けての脳で解釈され、はじめて情報となる。表現には、言語、映像、芸術作品、建築など、さまざまなものが含まれる。遺伝情報とは、DNAである。これは細胞の核内で「解釈」され、生物の身体の構造と機能として発現される。こう考えれば、両者に共通の図式が浮かんでくる。まずそこに存在するものは、まだ情報になっていない、情報の単なる担い手である言葉そのもの、およびDNA自身である。次にそうした担い手を解釈する装置としての脳と細胞である。

　この関係は次のように単純に図式化できる。

　　言葉（表現）　　――――　脳
　　DNA（ゲノム）　――――　細胞

左側の縦列は情報の担い手と呼んだものである。右はなんであろうか。まさに「生きもの」というしかない。細胞および細胞の集団（脳）だからである。誤解が生じる可能性はあるが、これ以降は、担い手をただ「情報」と呼ぼう。そうすれば言葉やDNAは要するに情報である。それに対して、解釈装置である細胞や脳を、「生きているシステム」を短縮して、ただシステムと呼ぶことにしよう。そうすればシステムが情報を解釈する、と表現できる。さらに、正確には「情報−システム」と書くところを、「情報系」と短縮表現することにする。

3. ヒトの情報には2種類がある

以上のようにまとめてみれば、話は簡単である。ヒトは2種類の情報系、つまり情報−システムをもつ。言葉と遺伝子は違うし、細胞と脳も同じではない。言葉−脳、遺伝子−細胞という、この二つの情報系が、じつは現代医学・生物学の先端であることにただちに気づかれるであろう。つまり脳科学と遺伝子の科学である。

前の図式をさらに拡張してみよう。

　　言葉（表現）　　———　　脳　　———「心」
　　DNA（ゲノム）　———　細胞———「身体」

なんと、この二つの情報−システムとは、きわめて古典的なものだとわかる。つまり心身である。心身二元論を哲学者に説けば、そんな古臭い、と批判されるであろう。「デカルト以来の心身二元論」というのは、哲学の世界では悪口でしかないはずである。しかしその古臭い世界を、「最先端の」医学・生物学が走っているのである。

ここで一つの結論を出そう。ヒトには二つの情報−システムがある。一つは言葉−脳であり、もう一つは遺伝子−細胞である。さらにこの二つ以外に、情報系はない。ないかどうか、実はわからないが、あったら教えて欲しいということである。

植物や単細胞生物には、言葉−脳という情報系はない。多くの動物には脳神経系が存在する。しかし彼らはおそらく言葉をもたない。したがって右の二つの情報系のうち、言葉−脳という情報系を、ヒトの特徴と見ることもできよう。

この言葉−脳という情報系に、私のこの論考自身が含まれていることは明ら

かである。すでに「意識の世界」と述べたものは、実はこの言葉－脳という情報系である。もちろん「言葉」だけではなく、すべての表現を含むことも既述した。そこには遺伝子－細胞という情報系そのものは含まれていない。しかし「遺伝子－細胞という情報系」という記述そのものは、言葉－脳という情報系に含まれてしまう。だからこそ「意識がすべて」という世界がそこに生じてくるのである。この種の議論には自己言及が含まれてしまう。意識に関する議論は、どのみちそうなる。

　上の指摘は、ただし単なる哲学上の問題ではない。なぜならこうした考察から、ヒューマン・ゲノム・プロジェクトの意味が明らかになるからである。こうしたプロジェクトの遂行者の意識に「おそらく反して」、このプロジェクトの目的は、遺伝子－細胞という情報系を言葉－脳という情報系に翻訳することなのである。つまり研究者は遺伝子が「重要だから」遺伝子を研究すると言うのだが、重要だからそっとして置けという指摘はない。ヒト・ゲノムを完全に読んでしまうというとき、「読む」主体は意識である。つまり遺伝子の重要性を指摘して行われる遺伝子についての学問は、その正体が実は脳中心主義、すなわち唯脳論なのである。

　こうして意識の世界は、つねに唯脳論に向けて進行する。それがどのようにして生じるか、それを考えるためには、ふたたび情報とシステムの性質を考える必要がある。

4.　情報とシステム

　前に情報と呼んだもの、すなわち言葉と遺伝子に共通する性質とはなんであろうか。

　それは不動性、固定性、「動かないもの」ということである。もちろん、言葉が動かないというのは、日常の常識に反する。しかし文字言語を考えるなら、その固定性は明白であろう。音声言語はどうか。カセット・テープを考えれば即座に理解できるはずである。音声はテープのなかに「固定されている」と言っていい。音声は時間のなかを進行するから、文字とは異なって、動いているように思える。しかしその本性は固定である。外在化された情報はそのまま固定している。テレビの映像であろうが、映画であろうが、一見動いているように見えるが、実は固定しているという意味で、すべての表現について、話

は同じである。

　では、DNAはどうか。人工的に取り出されたDNA分子を瓶に入れて保存しておけば、いつまでたっても粉のままである。つまり情報とは、「固定したもの」とむしろ定義されるものなのである。

　それに対して、細胞であれ、脳であれ、「生きているシステム」は不断に変化してやまない。それどころではない。地上の石ころであっても長年のあいだには変化してしまう。まさに「万物流転」なのである。ところが「万物流転」という言葉そのものは、ヘラクレイトスの時代以降、まったく変化していないではないか。

　つまりすでに述べてきた「情報－システム」という組み合わせは、「固定したもの－不断に変化するもの」という組み合わせである。言うなれば静動の対比こそが、情報系なのである。「不断に変化するもの」だけが存在する世界は、不安定そのものである。そこには安定という概念すらないであろう。

　情報は固定しているが、ヒトは固定していない。不断に変化する。その理解が逆転するのが、情報化社会である。そこでは人々は「自分は自分」だと信じる。「自分は自分」だということは、自分は「変わらない」、「同じ自分」だというわけである。それに対して情報は日替わりである。テレビのニュースや新聞記事は毎日「変わる」。変わらないのはそれを見たり、読んだりしている「自分だ」、と。

　これはおそるべき逆転であろう。そうした逆転から生じる世界が、ある意味でまともな世界であるはずがない。こうした逆転は、おそらく19世紀の後半から顕著になったはずである。だからカフカは『変身』を書いた。ある朝、グレゴール・ザムザが目覚めると、自分が等身大の虫になっている。しかしザムザにとって、あくまでも「自分は自分」なのである。意識がそう告げるからである。われわれは朝目覚めると、「自分は自分である」ことを確認する。そこになんらの実証的根拠はない。昨日と今日とでは、一日分、歳をとっているからである。さもなければ、赤ん坊だったはずの私が、いまや白髪の爺になっているはずがないではないか。

　にもかかわらず意識は「自分は自分だ」という。それこそが意識の本質的機能だからである。実利的には、この機能はきわめてよく了解できる。ヒトの特徴は新皮質を大きく発達させたことである。そこから強い意識が発生する。と

ころが脳機能はいわば千差万別である。目がとらえた世界と、耳のとらえた世界、そのどこが「同じ」だというのか。それはまったく違う世界だが、意識はそれは「同じ世界」だと教える。脳からは運動も発する。運動と感覚くらい、違うものはない。ベクトルの方向が反対を向いている。しかし意識は、認識をするのも、行動をするのも、「同じこの私」だという。それを言わなければ、脳機能はまさにバラバラになるに違いない。分裂病の症状や、左右脳の離断例におけるエイリアン・ハンドといった症候群を考えるなら、それで当然であろう。

「同じ私」とは「違わない私」「変化しない私」ということである。つまり意識は自分を情報だと規定するのである、それによって、われわれは、万物流転する世界のなかに「自己」を打ち立てることができる。しかしそれは、「それだけの話」である。その自己とは、要するに生老病死だからである。ただひたすら生きて、ひたすら死んでいく。

そう思えば、都市社会、情報化社会、脳化社会とは、ある面で固定した社会である。そこでは自己が「同一性」として固定している。この固定がわれわれ自身の世間では、ごく最近起こったことだというのは、さまざまな例からわかる。一つ、実例をとろう。現代人は約束を守るという徳目をもたない。なぜなら自分が自分として「同一」である限り、誠心誠意述べたことが「変わる」はずがないからである。それなら約束を守る意味はない。自分が「変わらない」以上、そんなことをわざわざ言う必要はないではないか。残念でした。変わらないのは、自分ではなく、言葉である。だから昔の人は、変わらない言葉に責任をもてといったのである。それが約束を守ることの真意である。これが徳目でなくなった理由は、こうして明らかであろう。

5. 医学・生物学と情報

情報系を右のように定義すれば、医学・生物学はそもそものはじめから情報系に関する科学であったという結論が得られる。多くの人が現在では、医学・生物学は「物理や化学と同じような」自然科学だと考えているであろう。それを基礎的に強く示唆したのは、もちろんワトソン・クリックによるDNAの分子構造の解明である。だからこそワトソン・クリック以来、生物物理学や分子生物学といった言葉が使われるようになった。しかしそれはある意味で誤解だった。だからいまではむしろ細胞生物学というのである。

19世紀の生物学理論を考えてみよう。その成果として、おそらく三つの法則を挙げることができよう。メンデルの法則、ダーウィンの自然選択説、ヘッケルの反復説である。これらはなんの法則か。物理の法則でも、化学の法則でもない。それは明らかであろう。それなら一体、これらはなんなのだ。
　メンデルはえんどう豆の形質を、情報と見なした。生物はさまざまな形質をもつ。たとええんどう豆であっても、いちいち教えることができないほど、たくさんの形質をもっている。メンデルはそれらを情報と見たのである。そこがメンデルの卓見だった。情報であるとすれば、西欧語で使われる記号化が応用できる。アルファベット化できるはずなのである。だからたとえば丸い豆はAAであり、角張った豆はaaなのである。こうして記号の組合せとして生物の形質を見ることができるようになったとき、遺伝学が成立したのである。法則自体はあまりにも単純で、とくに言うこともない。注記しておくとすれば、記号情報は、混ぜることによって、中間の性質を生み出すことはない。二つの文章を混ぜたら、中間の意味の文章ができるというものではない。メンデルの法則とは、つまり最も基本的な、記号情報の伝達様式なのである。
　ダーウィンの自然選択説はどうか。もはや言うまでもあるまい。情報は環境によって選択される。私の論考を読んだ読者の脳に、私の論考が「適応」しないものであれば、ただちに忘れられる。つまり適者生存である。場合によっては、はじめから「読まれない」であろう。それはまったくの不適応である。
　ドーキンスは進化の過程で生き残るのは、遺伝子だとした。個体は遺伝子の乗り物に過ぎないという比喩を語ったのである。遺伝子は遺伝子だから生き残るのではない。情報だから生き残るのである。生き残るのは、変わりようがないからである。それなら「環境によって選択される」以外にない。ヘラクレイトス個人は分子にまで分解した。しかし万物流転という言葉は生き残っている。人類の脳にこの言葉が「適応した」からであろう。人類が滅びるとすれば、この言葉＝情報も滅びるであろう。それは地球が滅びたら、生命が滅びるということと同じことである。
　ドーキンスはまた、ミームという概念を語った。遺伝子に類似のもの、脳によって維持され、伝播されるものである。実はミームの方が先である。それは言葉－脳という情報系のなかの情報を意味している。遺伝子という概念もまた、その意味ではミームである。柳やゾウリムシは、ミームについてなにも語

らない。脳がないからである。しかし遺伝子はもっている。遺伝子－細胞という情報系はもっているのである。

　遺伝子は遺伝子だから生き残るのではない。情報だから生き残るのである。それなら、解釈装置としての細胞はどうか。当たり前だが、やはり生き残る。進化過程で生き残ったのは、遺伝子だけではない。細胞もまた、生き残っているのである。それを19世紀ドイツの病理学者ウィルヒョウは一言で表現した。「すべての細胞は細胞から」と。

　情報は自然選択される以外に実は滅びようがない。それが自然選択説の意味である。それに比較したら、細胞が生き延びていることのほうが、はるかに「不思議」である。たえず変化しつつ、しかもシステムとしては生命発祥以来、ひたすら「生き延びている」のである。

　それではヘッケルの法則とはなにか。むろんこれは「個体発生は系統発生を繰り返す」というものである。われわれの個体発生の過程では、過去の進化の過程を「短く、要約して繰り返す」。そのあとに、わずか新しい過程が付け加わったとすれば、進化が生じたことになる。

　この法則くらい、情報の法則であることを明確に示しているものも少ない。学者が論文を書くことを考えよう。序文で著者は、自分が扱おうとする主題について、過去の大先生たちがなにを、どのように考えたか、「短く、要約して繰り返す」。そのあとに自分の所見を「新たに付け加える」。こうして学問の「進歩」が起こるのである。

6. 現代と未来の医学・生物学

　私が大学院生だった頃には、私が専攻しようと思った解剖学は、すでに十分に時代遅れの学問と見なされていた。「解剖学なんて、そんなことをして、いまさらなにか、わかることがありますか」。素人にすら、そう問われたことがある。

　一般の人ですらそうなのだから、専門家はもっと手厳しかった。いい若い者が、解剖学とはなにごとか。研究している臨床医にせよ、実験系の基礎医学者にせよ、生きた対象を扱っている。そういう人たちから言われたことは、「スルメを見て、イカがわかるか」という批判だった。たしかに解剖で扱う死体は、生きた人間と比較すれば、スルメに過ぎない。そこにはなにか肝心のものが欠

けている。私だって、それはわかる。だからその種の批判は堪えた。

　当時はさらに「publish or perish」がどんどん一般化されていく時代だった。解剖学で論文を書くのは大変である。どの分野でも大変だ。そういう反論が出そうだが、まあ、わかる人にはわかるであろう。そのなかで研究生活を続け、ついに自発的に引退した。

　それから情報のことを考えるようになった。それでハタと気づいたことがある。それはすべての論文はじつは情報だという、あまりにも当然のことである。論文が情報だということは、それは生きて動いているわけではないということである。論文を百万篇集めたとしても、生きものにはならない。DNAは生物ではない。それと同じことである。

　ところが論文を書くことが至上命令となった科学の世界が一方にある。これはなにか。まさにスルメ作り専門の世界ではないか。若い頃に私が受けた解剖学への批判は、それなりに正しかったと思う。しかしいまではその批判をご当人たちにお返しすべきであろう。お前らこそ、スルメ作りの専門家じゃないか。じゃあ、お前の方はなんなのだ。むろんそう反論されるであろう。私自身はスルメを裂きイカにする業者だったのである。それでイカがわかるなどと主張した覚えはない。

　そう思えば、19世紀以降の医学・生物学は、もっぱらスルメ作りに専心してきたともいえる。生きているということは、むろんスルメ作りとは違う。どうしたら、イカを上手に泳がすことができるか。それが21世紀に与えられた課題であろう。これまでのように、スルメの作成に専心していていい、というわけではあるまい。医療の世界では、キュアとケアが分けられることがある。キュアは医師の世界で、ケアは看護の世界と言ってもいい。キュアの世界はスルメ作りに邁進している。ケアの世界までそうなったとしたら、患者はどこに行ったらいいのか。

第3章　医療と科学

村上陽一郎

　医学が科学の一部であることは、いまさら言うまでもあるまい。例えば東京大学では、教養課程が伝統的に理科と文科に分かれているが、医学への進学コースはつねに「理科」に分類されてきた。入学審査に要求される学科目も、他の自然科学系とほぼ同じである。このことには誰も疑問を挿まない。

　そこで、ここではまず、科学という知的営為の特徴を、内容的な面と、制度的な面の双方から明らかにし、医学が、そうした特徴を備えているか否かを検証する作業を進めたい。

1. 科学の内容的な特徴

　別の機会にも書いたことだが、いまから20年ほど前に、高等学校の教科改定で「理科Ⅰ」という教科が新しく発足した際に、ある出版社の教科書造りを手伝ったことがある。「理科Ⅰ」というのは、物理学、化学、生物学、地学という個々の教科にとらわれずに、科学の基礎的な考え方を高等学校初年度の生徒たちに習得して貰うことを目的として造られた教科である。とは言え、物理学的な場面や、生物学的な場面は自ずと登場する。私は物理学的な場面を受け持って、指導要綱にそって、そのなかで触れなければならいと定められている「慣性」の説明文を作った。「慣性とは物体の持つ一つの性質で、いまの運動状態を続けようとする性質のことを言います」というような原文であった。

　大学の先生方を中心とする執筆者会議では、問題なく通ったこの文章が、教科書会社の社内の審査でひっかかった。担当者は、この文章は「落第」ですと言う。私には何故か判らなかった。何故落第か判らないとすると、先生は科学が何であるかが判っていないことになりますよ、と担当者はちょっと気の毒そうに念を押す。永年科学を勉強してきたつもりの私が、科学とはなにかが判っていなかった、というのはいささか問題である。ショックだったが、判らないものは判らない。そこで担当者は、こんな意味の説明をしてくれた。

　問題の文章の主語は「物体」である。その主語を受ける述語に「続けよう」と

いう動詞系がある。この動詞系のなかの「よう」は意志を表す。子供たちは、ちょうど未開社会の人々のように、ともすれば「もの」が意志や「こころ」を持っているかのように思いがちである。科学教育、あいるは理科教育は、子供たちのもつそうした傾向を是正し、「もの」は単に「もの」であって、意志や「こころ」を備えてはいないことを伝えていかなければならない。それを、このような不用意な言葉づかいで台無しにすることは許されない。

ことの是非はここでは措く。しかし、少なくとも、科学において、「こころ」に属する概念は登場してはならない、という鉄則が存在する。この共通了解の強さを、私はこのとき思い知ったのであった。

確かに、その後注意をしていると、この共通了解の存在を伝えるような場面に数多く出会うことになった。例えば、心理学におけるウォトソンの行動主義は、「心理学の科学化」という目的がなければ生まれなかったものだろう。「こころ」に言及することを一切控えて、ただ「行動」（振舞い）だけに着目するというこの方法は、「こころ」を扱うことにおいて、科学にはなれない宿命を帯びていた心理学が、科学の一員であり得る道を拓いたのであった。

逆に、科学の王道を行くと自他ともに許してきた物理学では、すでにそのことを徹底してきた。例えば、ニュートンは万有引力をラテン語で〈attractio〉と表現していた。英語の「アトラクション」あるいは「アトラクティヴ」という言葉と同じ意味である。つまり人間どうしが惹き合う、あるいは惹かれ合う、という意味の言葉をそのまま使っていた。「魅力」、「魅力的」と訳してもよい言葉である。しかし、その後の歴史のなかで、やがてそれは「重力」という言葉で置き換えられていった。英語では〈gravity〉である。この言葉には、人間が他の人に感じる「魅力」などという「怪しげな」意味合いはまったくない。

そして現代物理学では、ちょっとしたお遊びの感覚で、わざと「物質」の性質を表現するのに、「香り」（フレーバー）だとか、「奇妙さ」（ストレンジネス）などという名付けをしている。現代物理学では、もはや「こころ」に属する概念が紛れ込むなどという「危険」は一切無視できるからこそ、逆にこのような茶目っけのある表現が使われるのだと考えることができる。

このような点を考え併せると、科学の内容的な定義は意外に簡単にできそうに思われる。すなわち、科学とはこの世界に生起する現象を、「もの」の言葉で記述し、説明しようとする知的な営為である、と見なしてよいだろう。

ここで「もの」と言うのは、あのデカルトによる「もの」と「こころ」の二元論的区別に基づくと考えておこう。空間のなかに「拡がり」（デカルトはそれを「延長」という言葉で表現した）を持つことを特性とするのが「もの」である。デカルトは人間にのみ二元論を認めたが、「こころ」として人間は、「空間のなかに拡がりを持た」なくても、「考え」てさえいれば存在していると断定されている。「コギト・エルゴ・スム」つまり「我思う、ゆえに、我在り」という有名な一節は、このことを表したものである。

　しかし、「こころ」は実は他者には決してその存在を確認できない「なにか」なのである。確かにデカルトは上の一節において、「第一人称・単数・現在」における表現を使っている。自分の「こころ」としての存在は、確かめるまでもなく、「自明的」である。他方、「もの」が存在しているとき、私たちは、感覚を使って、その存在を確認するし、また確認できる。私の目の前のコップは、空間のなかに拡がりを持っているからこそ、誰もが、視覚や触覚を通じて、その存在を確認するのである。しかし、「こころ」はそうではない。自分の「こころ」は、その存在を疑う前に、すでに自分自身として端的に「在る」のである。デカルトは、その「在り方」に「こころ」一般の存在を不用意に託した。言うまでもなく「他者」の「こころ」の存在は、それによって保証されるわけではない。その意味で、「もの」の存在様式と「こころ」の存在様式とは根本的に違う。

　このことをわきまえたうえで、19世紀に成立した科学が、「第一人称・単数・現在」以外に、その存在の根拠を持たない、あるいは持てない「こころ」を捨てて、「もの」のみを選択したことには、それなりの合理性があったと言える。

　そして今医学は、まさしく科学が自らに課したタブー、すなわち「こころ」には立入るな、というタブーを実践しているように見える。例えば医師は、患者の訴えよりも、上がってきた検査票に現れる数値に、より多くの注意を払う。患者の訴えは、概ね、どこが痛いとか苦しい、というたぐい、言い換えれば「こころ」に属する言葉でつづられる。検査票に現れた数値は、血液中、あるいは尿中の、糖やコレステロール、中性脂肪といった「もの」についてのものである。そうした数値から判ることは、それらの物質の代謝に関わりのある臓器や組織の働きの異常である。その背後にある疾病観は、病気とは身体の一部の異常である、というものであり、したがって医療とは、そうした異常の

修理、修復である、という考え方が基本となっている。

「こころ」を扱うはずの精神科の場合でさえ、最近は脳科学の進歩と相まって、医薬品に頼る傾向が増大している。

もちろん医療者は「心身症」という病気の領域があることを熟知している。しかし、この「心身症」という概念は、言わば上のような、身体的な異常の修理・修復を目指すという医療の基本の考え方では、どうにもならない病気がある、ということを素直に認めていることに他ならない。ややあざとい言い方をすれば、ある種の健康上の不具合に「心身症」という診断を下すことは、科学的な医療ではお手上げである、ということを言い立てていることに他ならないことになる。

いずれにしても、医学が内容的に科学に限りなく近付いていることは、現代においては疑い得ない。

2. 科学の制度的特徴

19世紀に誕生した「科学」について、触れておかなければならないもう一つの顕著な特徴は、制度的なものである。科学は誕生した当時から、基本的には、専門分化を目指していた。それが最も顕著に現れていた19世紀後半に、そうしたヨーロッパの学問を表現するために、〈science〉に「科に岐れた学問」という意味で「科学」という訳語を与えた当時の日本人の感覚は、事態の特徴を見事に把握していたのである。

哲学という巨大な「学問」から個々の「科学」が独立・分化し（哲学もまた、19世紀には、そうした諸々の「科学」のなかの一つに矮小化されてしまうが）たとき、それらの一つひとつが、専門家の共同体をつくりあげた。専門家と非専門家とが明確に分離し、専門家の資格のある人間だけが、共同体の一員になることができた。

もちろん、この制度的な現象は、医師の場合には、はるかに古くから見られた。医師は、排他性のある同業者組合を結成することにおいては、圧倒的に先輩である。しかし、科学者の共同体は、単なる同業者組合ではなかった。

科学者の共同体は、知識生産から、蓄積、流通、利用、評価に到る営みのための、専用の場所として造り上げられた。無論科学者にとって、実際に知識を生産する現場は研究室である。しかし、研究室で得られた知識は、まだ知識の

名には値しない、それらの知識は、論文として、多くの場合は共同体の経営する学術雑誌（学会誌）に発表されて初めて、知識となる。こうして生産された知識は、同時に学術雑誌のなかに蓄積されるが、それを読む読者は、同じ共同体は属する「仲間」に限られる。したがって、生産され、蓄積された知識が流通するのは、同じ共同体の内部である。流通する知識は、当然利用され、活用されるが、利用する人間、活用する人間もまた、共同体の内部者である。その知識を利用することで恩恵をこうむる人間は、共同体の外部には存在しない。さらに、その知識の評価もまた、共同体の内部に限定されて行われる。「同僚評価」と訳される〈peer review〉という言葉は、まさしくそのことを言い当てている。

　このように考えてみると、こうした科学者の共同体が、医師の同業者組合とは性格が異なることが判る。もともと医師の持つ知識や、開発された新しい知識は、同業者のためではなく、同業者の共同体の外部にいる患者のために利用されるものであった。

　しかし、現代社会における医学の姿は、ここに描写した科学者の共同体のなかで営まれる活動に酷似している。例えば医学部の人事に当って、選考の基準は理学部人事におけるそれとほとんど同じである。どれだけの研究論文があるか。それらは、どのような媒体に掲載されたものか、『ネーチャー』や『サイエンス』か、あるいは学内紀要か。もちろん臨床の教授なら、手術歴なども問題にはされるだろう。しかし、基本は飽くまで「研究業績」である。臨床教授であっても、症例報告だけの候補者よりは、研究論文のある候補者の方が確実に人事は通りやすい。もっとも、最近は「臨床教授」というカテゴリーを認める方向で改革が行われているので、事態は少し変わってきている。しかし、根本は変わっていない。

　この事態は、看護の領域にまで及びつつある。看護学校や短大が四年制化し、あるいは看護大学が大学院課程を持つようになるのが今日の趨勢であるが、それに伴って、看護大学のスタッフにも、医療者としてよりは「科学者」としての資格が、要求されるようになってきている。「研究論文」、それも、看護や介護についての実地的研究ではなく、「物質」に関わる研究、象徴的に言えば「試験管を振ってできる」ような研究論文が多いことが、人事選考の最大の基準になってしまった。それもあって、看護学の世界では、このところ経験

と才能のある看護師を、しばらく大学の医学部や理学部の研究室に出向させ、そこで何篇かの「研究論文」を生産させることが流行している。

こうして看護学もまた、その意味での「科学化」が明確になっている。医学においては、もはやその点では、後戻りできないほど明確である。

3. 医療と科学

私たちはようやく、医療と科学との関係を論じるところに立てたのではないか。科学の内容的特徴と制度的特徴は、ともに現代の医学にも、明らかに共通に当てはまる。しかし、医療がそれでよいかどうかは、あらためて論じなければならない問題になるはずである。

別の機会にも書いたことだが、象徴的な場面を考えてみる。大病院に入院した末期がんの患者がいる。手術のできる時期はとうに過ぎた。抗がん剤も、放射線治療も、もはや効果がない。

代替医療？ 患者や家族が望むなら、「気休め」として否定はしないが、近代医学を学んだ医師の立場で、自分から積極的に、治療行為としてするつもりはない。医師の好んで使う言葉を使えば〈machtlos〉の状態である。「手の施しようが無い」。そこで大病院の勤務医によく見られる実例だが、「施す手」がもはやない以上、あるいは苦痛を抑えるための、モルフィネ・カクテルを処方することくらいしか残っていない以上、患者を見舞うのも無意味だ、ということになる。患者のベッドサイドへ医師が現れなくなるのである。私の身内での体験もそうであった。

医師の立場からすれば、それは「合理的」な結論である。なにもすることがないのに、ベッドサイドへ行くことはない。ただでさえ時間に追われている、無駄な時間を費やすくらいなら、治癒の希望のある患者に対応するか、研究の時間に割く方が、はるかに「合理的」である。なにもすることがないのに、漫然とそこにいることは屈辱的でもある。こうして医師の姿は、ベッドサイドから消えるのである。

ここで、もう一つの「合理性」も見え隠れしている。そこから先は、看護師をはじめとするコメディカルの出番である。そのためにこそ、看護師も、社会福祉士も、病院薬剤師も、あるいは病院付きチャプレン（聖職者）も、心理療法士もいるのではないか。現代はチーム医療であり、分業である。なにもかも

を医師が背負い込むことはないのだ。
　これらの判断は、明らかにそれなりの「合理性」の裏付けを持っている。現実の状況によっては、それが最善の判断であることもあるに違いない。
　しかし、医療と科学という原理的問題に立ち返ったときに、私たちは、ここに見誤ってはならないポイントがあることを確認せざるを得ない。
　言うまでもなく、上に述べた「合理性」は、医療者の側の観点に立って考慮されたものである。しかし、患者の「こころ」の側に立ったときに、それらの「合理性」は、依然として「合理的」であり得るであろうか。すでに繰り返し述べてきたように、他者の「こころ」は、どんなに手段を尽くしても、把握することはできない。したがって、その側に立つことは、科学の立場からすれば、意味がない。実際、上に挙げた「合理性」は、少なくともその重要な部分は、科学における「合理性」である。「手の施しようがない」というときに「施すべき手」とは、科学的な「手」である。つまり〈machtlos〉という言葉は、身体の異常としての病気に対処すべき「手」がなくなった、ということを指しているのである。
　しかし、他者の「こころ」を把握する手段がなくとも、私たちは、「こころ」ある存在としての人間を否定する立場には、決して立つことができない。他方「こころ」ある存在としての患者の立場に、全面的に立つことも、原理的にかなわない。このジレンマのなかに、しかし、医療という現場は、厳然と存在するのである。
　「こころ」ある存在としての患者の立場に、第三者たる医師が全面的に立つことの不可能性は、しばしば言われる「良き医師は患者になったことのある医師である」という格言が示している。かつて日本でも封切られたアメリカ映画『ドクター』は、そのことを見事に表現していた。主人公は外科医、多くの外科医と同じで、一種のスポーツ感覚で手術と対面している。手技の巧妙さ、手術時間の短さを競い合い、終わると「一丁上がり」といった気分で、遊びに出かける。色々と考え込むタイプの同僚は、いつも仲間外れになっている。その主人公が、あるとき喉に異常を感じる。同じ院内の耳鼻科の教授に診察を乞うが、手違いで、一般の患者と同じ扱いを受けてしまう。そのうえ、耳鼻科の先生は、自分たちに輪をかけたような「てきぱき派」である。検査のために冠頭衣のようなものを着せられ、まるでベルト・コンベヤーに載せられた「もの」

のように扱われる。そして最終的には手術ということになる。そのとき彼が施術者に望んだのは、それまで仲間外れになってきた思索型の医師であった。なんとか術後のリハビリも乗り切って職場に復帰した主人公が、最初にしたことは、彼のスタッフ全員に、言い渡すことだった。いますぐ君はどこの科の患者になれ。君はどこの科だ。

　患者の「こころ」を体験した医師と、そうでない医師とは、どこかで根本的に違う。この事実は、医療が科学の世界ではどうしても完結しないことを示している。言い換えれば、患者の「こころ」を問題にしなければ、医療は完結しないのである。

　当り前ではないか。もちろん当り前である。しかし、科学という概念が内容的にも制度的にも確立され、その方法が普及し、医学もまたそのなかにほとんど完全に取り込まれた今日、常識的に当り前のことが、必ずしも実際には当り前になっていない、という現実があることは、医療に携わるものが肝に銘じておくべきである。

　先ほどの〈machtlos〉な状態に置かれた勤務医に戻ってみよう。医学を学んだ者としての彼もしくは彼女には、もはや「施す手」はないであろう。しかし、患者の「こころ」を経験した医師にとっては、医学者としてではなく、医療者として「施す手」はまだあるのかもしれない。これまでと同じようにベッドサイドに寄って、話し掛け、患者の訴えを聴き、ときには黙って暫く手を握っていてあげる、それだけのことで患者の「こころ」は和らぐこともある。患者の家族の「こころ」が和むこともある。彼らの「こころ」が、本当にどうであるか、決して究極的には判らないにせよ、それでも患者の、あるいは家族の目に宿るなにか（それも結局は「もの」についてのなにかには違いないが）が、医療者に伝えるものがあることを語ってくれるように思われるのも、確かな現実なのである。

　医療という行為のなかには、そうした「こころ」の触れ合いが、決定的に重要であることを、改めて認識しよう。なにしろ、患者は「もの」ではなく、「こころ」も備えている（らしい）人間なのだから。

●**参考文献**

1. R.デカルト（落合太郎訳）『方法序説』岩波文庫、1953年
2. S.A.バーネット（伊谷純一郎他訳）『動物とヒトの行動』みすず書房、1971年
3. 村上陽一郎『生と死への眼差し』青土社、2000年

第4章　根拠に基づいた医療（EBM）

福　井　次　矢

1. はじめに

　ここ数年、わが国においても「根拠に基づいた医療（Evidence-based Medicine：EBM）」という言葉を、医学雑誌はもとより新聞や一般雑誌を含め、いろいろな場面で目にするようになった。「根拠に基づいた医療」などといまさらのように言われると、従来、医師が行ってきた医療行為には根拠がなかったのか、と疑問に思われるかもしれない。EBMでいうところの根拠（エビデンス）とは、診断や治療の有効性について、理論ではなく患者集団で実際に学問（疫学）的に厳密な方法で評価された結果を重視しようとするもので、これまでの医療が何ら根拠なく行われてきたなどと言っているのではない。従来の医療は、体の構造や機能、病気のメカニズム（病態）から導かれる論理に基づいて行われることが多く、EBMでは実際の患者集団で得られたエビデンス（診断や治療の有効性や副作用の可能性）を知ったうえで医療は行われるべきであると主張しているのである。

　本章では、EBMとは一体何なのか、EBMが提唱されるようになった社会的な背景は何なのか、わが国の現状はどうなのか、そして、EBMが今後どのような影響をもたらすのか、などについて概説する。

2. EBMとは

　EBMは、"最新最良の根拠（エビデンス）を把握したうえで、一人ひとりの患者に特有の病状や意向（個別性）、医師の経験や医療施設などの環境（状況）を考慮した医療を行うための一連の行動指針"と定義される。つまり、図4.1のように、医療人の専門性とは、これまでの医学研究の成果を知ったうえで、自分自身の技量や医療施設の人的・物的パワーに応じて、患者の意向や行動を最大限尊重するところにあるという、現代医療の基本的な考え方を示したものである。これらのうちのいずれが欠けても、適切な医療とは言えない。

　EBMは医療現場での総合的な判断の仕方を示したものではあるが、判断の

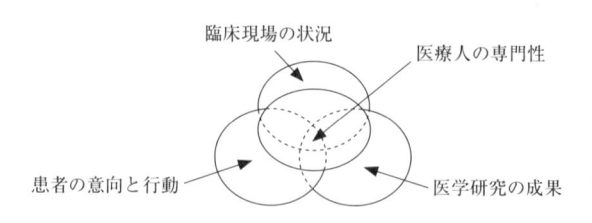

図 4.1　臨床現場の意志決定モデル

一要素である最新最良のエビデンスをどのようにすれば知ることができるのか、具体的な手順を提唱したところに大きな特徴がある。一般的には、図 4.2 のような四つの手順を踏んで行われる。

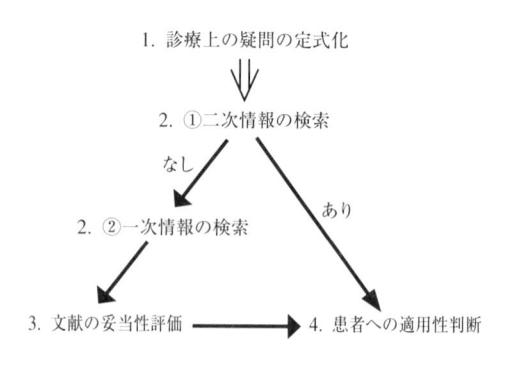

図 4.2　EBM の手順

　二次情報とは一時情報（原著論文）を診療の場面で使いやすい形にまとめた診療ガイドラインやクリニカル・パス、（電子）教科書、Cochrane Library などをいう。

(1)　診療上の疑問の定式化

　最初のステップで、解決したい疑問点を明確にし、キーワードで表す。例えば、「心不全にACE阻害薬は有効か」といった抽象的な問題のとらえ方ではなく、①どのような患者で（例：心不全患者で）、②どのような治療が（例：ACE阻害薬を投与すると）、③なにと比べて（例：従来から心不全に使われているその他の治療薬に比べて）、④どのような健康状態（アウトカム）について（例：生存期間について）優れているかどうかを知りたい、というふうに具体的に表す。

キーワードの項目は、①の患者 (Patient)、②の介入 (上記の例では治療) (Intervention)、③の比較 (Comparison)、④のアウトカム (Outcome) のそれぞれの頭文字を取って、PICO と憶えるとよい。

(2) 文献 (二次情報と一次情報) の検索

第2のステップは、キーワードで表された疑問に関するエビデンスの検索である。エビデンスの情報源としては、教科書や医学雑誌などといった旧来の印刷形式のものから、CD-ROM やインターネットを介した MEDLINE へのアクセスなど、いまやさまざまな媒体が利用可能である。

印刷形式での教科書は、引用文献の最新のものでも出版された時点で2年前のものになっていると言われ、必ずしも最新の情報を提供するものではない。そこで、1990年代半ばからは、従来の標準的な教科書 (ハリソン内科学書など) もより頻回に改訂が行われ、その都度 CD-ROM の形でも出版されるようになり、さらには電子媒体でのみ出版される新しい教科書 (UpToDate など) も現れてきた。また、この頃から、臨床上遭遇する頻度の高いテーマを扱った原著論文のうち、信頼できると判断された論文のみをまとめた『ACP Journal Club』や『Evidence-Based Medicine』、同じテーマに関する複数の研究論文をメタ分析という統計学的方法でまとめた『Cochrane Library』も出版されている。これらは、原著論文のデータベースから、第三者が、臨床上役立つ可能性が高いと判断したエビデンスをまとめたものであり、二次情報と呼ばれる。

しかしながら、現在のところ二次情報だけで臨床上の疑問が解決される場面はそれほど多くない。そのようなときには、MEDLINE や EMBASE などのデータベースから、キーワードを使って原著論文を検索せざるをえない。MEDLINE は、医療関係データベースのうち世界最大のものであり、米国国立図書館から世界中の人々に提供されている。インターネットで、PubMed という無料のソフトを用いれば、容易にアクセスすることができる。各文献はキーワードで検索されるため、キーワードについての辞書機能を有する MeSH (Medical Subject Headings) Browser の使い方や Limits (検索分野 Fields、出版形態 Publication Types、対象者の年齢 Ages、出版年 Publication Date、言語 Languages など) の設定の仕方、Explode、「AND」、「OR」、「NOT」、「*」 (truncation) などの簡単な約束事を理解すれば、効率的に文献を見つけること

ができる。

(3) 文献の妥当性評価

　医学研究の成果を報告した文献であっても、その結論は必ずしも真実を反映しているとは限らない。例えば、新しい薬の効果を従来から使われている薬と比較した研究で、新しい薬を服用した患者群で病状が早く回復したことを示した論文であっても、新しい薬を服用した患者群では有意に若い男性が多かったとすると、新しい薬の効果とは無関係に、性別と年齢が結論に大きな影響を与えている可能性がある。このような表面的な結論に影響を与える別の要因（バイアスと呼ばれる）がありはしないか、あるいは用いられている統計学的方法が適切かどうか、などを考えながら論文を読む必要がある。文献に記載されている研究方法（デザイン）やプロトコルどおりに実行された程度、用いた統計解析方法などから判断して、研究の結論に偶然性やバイアス・交絡因子で説明し得る余地が大きく残っているものほど、文献の妥当性は低くなる。偶然性の処理には統計学的手法が、バイアス・交絡因子の有無には研究デザインが大きく関わる。

　① バイアス・交絡因子

　バイアス（Bias）も交絡因子（Confounding Factor）も、ともに「標本から得られた値を真の値から一定方向へゆがめる要因」、あるいは「測定上の（無作為でないという意味で）系統誤差や群間の規則性のある差異を引き起こす要因」などと定義される。手元にあるデータから一見容易に引き出される結論が真相とは食い違っている場合がしばしばあるが、そのような場合の要因のうち、繰り返し観察されている事象に「〜バイアス」などと名付けていると考えればよい。サケットは1979年の時点で、56種類ものバイアスを挙げているが、文献を批判的に読む場合に知っておくべきバイアスは以下の2種類にまとめられよう。

　A　選択バイアス（研究デザインについて問題となる）

　　研究対象となる患者の選択の仕方によって、一見誤った結論を出してしまうこと。例えば、AとBという2種類の降圧薬を5年間服用すると、脳

卒中や心筋梗塞の発症を予防する効果はどちらが強いのかを、それぞれ2000名の患者群について検証する比較試験について考えてみよう。

　Aを服用した患者群の平均年齢50歳、男性20％、糖尿病や高脂血症、喫煙などの動脈硬化促進因子を有するのは10％、Bを服用した患者群の平均年齢65歳、男性70％、動脈硬化促進因子を有するのは50％であり、5年後のデータを解析すると、脳卒中や心筋梗塞の発症率がAを服用した群で2％、Bを服用した群で8％という結果が得られたとしよう。Bを服用した患者群での脳卒中や心筋梗塞の発症率が統計学的に有意に高いものの、Bを服用した患者群は、Aを服用した患者群に比べて年齢が高い、男性が多い、動脈硬化促進因子を有するものが多いなど、もともと脳卒中や心筋梗塞を発症する危険性が高かったわけで、たとえBの効果がAに比べて劣っていなくても、このような結果が出た可能性は高いのである。このように、研究対象とする患者の特徴に最初から差があると、誤った結論に導かれることを選択バイアスという。得られた結果の解析により選択バイアスを取り除くのは困難で、研究デザインを立案する時点で、選択バイアスができるだけ入らないよう十分考慮する必要がある。

B　測定バイアス（研究の実施について問題となる）

　比較しようとする臨床指標を異なる方法で測定することにより、誤った結論を出してしまうことをいう。例えば、上記の例で、Aを服用した群では身体症状（運動麻痺、感覚障害など）が出てきた場合に脳卒中との診断を下し、Bを服用した患者群ではCTスキャンを全員に行って脳に変化が出てきたときに脳卒中の診断を下したとしよう。身体症状を表さない脳の部位の梗塞や微細な変化では身体症状が出ないことも多々あるため、Aを服用した患者群では脳卒中の発症率は低めに見積もられてしまう。このように、異なる方法（この場合は、身体症状とCTスキャン）で臨床指標（この場合は脳卒中）の有無を判断したため、誤った結論に導かれることを測定バイアスという。測定バイアスについても、得られた結果を解析する時点でその影響を取り除くのは困難で、研究デザインの決定時と実施時に、測定バイアスが入らないよう十分配慮する必要がある。

　一般的に、バイアスは定量的に測定することが難しく、データを収集

後、解析時には既にそのバイアスの影響を取り除くことは困難である。

一方、交絡因子は、二つの要因（要因1と要因2）が互いに関連し合っていて、そのうちの一方（要因1）が観察事象と因果関係がある場合に、他方の要因（要因2）も一見当該事象の原因と見えてしまうことをいう（図4.3）。

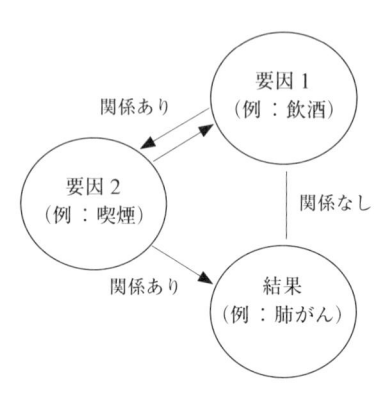

図4.3　交絡因子

交絡因子については研究デザインを工夫することでも、また、適切なデータ分析（Subgroup Analysisなど）を行うことでも、その影響を取り除くことができる。

② 研究デザインの種類

A　記述研究

症例報告やケースシリーズなど、日常診療のなかで観察した患者（1人ないし複数）について記述する。新たな疾患の発見や原因追及の手がかりは、記述研究から始まる。

B　分析疫学的研究

複数の個人からデータを収集するタイプの研究のうち、コホート研究や症例対照研究、横断研究などをいう。コホート研究では、研究開始時に、検証しようとする要因への暴露者と非暴露者（たとえば喫煙者と非喫煙者）に分け、その後のイベント発生頻度・期間（喫煙者と非喫煙者での肺がん発症率）を観察する。症例対照研究では、コホート研究とは反対に、

すでにイベントの分かっている患者群（肺がん患者のうち1年以上生存した者など）と、それに対する適切な対照群を設定し、過去の暴露状況（喫煙の有無）に差があるかどうか解析する。横断研究では、暴露と疾病の有無について同時に、あるいはどちらか一方が観察される。

C　非ランダム化比較試験

　複数の個人からデータを収集するタイプの研究で、比較対照群を設けたうえで診療行為や薬物の効果を検証しようとする研究のうち、検証しようとする治療法（例えば、新薬）と対照となる治療法（プラシーボや従来使われている薬）のどちらかに対象患者が割り付けられるのかが、無作為（乱数表やコンピュータでの乱数発生など）に決定されないものをいう。

D　ランダム化比較試験

　上記と同様の研究方法であるが、検証しようとする治療法と対象となる治療法のどちらに対象患者が割り付けられるのかを無作為に決定するものをいう。現在のところ、選択バイアス（前述）を取り除く手段としては最も完璧な方法であり、したがって、研究の結果が真実を反映している可能性が最も高いと考えられている。つまり、最も質の高いエビデンスを提供しうる研究デザインである。

E　システマティック・レビュー／メタ分析

　システマティック・レビューとは、特定のテーマについて、過去に発表された複数の論文を、一定の体系的な方法でまとめることをいう。どのようなキーワードを用いて、どのデータベースに、いつアクセスして、どのような基準（例えば、研究デザイン、対象患者数、測定した臨床指標・方法などについて）でレビューの対象とする論文を選んだのか、明示する。従来のレビューは、対象とした論文の選び方が恣意的で、質が高いのか低いのか（つまり、結論が真実を反映している度合い）についてはほとんど配慮されなかったきらいがある。メタ分析は、このようなシステマティック・レビューのうち、複数の論文の患者データを統計学的な方法で統合して、解析対象となる患者数を増やす研究手法をいう。個々の研究は比較的少人数の患者を対象にしていて、結果は統計学的に有意でなくて

も、それらをまとめることで、統計学的に有意な結果が得られることも少なくない。

このように、論文の結論が真に信頼できる内容かどうか、批判的に読みこなすのが、EBMの第3段階のステップである。そのためには、偶然性やバイアス・交絡因子といった臨床疫学の基本概念を理解しておくことが必要であり、このことが、EBMに連動して、臨床疫学という学問がすべての臨床医にとって必須の学問であると、最近考えられつつある背景になっているのである。

この第3段階のステップでは、研究デザインの種類に基づいて、研究結果であるエビデンスの妥当性（＝質、レベル）に順位をつけ（表4.1）、臨床判断の拠り所としては、できるだけレベルの高いエビデンスを用いようとするのがEBMの基本原則である。

表4.1　エビデンスのレベル：質の高いものから

Ⅰ	複数のランダム化比較試験のシステマティック・レビュー/メタ分析による
Ⅱ	1つ以上のランダム化比較試験による
Ⅲ	非ランダム化比較試験による
Ⅳ	分析疫学的研究による
Ⅴ	記述研究による
Ⅵ	患者データに基づかない、専門委員会や専門家個人の意見による

つまり、エビデンスはあるかないか（'全か無か'）ではなく、どれくらいバイアスや偶然性の影響を受けないで真実を反映している可能性が高いのかにより、Ⅰ～Ⅵに等級づけて考えようとしているのである。

(4) 患者への適用性判断

文献での結論（エビデンス）を眼前の患者に適用するかどうかの判断は、研究論文中で対象となっている患者の属性と眼前の患者の属性に、結論をそのまま適用するのを躊躇させるだけの大きな違いがあるかどうか（臨床疫学でいうところの"論文の外的妥当性"の評価）の判断ということになる。例えば、表4.2のような項目についてチェックする必要があろう。

第4章 根拠に基づいた医療 (EBM)

表4.2 エビデンスの患者への適用性を判断する場合の考慮因子

1. 病態生理に違いはないか？
2. 薬物代謝などの人種差・個人差はないか？
3. 患者コンプライアンスに著しい違いはないか？
4. 医療者・医療機関の診療能力に違いはないか？
5. 診断・治療の有効性やリスクに影響を与える併発疾患はないか？
6. ベースライン・リスクの程度に違いはないか？
7. 医療者と患者の関係に著しい差はないか？
8. 倫理社会的な問題やインフォームド・コンセントの取得可能性に差はないか？

① 病態生理の違い

同じ疾患の患者であっても、その下部分類（Subgroup：重症度や進展の度合い）が異なっていたり、微妙な病態生理について、論文で扱っている患者群と眼前の患者とで違いはないか？　例えば、冠状動脈疾患の患者についての論文であっても、1枝～3枝病変または左主幹部病変の患者群がどれくらいの割合を占めているのか、あるいは、適切なサブグループ解析（Subgroup Analysis）が行われているのかによって、文献の結論が眼前の患者に当てはまる可能性は異なってくる。

② 人種差・個人差

薬物の代謝速度や、免疫反応、環境因子などが異なると、たとえ研究論文での患者群で有効性が確認されている薬物であっても、その効果は著しく異なる可能性がある。例えば、肝臓でのアルコール脱水素酵素やN-アセチルトランスフェラーゼ活性の違いにより、それぞれアルコール代謝、イソニアジド、ヒドララジン、プロカインアミドなどの薬物の代謝が大きな影響を受ける。

③ 患者コンプライアンス

外来患者だけでなく入院患者についても、どのくらい指示通りに患者が治療を受けているのか、健康行動をよりよい方向に変えているのかについて、論文中の対象患者と日常診療での眼前の患者とでは大きく異なること

がある。研究対象となった患者群には、しばしば選択バイアスやホーソン（Hawthorne）効果（人は誰でも自分が他人から観察されていることを知るだけで、観察の対象となっている行動が好ましい方向に変わること）が入る。

　個々の患者でのコンプライアンスの良否に関する医師の予測能力は低いことも知られていて、少なくともアルコール依存症患者や認知機能障害を有する高齢者などではコンプライアンスは著しく悪い。

④　医療者の診断や診療能力

　研究論文中で用いられている診断・治療機器が使用可能か、治療手技が標準的レベルに達しているかどうか、などにより、同じ診断・治療法であっても、その精度やリスクが大きく異なる可能性がある。例えば、冠動脈形成術や頚動脈内膜除去術などは、術者の経験症例数に大きく依存している。

⑤　併発疾患

　併発疾患によって、診断が確定的に下される可能性が異なったり、たとえ診断が確定したとしても他の疾病状態を合併しているかどうかで予後が著しく異なることがある。

⑥　ベースライン・リスク

　同じ治療法でも、基礎にあるリスクの大きさにより、患者1人にメリットが得られるために必要な患者数（Number Needed to Treat：NNT）は大きく異なる。例えば、死亡患者を20％減らすことが可能な治療について、もともと治療なしでは40％の患者が死亡する患者群と、治療なしでも4％しか死亡しない患者群では、前者の群では8％（＝40％×0.2）の患者が救われ、後者の群では0.8％（＝4％×0.2）の患者しか救われないこととなる。つまり、NNTは、前者の患者群では12.5（＝1／0.08）、後者では125（＝1／0.008）となり、効率性は著しく異なってくる。

⑦　医療者患者関係

　医療者と患者の関係がよければ、同じ治療法を行っても有効性は高くなる可能性がある。

⑧　倫理社会的な問題、インフォームド・コンセント

　国や社会が異なれば、同じ医療でも社会的にあるいは文化的に受け入れら

れないことがある。患者や家族の価値観に配慮する手順の一つがインフォームド・コンセントであるが、取得可能性は社会文化的要因により左右されることが少なくない。

つまり、EBMの第4のステップでは、患者個人の健康観や人生についての価値観、家族との関係、社会生活の状況、社会的支援システムなどのヒューマンファクターも考慮する必要があり、将来ともおそらくコンピュータがとって替わることのできない臨床医の高度な認知機能、価値判断を必要とする場面である。その意味で、第3のステップまでは過去の患者データに基づいた客観性のみを追究しているかに見えるEBMであるが、患者の精神世界（患者の物語の世界に注目するNarrative-based Medicineという学問分野も最近になって提唱されている）や社会の視点も考慮するべきことが盛り込まれていることを強調しておきたい。

3. EBMの社会的背景

このようなEBMは、1980年前後からのさまざまな時代的要因により初めて行動指針として明確に意識され、実践が可能になったものである。

従来、医療は医師の裁量に任される場面が多く、医師によって診療内容にかなりの違いがあっても当然と考えられてきた。医療はサイエンスとしての生物医学に基盤を置くものの、あくまでも患者の価値観（インフォームド・コンセント）や社会的規範（法律、倫理、道徳、経済）を考慮して行われるものであり、同じ病気についても患者が異なれば、著しく異なる治療法が選択されてもその妥当性を知る手立てはなかった。しかし、1970年代以降、診療内容についても科学的な根拠の有無を検証しようとの考え方が広まり、例えば、米国の政府機関であるOffice of Technology Assessmentは1978年、医師の診療行為のうち客観的な有効性が証明されているものはわずか10～20％であると報告している。

また、1980年前後には、地域ごとに診療内容が大きく異なる（例えば、米国、英国、ノルウェイで子宮摘出術の行われる頻度は5倍も異なる）ことを実証した研究が相次いで報告され、一人ひとりの患者で適切と考えられる診療はもっと狭い範囲に特定できるのではないかと考えられるに至った。

一方、結論が正しく出る可能性が最も高い研究デザインであるランダム化比較試験が、1948年にストレプトマイシンの臨床試験に初めて用いられて以来、過去半世紀の間に100万件とも言われるほど多数、世界各地で行われてきた。そして、そのような質の高い研究結果がデータベースとして蓄積され、コンピュータでのアクセスが可能となった。しかも、同じテーマについて複数のランダム化比較試験が行われている場合は、メタ分析という手法で複数の研究データをまとめ、その結果を世界中の医師に提供しようとするコクラン共同計画が1992年に英国で立ち上げられた。これらのプロジェクトは、多くの医療関係者が高性能のコンピュータを使うことができるようになって初めて可能となったものである。

　また、1980年代から1990年代にかけて、かつては臨床的に有効であると信じられていた治療法のいくつか（例えば、急性心筋梗塞患者での心室性期外収縮に対する抗不整脈薬投与が、実は死亡率を2.4倍も高めていた）が、実際は患者に害をもたらす可能性の高いことがランダム化比較試験で明らかとされた。そしてこのような研究結果は、直ちに世界中の医師の診療内容に大きな影響を与えることになった。

　医療を受けた結果としての健康状態（患者アウトカム）をより改善する標準的な医療を確立するためには、このような質の高い研究が必要であることを、世界中の医師がそれぞれの専門分野で共通の経験として持つことがますます多くなってきているのである。さらには、人権意識の高まりと相まって、患者の側からも医療情報の開示が強く求められるようになってきた社会的背景もある。

　このように、医学的、技術的、社会的な多くの要因を背景に、1991年、カナダのマクマスター大学内科／臨床疫学グループにより、EBMという臨床上の問題解決のための行動指針が提唱されたのである。

4．わが国におけるEBMの現状

　EBMは、当初、一人ひとりの患者についての疑問を解決するための手順として提唱されたのであるが、多くの医師が遭遇する疑問についてあらかじめEBMの手順で診療ガイドラインを作成しておこうという動きがでてくるのは当然であった。また、医師だけでなく看護師や薬剤師、栄養士、理学療法士な

ど多くの医療職が協同して作成するクリニカルパス、さらには病院や診療所、介護施設、在宅などあらゆる医療の場面を横断して効率的な疾病管理方法を策定するディジーズマネージメントなどにも、EBMの手順が用いられている。

とくに、診療ガイドラインについては、各国の医療に与える影響の大きさは予想をはるかに超えたものになりつつある。わが国でも、最近になってEBMの手順による診療ガイドラインの作成がさまざまな学会や厚生労働省の研究プロジェクトの一環として企画されるようになった。とくに、平成11年以降、厚生労働省の厚生科学研究費補助金(医療技術評価総合研究事業)の支援により12の学会が根拠に基づいた診療ガイドラインの作成に取りかかって以来、診療ガイドラインに対する医療界、マスコミ、一般国民の関心は急速に高まってきている。

1990年前後までの診療ガイドラインはこの分野の権威者の主観的な意見や専門家委員会の合意形成(コンセンサス)をまとめたものが多く、内容の妥当性を保証することは必ずしも容易ではなかった。ところが、1990年代以降、EBMの手順で作成すれば、診療ガイドラインの内容の妥当性を保証できると考えられるようになった。

具体的には、EBMの手順による「エビデンスに基づいた診療ガイドライン」は以下のようにして作成される。

① 診療ガイドライン作成の目的(テーマ)を明確にする。
② 作成委員会を設置する。
③ 診療の現状を把握し、疑問点(Research Question)を明確にする
④ 各疑問点について、文献を検索する。
⑤ 得られた文献について、疑問点との関連性を中心に一定の基準に則って、診療ガイドライン作成に採用するもの(Included Study)と採用しないもの(Excluded Study)とに分ける。
⑥ 採用した文献一つひとつについて、あらかじめ作成したチェック項目(Abstract Form)にのっとって批判的吟味を行う。
⑦ 採用する文献については、一定のフォーマットで一覧表(Abstract Table)を作る。
⑧ 採用する文献、採用しない文献すべてについて、バンクーバー・スタイ

ルにしたがって書誌情報（著者、タイトル、雑誌名、発行年、巻、ページ）を記載する。
⑨ 各疑問点について「エビデンスのレベル」を分類する。特定の疑問点について複数の文献（エビデンス）がある場合には、原則的には、最もレベルの高いエビデンスを採用する。
⑩ 各疑問点について「勧告の強さ」を決定する。
⑪ 全ての疑問点に関する勧告やエビデンスを網羅した診療ガイドラインを一定のフォーマットにのっとってまとめる。
⑫ 作成した診療ガイドラインの質について、作成委員以外の者による評価を受ける。
⑬ 可能な限り、診療ガイドラインを用いた結果の評価（医師の診療内容の改善または患者の健康状態の改善を指標とする）を行う。
⑭ 少なくとも3年をめどに改訂の必要性を検討し、必要に応じて改訂作業に取りかかる。

このような精緻な手順で作成された診療ガイドラインであっても、そこで勧められている内容はあくまでも過去の患者データに基づいた平均値に基づくものであり、当該疾患を有する患者のせいぜい60〜90％に当てはまるにすぎない。当該患者の100％に適用すべきといった画一的な診療を迫るものでは決してないことに医師の側も患者の側も、十分な注意を払う必要がある。

5．EBMの医療に与える効果

EBMを実践（四つの手順を踏んだ診療や診療ガイドライン、クリニカルパスの利用）することが、実際に患者の健康状態（アウトカム）を改善し、より効率的な医療につながる可能性の高いことも実証されつつある。

例えば、オックスフォード大学や、オタワ総合病院のグループが、内科入院患者について実際に行った診療内容のエビデンスレベル（表4.1）を評価したところ、53〜57％の患者はランダム化比較試験で有効性の確認された治療を受け、27〜29％は心停止時の心肺蘇生や出血時の輸血などだれもが有効性を認める（しかし、倫理的な理由でランダム化比較試験は行えない）処置を受け、残りの16〜18％が証拠のない治療を受けているにすぎなかった。

有効性が実証されている治療については、1970年代のデータでは10〜20％、1990年代前後のデータでは20〜35.6％などと発表されていて、EBMの手順を意識して医療を行うことにより、有効性の高い治療が行われる割合が有意に高くなると考えられる。また、プライマリ・ケアの場でも、英国のジルらは、行った治療の31％はランダム化比較試験で有効性が確認されていて、51％は質の高い観察研究に基づくものであったと報告している。
　一方、EBMの手法を応用して作成された診療ガイドラインについても医師の診療内容が変わるかどうか、評価されている。グリムショーらによるレビューでは、ガイドラインの導入前後で医師の診療行為が改善したかどうかを評価した87のガイドラインのうち81（93.1％）については、ガイドライン導入後、医師の診療行為が改善し、患者の健康状態（アウトカム）を評価した17のガイドラインのうち14（82.4％）については、アウトカムが改善していたという。このような、EBMの有効性を実証する研究の典型例は、ケースウエスタンリザーブ大学救急室で行われた気管支喘息の診療ガイドラインを用いた前後での評価であろう。診療ガイドラインを用いた1年間のデータでは、それ以前の1年間のデータに比較して、救急室滞在時間が50分短縮したうえ、集中治療室へ入院する患者が41％減少、一旦帰宅した後24時間以内に救急室を再受診する患者が66％減少し、さらには医療費の請求額も1年間で395,000ドル少なくなった。その他にも、在宅ホスピス患者でのがん疼痛管理ガイドラインにより除痛率が有意に上昇した、市中肺炎患者の外来診療で、診療ガイドラインの導入後入院患者の割合が14％から6％に減少し、1人当たりの総医療費も減少した（678ドルから319ドル）、などの報告がある。
　EBMの手順で作成されるクリニカルパスについても、例えば、市中肺炎の治療法に関するクリニカルパスを用いるかどうか、19病院にランダムに割り当てて検証したところ、患者のQOLや合併症率、再入院率などに影響を与えることなく、ベッドの利用、低リスク患者の入院、静脈注射による治療の割合が減少し、1種類の抗菌薬で治療を受けた患者の割合が上昇したとの研究報告がある。

6．EBMが今後どのような影響をもたらすのか

　EBM発祥の地であるカナダや米国、英国では、EBMの手順で作成された

診療ガイドラインやMEDLINEなどの原著論文データをインターネットで公開する機構（米国ではAgency for Healthcare Research and Quality、英国ではElectronic Libraryなど）の整備がほぼ完了している。わが国でも遅ればせながら、平成15年秋には、厚生労働省の研究プロジェクトとして（財）日本医療機能評価機構内の医療情報サービス事業により、診療ガイドラインや文献データのインターネットでの公開が開始される予定である。

EBMは、理詰めに考えれば、適切な臨床判断を下すためにはごく当たり前の手順であるが、EBMが広く実践されるなら、以下のような理由で医療界、ひいては社会全体への影響は甚大である。

① 偶然性の強い個人的経験や観察に基づく従来の医療から、体系的に観察・収集されたデータに基づく医療へと変わって行く。
② 基礎医学的知識や病態生理学的原理を臨床に応用すればよいという生物学中心の考え方から、心理社会的な影響下で主体的に行動する実際の患者から得られたデータを最重視する姿勢への転換 ── 現在の生物医学的知識の不完全さを認識すること ── を意味する。
③ 新しい検査・治療法の有効性を評価するには生物医学的知識のみでは不十分で、原著論文を正しく解釈するためのノウハウ（臨床疫学と生物統計学）をすべての医師が身につける必要がある。
④ エキスパートの個人的な経験や直感に依存した臨床判断は必ずしも正しいとは限らないため、第三者による客観的な評価をより重視するようになる。

つまり、従来の医療界を支配してきたパラダイムのシフトが必要となるのである。これは、医療情報の開示やインフォームド・コンセントといった、現今の医療をとりまく社会状況に誠実に対応するためにも必須のパラダイム・シフトである。

診療ガイドラインやクリニカルパスという形でEBMが普及すると、医師と患者の関係も大きく変わる可能性がある。患者が標準的な診療内容についての知識を持っていることを医療者は常に意識せざるを得なくなり、客観的で質の高い診療を追究するよう強く動機づけされるであろう。逆説的ではあるが、質の高いエビデンスを踏まえた臨床判断が患者と医師双方に共通の認識となり、

しかも、コンピュータを介してそのようなエビデンスがいつでも入手可能ということになれば、医療の質を決定する最終的な要因が、患者の意向や価値観を尊重する医師の態度、コミュニケーション・スキルであることがますます明らかになり、最終的には、わが国における医療と医学教育のあり方に大きな影響をもたらすものと思われる。

　わが国の医学部、大学院教育では、臨床疫学・EBMのコースまたはユニットが正式に組み込まれているカリキュラムを有する大学はないようであるが、日本医学教育学会臨床疫学教育ワーキンググループにより15コマ（90分間）からなる臨床疫学カリキュラムが提案されている。EBMの教育を学部レベルで取り入れようとする多くの大学で参考にされることと思われる。

　わが国で現在、EBMの教育が最も熱心に行われているのは、卒後臨床研修のレベルと思われる。病棟や外来の診療で遭遇する患者の疑問点について、EBMの手順にのっとって解決することを繰り返すことで、生涯にわたる自己学習法を身につけることができよう。基本診療手技の修得に多忙な初期研修医よりも、認知領域の学習に注意を向けるだけの余裕のある後期研修医がEBMの修得には最も適しているようである。

　エビデンスを作る作業である臨床研究での貢献も、わが国の医学研究者には、今後強く求められることと思われる。従来、わが国の医学は基礎研究に比べて臨床研究への貢献度が低く（1990〜2000年の主要な国際医学雑誌に発表された日本人研究者による論文の割合は、基礎医学分野での2.0〜4.3%に対し、臨床分野では0.2〜1.2%と明らかに見劣りがする）、EBMとそれを支える臨床疫学、生物統計学、コンピュータサイエンスを一人ひとりの臨床医のレベルだけでなく医学教育と医療行政のレベルでも広く普及させることが急務であろう。

7. おわりに

　繰り返しになるが、EBMがいかに忠実に行われても、患者個人の健康や社会生活、人生に関する価値観についての配慮ができなければ、医療はなんの意味も持たない。EBMで扱われることの多い統計学的・定量的データは、患者の価値観、人生観などを十分配慮した上で用いてはじめて意味を持つものである。患者の個別性を追求すればするほど、患者（とその家族）の信念や価値観、

知識、感情などの質的側面の重要性が増し、統計学的・定量的側面と相いれない状況さえも出てこよう。したがって、医療における質的側面についての配慮は今後ますます重視されるようになると思われる。

　医師が最高の臨床能力を有し、かつ診療の環境にどれだけ恵まれていても、科学的に予測不可能な患者の個別性・生物学的バリエーション、社会行動の制限されない患者の価値観・人生観の違い、それに検査結果や治療効果が不確実なことなどを考えると、最も適切な診療が行われたとしても、期待された健康上の利得をすべての患者が得られるとは限らない。患者集団について統計学的確実性がいかに高められても、個々の患者での不確実性がゼロになることはありえない。医療の質を最終的に決定するのは患者や家族への思いやり、優しさ、良好なコミュニケーションであることを常に念頭に置きながら、一方ではエビデンスを入手して使いこなすことのできる、醒めた科学者の目を持つことが21世紀の医師には強く求められる。

● 参考文献
1. デビッドL.サケット（久繁哲徳監訳）『根拠に基づく医療 ── EBMの実践と教育の方法』オーシーシー株式会社、1998年
2. 福井次矢編集『EBM実践ガイド』医学書院、1999年
3. 名郷直樹『続EBM実践ワークブック』南江堂、2002年

第5章　ポストゲノム戦略

佐藤憲子、新井賢一

1. 分子生物学からゲノム科学へ

　1950年代に成立した分子生物学は、DNA鋳型からRNAが転写され、RNAの塩基配列（一次構造）が蛋白質のアミノ酸配列（一次構造）を決定し、一次構造は蛋白質の高次構造と機能を規定する、という遺伝情報の流れを解明した。これまでの分子生物学は、個々の遺伝子や蛋白質の構造と機能を研究してきたが、種々の技術的な進歩により、1990年代には、遺伝子や蛋白質を網羅的に取り扱うゲノムやプロテオームの研究が活発となってきた。

　現代の生命科学は、ゲノミクスやプロテオミクスのように、生命現象を情報体系として把握する「オミクス」や生命体を構成する分子素子の制御機構を解析対象とするシステム生物学のアプローチで特徴づけられる。これらを象徴する出来事がヒトゲノム配列の解読である。ヒトゲノム配列が決定されたことにより、ヒトゲノム情報を俯瞰することが可能になった。同様に、霊長類やマウスなどの哺乳類、フグなどの魚類、ショウジョウバエや線虫（ネマトーダ）などの無脊椎動物、イネやシロイヌナズナなどの植物、さらには酵母などの単細胞真核生物や大腸菌などの細菌のゲノム配列が次々と決定されつつある。

　こうして、ヒトと他の生物のゲノムを比較することにより、その共通性と相違を明らかにすることが可能になった（図5.1）。また、われわれ人間のゲノムにはヒトとしての共通性と共に、個々人に特徴的な微細な差異が存在することも明らかになってきた。

　現在、われわれはポストゲノム（より正確にはポストゲノム配列）の諸課題に直面しており、その帰趨は、医科学の研究方法はもとより、診断、治療、予防に至る医療全般のあり方を大きく変えることが予測される。本章では、そもそもゲノム情報の意味は何か？　われわれは生命科学の立場でそれをどのように解析しようとしているのか？　などの問題から解説していきたい。

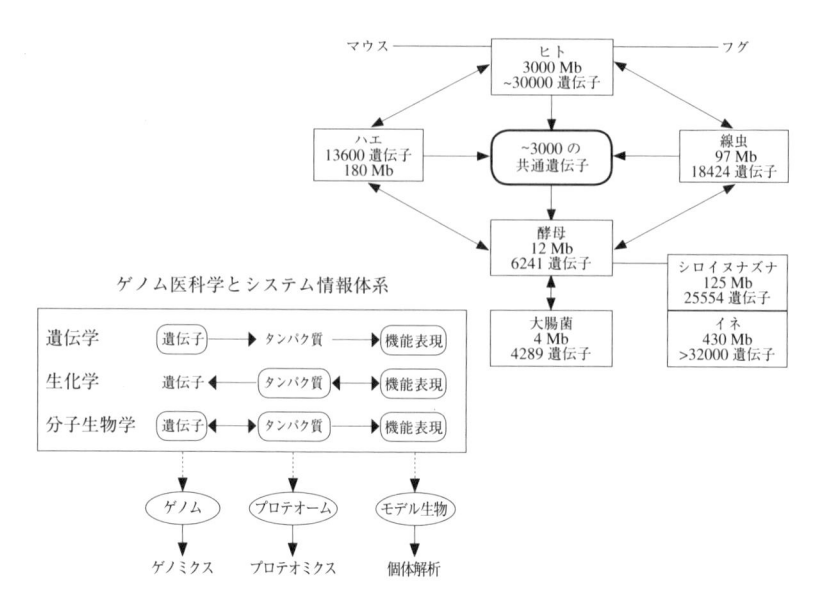

図 5.1　ゲノム医科学とシステム情報体系

2. ゲノム遺伝情報はデジタル情報

われわれの染色体はヒストンやその他の蛋白質と結合したDNA（デオキシリボ核酸）、すなわちクロマチンから構成される。DNAを構成するヌクレオチドは、①ピリミジン塩基（チミンTあるいはシトシンC）あるいはプリン塩基（アデニンAあるいはグアニジンG）が②デオキシリボース（糖）の1位の水酸基に、N-グリコシド結合したものに、③糖の5位の水酸基にリン酸がエステル結合したものを1構成単位とした素子で、糖の3位の水酸基と隣のヌクレオチドのリン酸基の5位の水酸基がホスホジエステル結合で架橋されることにより方向性をもった並びとなる。つまり、DNAを構成する4種類の塩基の組み合わせで遺伝情報がエンコードされることになる。

精子には父親由来の、卵子には母親由来の各々1対のハプロイド（1倍体）ゲノムが存在するが、受精によってはじめて2倍体（ディプロイド）となる。ヒトのゲノムにはハプロイドあたり約$3×10^9$塩基存在するので単純に計算すると、DNA素子の並びで4の30億＝$(3×10^9)$乗通りの一次情報を生み出す

可能性がある。DNA素子の並びから形成される一次情報は、RNAに転写され、コドン（遺伝暗号）に基づく翻訳を介して蛋白質合成に結びつく。この線形な遺伝情報の流れを生化学、分子生物学ではセントラルドグマとよび、"鋳型の生化学"研究により、遺伝情報の実体として解明が進められた（図5.2）。

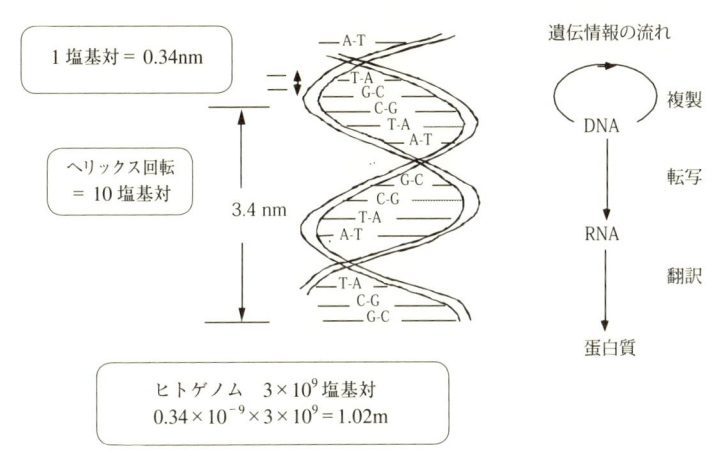

図5.2　B型DNA二重らせん

3. 生命機能の情報伝達はアナログ様式

　人間をはじめとする生命体の形成にはこのような鋳型となる遺伝情報が必要である。しかし、遺伝情報は、A、T、G、Cという4種類の塩基の組み合わせから構成されるデジタル情報であるが、その線形な変換だけでは、生という営みは行われない。細胞をベースに、物質代謝とエネルギー代謝を営むために、生命体はこれらを制御する情報代謝ともいうべきシグナル伝達を遂行しなければならないのだ。シグナル伝達により、環境に応答し、また個体内部における各々の場所での細胞間でのやりとりなど、生命活動の適切な進行が保証される。細胞間のやりとりが、さらに細胞内に伝えられ、種々の細胞内での情報の流れに収束してさまざまな応答を生み出すのが生命システムである。

　このような情報の流れは、分子を介したシグナル伝達で、伝達様式はアナログ変換である（図5.3）。Aという分子が活性化された結果は一通りではなく、

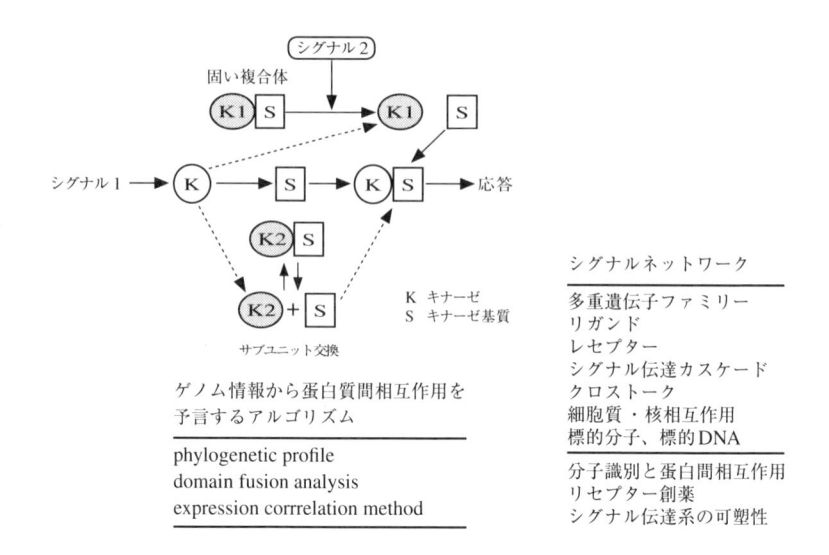

図5.3 シグナル伝達と分子間相互作用

強度や局在、結合する相手分子の種類などさまざまな条件のもとに情報が変容していく。デジタル変換のように線形な一次元的な情報の流れではなく、分子同士があたかもネットワークを形成しているかのように複雑なシグナル回路が存在し、情報の受け渡しの原理は主として蛋白質によって担われる分子識別である。タンパク質は特定の立体構造をもつモジュールから成り立ち、このモジュールを介して異なるタンパク質同士が特異的な相互作用を営むことで生命機能が発揮されるわけである。

このようなシグナル回路の中にも各々の伝達経路の鍵となる分子は存在する。その鍵が機能しないと下流のシグナル経路が働かないなどの形質が現れる。"○○を担う新たな重要分子の発見"といった場合、このようなシグナル経路の鍵となる分子であることが多い。つまり、回路と回路を制御する分子が存在し、多くの階層的な構造を形成している。また、細胞内分子は単独で存在することはまれで、機能的な分子集合体のなかに存在している。すなわち、タンパク質が作用する場が存在するのである。逆遺伝学（reverse genetics）によりデジタル変換を逆にたどって、このようなタンパク質の機能を解析することが

できる。つまり、特定の蛋白質分子の特定のアミノ酸が一つ変わることで、回路の作動や分子集合体形成にどのような影響がもたらされるのかなどを検討することにより、アナログ変換の原理が解明できるというわけである。さらに、このような分子改変を介した解析は、細胞レベルにとどまらず、さまざまな動物種にわたって個体レベルでの研究に及んでいる。

4. ポストゲノムの課題 — デジタル情報とアナログ情報の変換原理の解明 —

このように生命活動はゲノムという鋳型のもとにデジタル変換とアナログ変換の相互作用に基づき成り立っている。始めに述べたように、これまで分子生物学は、複製、転写、翻訳の過程の研究を通して、主としてデジタル情報の線形な変換機構を解明してきた。ゲノム情報の決定は、これらの研究に質的な転換（パラダイムシフト）をもたらし、実験データに基づく帰納的な方法とともに、ゲノムデータベースを駆使する網羅的、かつ演繹的な方法の導入も可能にしたのである。

ゲノム情報の解読によって開かれたDNA鋳型から蛋白質の一次構造の決定にいたるデジタル情報の変換の過程、さらには蛋白質の立体構造からシグナル伝達を介して生物機能の発現にいたるアナログ情報の変換の過程、といった統合的研究によるデジタル情報とアナログ情報の変換原理の解明が、ポストゲノムの生命科学の主題の一つとなっている。

人間の疾患とその病態も、このような生命体の基本的な原理に基づいて考える必要がある（図5.4）。

また、これらの生命過程に関する知識は、ゲノム診断、分子設計、ゲノム創薬、細胞治療、遺伝子治療、など先端治療法の開発とその産業化と密接に関連している。すなわち、生命科学における新たな知識の獲得と、ゲノム創薬やゲノム医療の産業化が、同時並行的に進行しているのがポストゲノム時代の特徴でもあるのだ（図5.5）。

5. 実験医学、実験病理学、分子生物学 — 共通性と個性の科学の分離と統合 —

19世紀の中頃に、『実験医学序説』を著したフランスのクロード・ベルナールは、臨床医にとって、一人ひとりの患者の観察と診療は、人間に対して重要

生命・医学におけるパラダイムシフト

- 分子生物学からシステム生物学へ
- 演繹（予測）と帰納（実証）的方法の併用
- 構造ゲノミクスから機能ゲノミクスへ
- 線形情報（Digital）から高次情報（Analog）へ
- ゲノム医科学体系の成立へ
- トランスレーショナル・リサーチの推進
- 知的な創薬プラットフォーム

オミックス "omics" の時代

- Genomics, Rnomics, Proteomics, Cellomics
- 共通性と多様性
- システム生物学

生命科学における二つの異なる情報

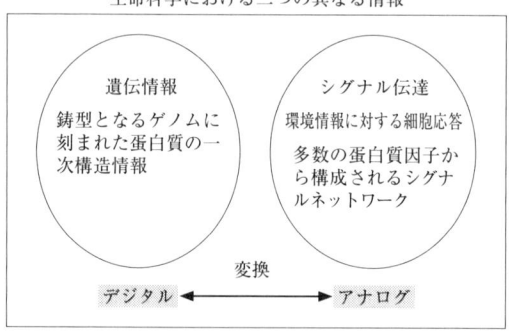

遺伝情報
鋳型となるゲノムに刻まれた蛋白質の一次構造情報

シグナル伝達
環境情報に対する細胞応答
多数の蛋白質因子から構成されるシグナルネットワーク

変換
デジタル ⇔ アナログ

図 5.4 ゲノム情報に基づくゲノム診断と病気の予防への展望

開かれたゲノム知識の世界

複製の世界 — ゲノム
遺伝暗号の世界
蛋白質の世界 — Transcriptome

シャルガフの規則
G=C
A=T

DNAらせん

ガモフの予言
4^n　20 aa
n = 3
(Triplet code)
3N　1 aa
Codon-Anticodon
Adaptor
mRNA

分子生物学研究
転写 mRNA
翻訳 Protein
20^n

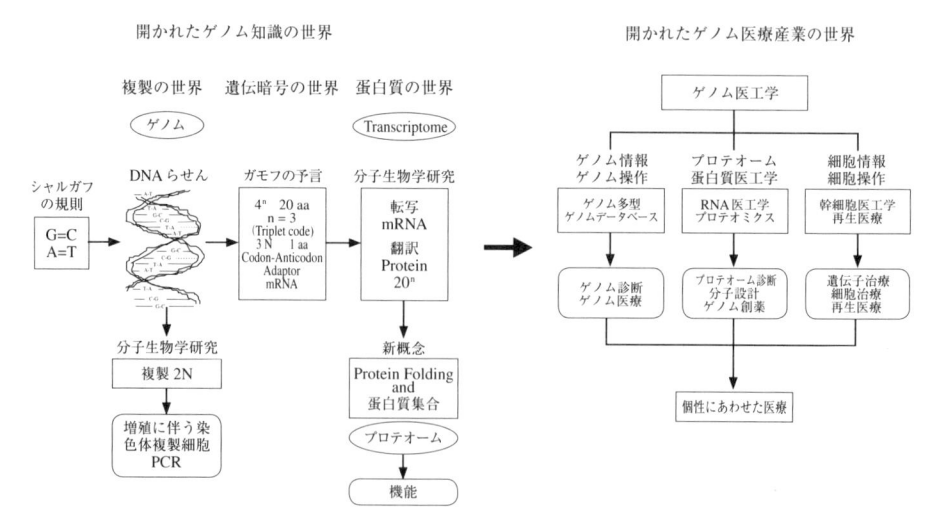

分子生物学研究
複製 2N
増殖に伴う染色体複製細胞
PCR

新概念
Protein Folding and 蛋白質集合
プロテオーム
機能

開かれたゲノム医療産業の世界

ゲノム医工学

- ゲノム情報 ゲノム操作
  - ゲノム多型 ゲノムデータベース
  - ゲノム診断 ゲノム医療
- プロテオーム 蛋白質医工学
  - RNA医工学 プロテオミクス
  - プロテオーム診断 分子設計 ゲノム創薬
- 細胞情報 細胞操作
  - 幹細胞医工学 再生医療
  - 遺伝子治療 細胞治療 再生医療

個性にあわせた医療

図 5.5 発見・発明とゲノム創薬・先端治療の同時進行

な実験を行う、という意義を持つことを強調した。また実験病理学の創始者であるドイツのウィルヒョウは正当にも、すべての疾患は細胞にその基礎を持つことを強調した。しかし、細胞機能の根底には遺伝子機能があり、それはゲノム情報により規定されるということを認識するにはさらに一世紀余り待たなければならなかった。この間、長期にわたり臨床医と基礎医学者は、相互の関連は意識しつつも別々の世界を歩んできたのである。すなわち、クロード・ベルナールの使徒ともいうべき臨床医は、個々の患者の一例報告を通して、人間の個別性の世界に踏み込んでいった。その世界は人間についての複雑系の原理が支配する世界であり、それを表現する上で、これまで臨床の場ではその病因がよくわからない時には「本態性」（essential）という言葉を用いることが多かった。「本態性高血圧」などはよく使われる単語である。また、同じような病状を示す患者に同じ治療を行っても病状の改善度や副作用の出現度などが全く異なる場合もある。このような場合では体質という言葉で説明をしてきた。病態とはそもそも、個体の遺伝的背景のもとにさまざまな環境因子が加わって形成されるものなのである。

　臨床医の腕が問われる病気の診断において、判断材料は今現在の身体の状態（患者の主訴、症状、生化学的検査、機能検査、画像診断等）であり、何の病気が潜んでおり、どのような進行を示すのか、多くの患者を診察し、経験を積んで、的中率をあげていくことが重要であった。同じような症状にみえてもどのような条件で何がどう変動するのか、何が重要な指標なのか、診断のプログラムを完璧に書くということは、個別に扱っていては到底完成しない、なかなか困難な作業であった。つまりわれわれは、病態には原因となる細胞機能の異常があり、そのもととなる分子の異常があること、またその分子に関わる遺伝情報の異常の可能性があるだろうということは認識していた。その認識のもとに、診断治療の方針を決めるために、現象論的な相関関係を検討し、病態の分類、病態機構の解明を試みてきた。ただしこのような試みのなかには経験的に失敗の積み重ねと予想外の成功を常に孕んでいた。これはしかし、生命体そのものが分子を介したアナログ変換の活動であることを考えれば、当然の結果と言わなければならない。

　一方、ウィルヒョウの使徒たる基礎医学者・実験病理学者は、20世紀に入り、すべての細胞機能を支配する遺伝子機能を理解するには、人間よりも単

純で、実験系を組み立てやすいモデル生物の研究が必要であることを認識した。その結果、基礎医学は一旦、人間の領域を離れ、T4やλなどのバクテリオファージと大腸菌を用いて、遺伝子の本体であるDNAの二重らせん構造を解明し、さらに複製（Replication）、組み換え（Recombination）、修復（Repair）というDNAに関する三つのRと、転写（Transcription）と翻訳（Translation）という遺伝子発現に関する二つのTに関する分子生物学を発展させてきた。さらに単細胞の酵母、多細胞の線虫、ショウジョウバエ、ゼブラフィッシュ、カエル、マウス等の真核生物がモデル生物として用いられた。その結果、地球上の生命系の遺伝暗号の普遍性をはじめ、原核生物と真核生物に共通する原理が解明されるとともに、両生物系の差異についても解明されてきた。

　ヒトゲノム配列の決定に象徴されるゲノム科学は、こうした19世紀以来の"臨床医学と基礎医学の分離を止揚して、「ヒト」という共通性の基盤に立って個々の「人間」の個性を理解する"という新たな実験医学の構築に大いに貢献できると期待されている。

6. 多因子疾患の解析 —— 複雑系における情報処理 ——

　20世紀初頭にイギリスの小児科医であるギャロッドは、遺伝子が酵素（蛋白質）の性質を規定すること、そして遺伝子の変異が酵素活性の変異を通して、先天性代謝病のような遺伝性疾患として表現されることを認識した。

　半世紀ほど後に、アメリカの物理化学者であるライナス・ポーリングは、異常ヘモグロビン分子の構造についての分子生物学の成果に裏付けられて、遺伝子異常に基づく蛋白質の変異に由来する疾患を分子病と呼んだ。

　それ以来、遺伝子を一つひとつ同定し、その遺伝子産物である蛋白質の異常と病気との関連を解明することにより、単一遺伝子の変異により生じる遺伝子疾患の実体が明らかにされてきたのである。

　しかし、これまでは、ヒト細胞の核に存在する染色体に遺伝子の実体があることはわかっていても、どの染色体のどの場所にどういった遺伝子が存在するのか、その遺伝子はどのような細胞機能と関連するのか、という全体像を把握することは技術的にも困難で、雲をつかむような話であった。

　また単一遺伝子の変異だけで病気という表現型をとる確率はそれ程高くはない。例えばハプロイド（1倍体）あたり1千分の1の確率で変異が現れる劣性

遺伝子ならば、ディプロイド（2倍体）では100万分の1、XあるいはYの性染色体に連鎖した遺伝子でなければ日本人集団では100人程度と比較的少数になる。

　これらの遺伝子病の治療には、染色体上の変異遺伝子を、相同組換え技術（homologous recombination）を用いて正常遺伝子で置き換える技術が用いられる。しかし、これには技術的な困難とともに、体細胞と生殖細胞における遺伝子治療に関する倫理的問題を解決することが必要である。これらの状況を反映して、遺伝子自体を「病気になるかどうか人間の運命を支配するもの」という重苦しい響きをもって受け止める考え方が、一般的である。

　しかし、ヒトゲノム情報の解析の進展は、これまでの遺伝子に対する考え方を大きく変貌させつつある。例えば、ヒトとチンパンジーのゲノム情報には1％程度の相違があると考えられているが、これは3000万塩基ほどにも相当する。このような染色体DNA上の塩基配列の違い、つまり多様性を遺伝的多型と呼ぶが、DNA多型には、①一塩基多型（SNP：single nucleotide polymorphism）や②マイクロサテライト（非翻訳領域に存在する反復配列）の長さの相違などがある。ヒト同士の間でも、0.1％程度の相違（多型）があることが明らかになりつつあるが、これは後述する一塩基多型（SNP）として300万カ所程度に相当する。これらの多型の一部は、ヒト個人個人の特性に関連していることを示唆している。すなわち人体は、環境に応答して、多数の遺伝子の関与するデジタル情報をアナログ情報に変換する複雑系であり、遺伝子機能の組み合わせにより、環境や疾患に対する応答性が異なってくるのである。これはよい遺伝子と悪い遺伝子があるのではなく、全ての遺伝子がその存在理由を持っているということを示している。生活習慣病と総称される疾患は、多数の遺伝子の統合的な働きによるものであり、それが病気として表現されるか否かは、単一遺伝子病とは異なり、個人のライフスタイルに依存するところが大きいのである。

　ゲノム医科学とゲノム医療の今後の課題は、人間の疾患とその病態を多因子・複雑系における情報処理という視点から解析することである。

　しかし、ヒトゲノム配列の決定以前には、こうした遺伝子機能の組み合わせによるアナログ変換を解析することは大変困難であった。その難しさの根底には、さまざまな可能性の無限に近い組み合わせの問題がある。そもそも何と何

の組み合わせを問題にするのかさえもわからなかった。つまり分子役者は実体のわからない黒子で、考慮すべき因子が必要十分かという議論さえできない状態だったのである。もちろん、全ゲノム情報がわかっても、すぐに病態図が描けるわけではないが、ヒトゲノム情報の解読により、少なくとも全役者の顔を判定できるようになったわけである。われわれはこれらの登場人物の顔を、デジタル変換の原理を使ってDNA鋳型レベル（ゲノム情報）、RNAレベル（RNAプロファイル）、蛋白質レベル（プロテオミクス）で認識できる。ただ、これらのデジタル情報を網羅的に駆使しても、人体機能という複雑系の病態解明には、まだ距離がある。つまり、いまだどれが主役かはわからないのだ。現段階では、有限のパラメーターで病態を表現するために、DNAチップや蛋白質チップを用いて、分子レベルで、網羅的にパターン化を試みているのが実情である。これには情報技術や微少解析技術などのさまざまな技術の進歩の助けを借りなければならず、バイオテクノロジー（BT）、インフォメーションテクノロジー（IT）、ナノテクノロジー（NT）の融合による新たな領域での進歩を期待したい（図5.6）。

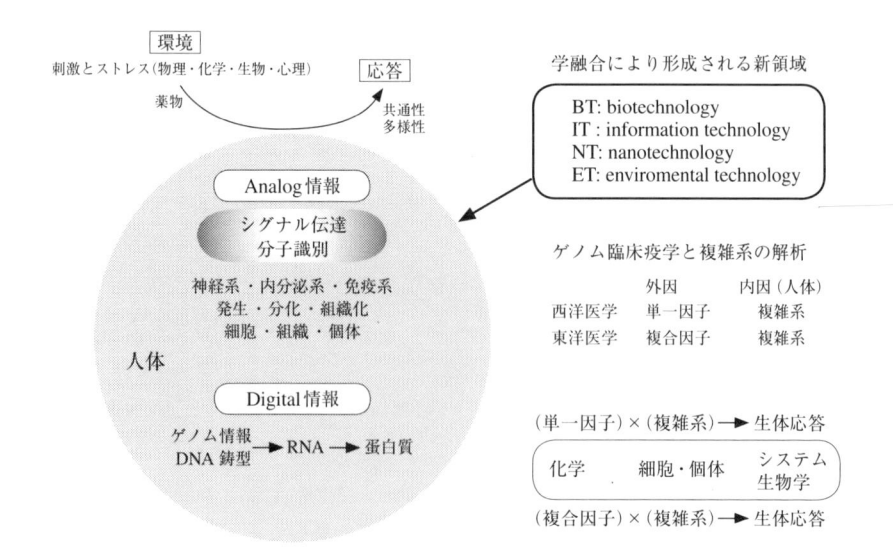

図5.6　人体機能：複雑系の解析

7. ゲノム解析の実体と手法

　先ほども述べたが、ヒトのゲノムにはハプロイドあたり約 3×10^9 の塩基が存在する。これらの塩基の並びは一様ではなく、RNA や蛋白質の鋳型となる遺伝子領域と、そうではない領域が存在する。また、遺伝子領域を多く含む染色体もあれば少ない染色体もあり均一ではない。総遺伝子数は最初は約 100,000 と考えられていたが、ゲノムの解読によって現在では約 30,000 と推定されている。例えば 33.4 Mbp の塩基対からなる 22 番染色体の長腕部分には 545 個の蛋白質合成の読み枠 (open reading frame) が見出され、これらの遺伝子のサイズは平均 19.2 kbp である。一つの遺伝子領域の中にもエクソン、イントロンが存在するため、実際に蛋白質、アミノ酸をコードしている領域は全ゲノム中のわずか数パーセントにしかならない。

　現在の実験科学の手段で病態との関連を最も解析しやすいゲノム情報の一つは、mRNA をコードする塩基配列の並びである。この有限な塩基配列の並びをできる限り集めた一覧を作り、それと照合するような形で細胞－組織－個体でどの遺伝子が発現し、どの遺伝子が発現していないかを一目で判断することができるようになってきた。遺伝子の一覧を作る技術が DNA マイクロアレー、DNA チップである。これは、非常に小さな基盤の上に高密度にオリゴヌクレオチドを合成したり cDNA クローンなどをスポットしたりして作られるもので、遺伝子一覧は番地を割り振られて固定される。

　ここに調べたい試料の細胞（組織）から mRNA を抽出し、蛍光色素などで標識化されたヌクレオチドを混ぜて cDNA を合成する。そして、2 本の 1 本鎖 DNA が相補する塩基対で安定的に結合して 2 本鎖 DNA を形成すること（ハイブリダイゼーション）を利用し、試料から得られた cDNA を DNA チップ上に反応させる。試料 DNA が DNA チップに結合している部分は、試料 DNA を標識化している蛍光により検出することができるため、遺伝子一覧のうち、どの遺伝子が試料中で発現されていたかがわかる（図 5.7）。

　このようにして作られたデータを発現プロファイルという。異なる試料を異なる蛍光色素（赤と緑など）で識別して、同時に DNA チップと反応させることもできるため、2 セットの試料で発現プロファイルを比べることができる。例えば患部と正常部の組織で発現している mRNA の違いを検出することができるわけである。あるいは、治療薬投与の前後での発現プロファイルを比較する

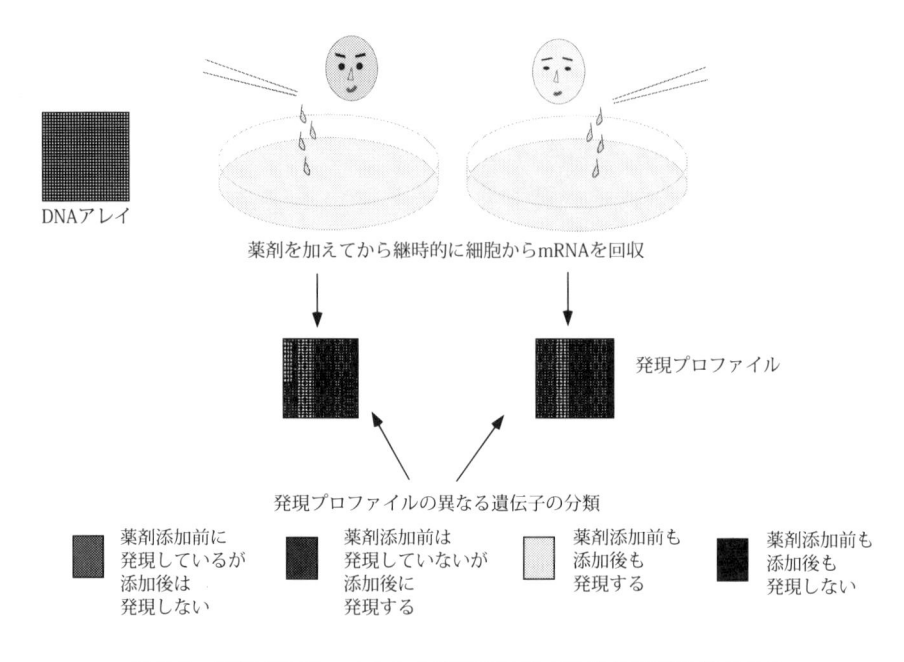

図 5.7　発想プロファイルから病状に関連する遺伝子群を絞り込む

こともできる。患部については重症度によっても発現プロファイルの変化を追跡することもできる。

　このようにして個々の疾患に特異的に発現する遺伝子群や、治療薬に対する応答性についての解析が可能となるのである。多因子分析のさまざまな統計学的手法を用いて、「病態」、「重症度」、「治療に対する反応性」などに関連する発現プロファイルのパターン分類も行われる。ゲノム科学では、「状態」と「遺伝子発現」の関連についての大規模なデータをとることが可能である。一方、分子生物学、生化学、細胞生物学などの生命科学分野で、一つひとつの遺伝子についての詳細な解析とデータの蓄積が進められているため、多くの遺伝子産物の細胞における機能についての情報を得ることができる。

　したがってゲノム科学だけではなく、生命科学のあらゆる情報を統合することにより、遺伝子の役割および発症のメカニズムの解明を迅速に進めることが可能になったわけである。

疾患の重症度の判定や治療方針の決定をより適切に行うことを目指して、現在データの蓄積と統合が進められている。病態との関連を解析するために用いられるゲノム情報には、遺伝子多型もある。これまでは多因子疾患の遺伝子マッピングには多型マーカーによる罹患同胞対連鎖解析法がよく用いられてきたが、ゲノム情報が得られることにより、一塩基多型（SNP）を用いた患者-対照関連解析（association study）がこれからの主流となりそうである。

SNPは、たまたま起こった一塩基置換が古代から世代を通じて引き継がれたことによって生じたバリエーションと考えられている。したがって多型といっても4つの塩基のバリエーションがあるわけではなく、原則としてもとにあったはずの塩基と、引き継がれてしまったものとは異なる塩基の2種類ということになる（biallelic SNPs）。つまり、場所でのSNPにおいて、異なる塩基の頻度が多ければ多いほど、その塩基のバリエーションが最初に生じた時代が古いということになる。ほとんどのSNPの頻度は低いが、10〜50％の頻度で現れるcommon SNPといわれるものの数は5.3×10^6個と推定されている。このような一塩基レベルでの違いが2人の人間でどのくらいの頻度でおこるかというと約600塩基対に1カ所くらいの割合である。このようなSNPは近傍のSNPとよく連関して動いているので、これを利用すれば遺伝的な多型が「限られた数のSNPハプロタイプ」に還元されることになる。例えばNカ所のSNPからなるハプロタイプの組み合わせは理論上2^Nになるが、実際に検出されるハプロタイプの組み合わせは$N+1$個よりかなり少ない（図5.8）。実際、ヒト21番染色体の中の106kbにわたる領域には147個のcommon SNPが存在する。異なる複数の人間の染色体DNAの塩基配列を調べた結果、この147個が独立に変化しているのではなく、あるひとまとまりの領域（ブロック）に渡って共通に変化していることが確認された。21番染色体の106kbの領域は18ブロックに分類され、一つのブロックの平均の長さは14kbになった。このうちの19kbからなる一つのブロックには26個のcommon SNPがあった。この領域のハプロタイプを異なる20人の人間の染色体で調べたところ、全部で7パターンしか示さなかった。その内訳はtype 1：5人、type 2：4人、type 3：4人、type 4：3人、type 5：2人、type 6：1人、type 7：1人であった。

つまりこの領域では約80％の人間は主たる4つのパターンに分類されるということがわかった。

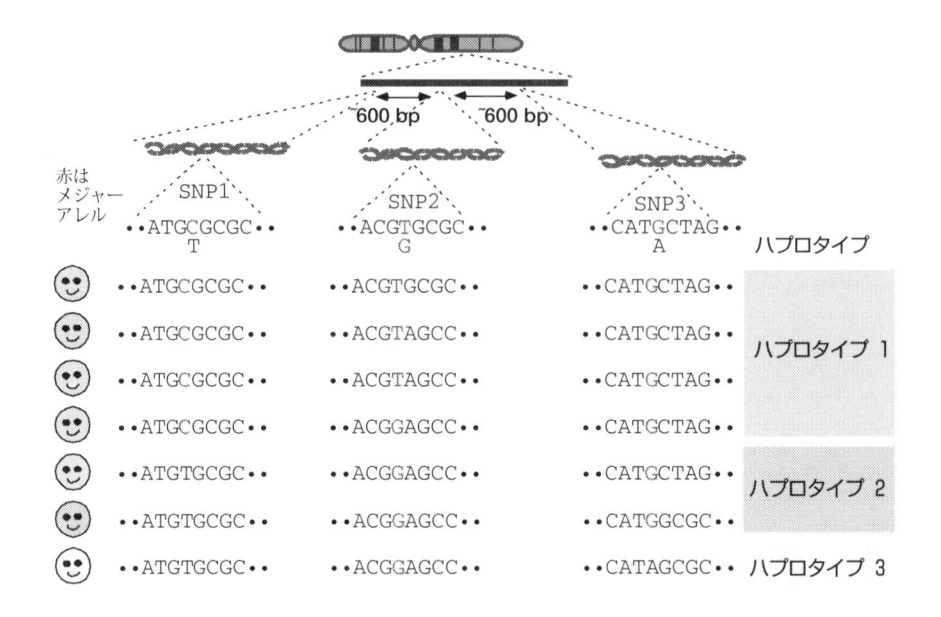

図5.8 SNPハプロタイプ

　では、このようなSNPが疾患とどのように結びつくのだろうか？　一般には、ある疾患の患者群と対照群とでのSNPアレル頻度の違いを検定する患者－対照関連解析が用いられる。冒頭でゲノムにはRNA、蛋白質をコードする領域、それらの遺伝子発現を調節する領域、それ以外の領域が存在することを述べたが、SNPがどの領域にあるのかによってcSNP（coding SNP）、rSNP（regulatory SNP）、iSNP（intronic SNP）、uSNP（untranslated SNP）、gSNP（genome SNP）と区別し、その意味付けをはっきりさせることも重要と考えられている。とくに広義のcSNPはrSNP、iSNP、uSNPを含めて遺伝子の機能に関係するSNPとして扱う。SNPと病気の関連を調べる際に全てのSNPを扱うと膨大な数の塩基配列の解読をこなしていかなければならず、困難である。そこでこのような広義のcSNPを使うと着目すべきSNPの数もより少なくできるのではないかと考えられている。
　血清中の中性脂肪が高いと冠動脈硬化による心臓発作を起こす危険性が高

く、多因子疾患のなかでも注目度の高い疾患である。これまでにアポリポ蛋白質群が動脈硬化と関連していることが知られており、この蛋白質群の遺伝子は染色体上にクラスターをなして存在すること、またこの遺伝子領域が血清中の中性脂肪のレベルに大きく影響していることもわかっている。しかも、モデル動物としてマウスでも相当する遺伝子領域が同定され、その領域の変異がやはり中性脂肪のレベルに大きな影響を与えることが報告されている。疾患マーカーとしてはこのような情報でも十分利用できると言えるかもしれない。

しかし、例えば遺伝子や蛋白質を標的とした創薬や治療を試みるにはまだまだ精度の低い情報でしかない。染色体ゲノム上の塩基配列が解読され、さらに、ヒトとマウスのゲノムDNAの配列の比較により、遺伝子クラスターの近傍に、約200 kbの塩基配列がマップされた。この中にこれまで同定されていた遺伝子群とは別の遺伝子が見つかったが、構造的にはこの新しい遺伝子もアポリポ蛋白質遺伝子と類似していたためAPOAV（アポリポ蛋白質類似遺伝子）と名付けられた。このAPOAV遺伝子領域には四つのcSNPが知られていたが、それらを用いて患者－対照関連解析を行ったところ、四つのうちAPOAV遺伝子をコードする領域に存在する三つのSNP（SNP1-3）が、強い連鎖不平衡を示すと同時に、食事中に含まれる脂肪の量に関わらず、血清中の脂肪レベルの上昇（中性脂肪とVLDL mass）との強い相関を示した（図5.9）。もう一つのSNP（SNP4）は遺伝子をコードする領域の上流に存在し、脂肪のレベルとは無関係であった。

したがって血清中の中性脂肪のレベルに影響を与えるSNPハプロタイプがAPOAV遺伝子領域中に存在することが証明されたことになる。この例では疾患と関連したSNPはcSNPであり、しかもハプロタイプを形成していることが示された。

この一塩基置換が新しい遺伝子の機能をどう変えるのかは今後解析が進むことによって解明されるであろう。そのような解析により危険性のある遺伝的背景（genotype）をもった人に対して、どのような遺伝子治療や細胞治療をすればよいか、といった研究を進めることができる。

2001年国際SNPマップワーキンググループが1.4×10^6個のSNPマップを完成した。このような情報をもとに、どのようにSNPハプロタイプを見極めるのか、どのように効率良く疾患などの機能的な意義付けをマップしていくか

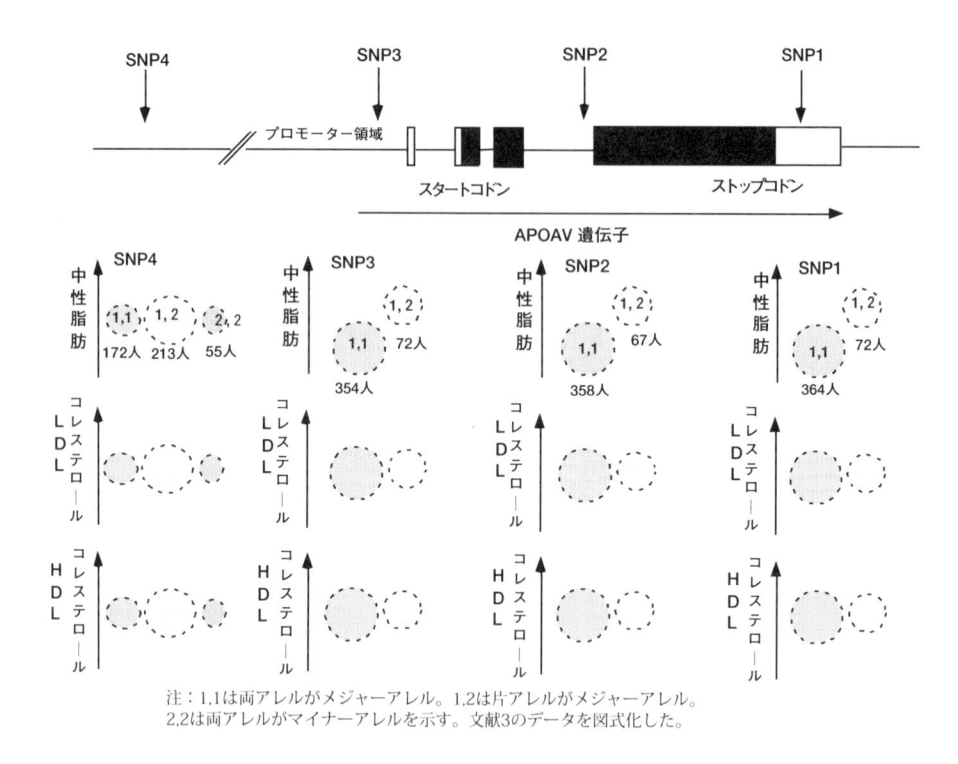

図5.9 血清中性脂肪値を左右するSNPハプロタイプ

注：1,1は両アレルがメジャーアレル。1,2は片アレルがメジャーアレル。2,2は両アレルがマイナーアレルを示す。文献3のデータを図式化した。

といった、遺伝型－表現型（genotype-phenotype）解析が今後の課題である。一般に一つの遺伝子には四つのcSNPがあると言われているが、全部で30,000遺伝子があるとすれば120,000個のcSNPが存在することになる。このうち40％がアミノ酸置換に関わると考えられている。このような考えなどをもとに、着目すべきSNPを絞り込んで疾患との関連を効率よく解明していく努力がなされている。

8. プロテオーム解析と臨床検査

DNAチップによる発現プロファイルやSNPなどの遺伝子多型解析とならんで注目されているのが、蛋白質群の存在量、代謝回転、存在状態に関するプロテオーム解析である。ゲノム解析と同様に、構造プロテオームと機能プロテ

オームに区分され、蛋白質の高次構造、分子集合、プロセシング、活性制御、局在、相互作用について網羅的に解析する。これまでのN-末端からの逐次切断による蛋白質の一次構造情報は、1日に15アミノ酸配列程度しか得られなかった。しかし、近年のMALDI-TOF/MS、MALDI-TOF・TOF/MS、ESI-Q・TOF/MSなどの質量分析装置の飛躍的進歩により、ペプチド結合を短時間で切断し、得られたペプチド断片のアミノ酸配列を迅速に決定することが可能になった。5-6アミノ酸残基の配列を決めれば、それは確率的にはヒト蛋白質ですでにユニークな配列である。また質量分析装置では、リン酸化、アセチル化、メチル化など、アミノ酸残基の化学修飾についての情報を得ることもできる。

したがって、特定の細胞や組織に由来する蛋白質群のペプチド断片のアミノ酸配列と、ゲノムデータベースとを照合することにより、どのような蛋白質が、どのような修飾状態で、どのような細胞・組織で、どれくらい発現しているかを迅速に定量することが可能になる。

今後の課題は、特定の蛋白質の分離精製法、蛋白質チップ、蛋白質相互作用の測定に関する技術開発を行うことである。これらの諸技術は、網羅性、迅速性、微量化などの特徴から、現在の臨床検査室における診断に大きな変革をもたらし、ゲノム情報と同様に、個人のプロテオーム情報データベースの作成も現実の課題となるだろう（図5.10、図5.11）。

9. ゲノムの解析による恩恵と不安

これまで見てきたようにゲノムやプロテオームの解析から一つひとつの答えを出すには膨大なデータ収集と蓄積、および統合的な解析といった多くの労力を必要とする。しかし、出される答の重要性については万人が認めるところであろう。中性脂肪レベルが高くて悩んでいる人々も数多くいるだろう。運動や食事などの生活改善で正常値に押さえることのできる人もいるが、どんなにがんばっても高いままの人もいる。これまでそのような人は体質だからとあきらめていたに違いない。しかし例えば、APOAV遺伝子のcSNPの塩基配列を調べてみて、疾患と相関するSNPハプロタイプであったならば、これからは別の治療方法の可能性が開けるわけである。

RNA発現プロファイルとSNPのデータベース情報を駆使したゲノム診断と

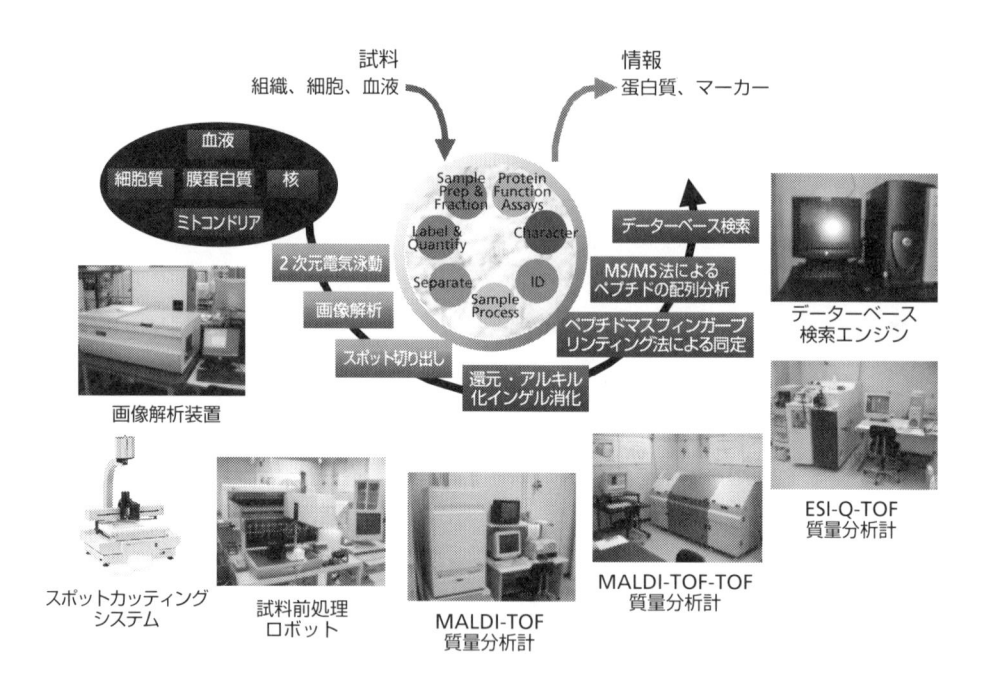

図 5.10 2次元電気泳動法を用いる定量的プロテオーム解析法（大海・福田博士 作成）

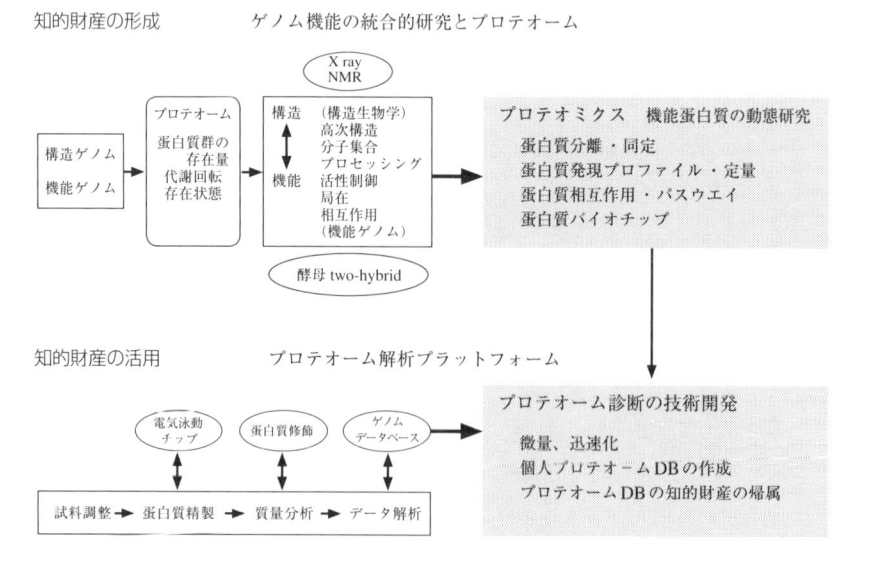

図 5.11 知的財産の形成

ゲノム医療がもたらす恩恵は大きいものがある。個人個人に応じて「何が起こりうるのか」を予測し、将来起こりうる疾患の適切な予防とすでに起こりつつある疾患の適切な治療を適切な時期に必要に応じて行うことが可能になると期待されるからだ。ゲノム医療がオーダーメード医療と称されるゆえんである（図5.12）。

1970年代の単一遺伝子疾患を対象としてきた遺伝子医療とは異なり、複合的かつ詳細な病態解析を行えるようにもなった。したがって、主に高血圧、がん、糖尿病、精神疾患などの多因子疾患に対する診断・治療の方法が大きく変わる可能性がある（図5.13）。

しかしながら、染色体上のゲノムには、疾患に関わる遺伝子だけでなく、人間の性格、能力、容姿などさまざまな特徴に関わる遺伝子群も当然存在する。このように個人の健康と個性が遺伝子と密接に関連しているということは、個人個人のゲノム情報は単に検査データとしての意味にとどまらず、人間存在そのものとその尊厳に関わる問題となるのである。

個人のゲノム情報を解析する際には、技術面だけではなく、ゲノム解析をとりまく社会のさまざまな問題を考慮しなければならない。将来何らかの疾患を

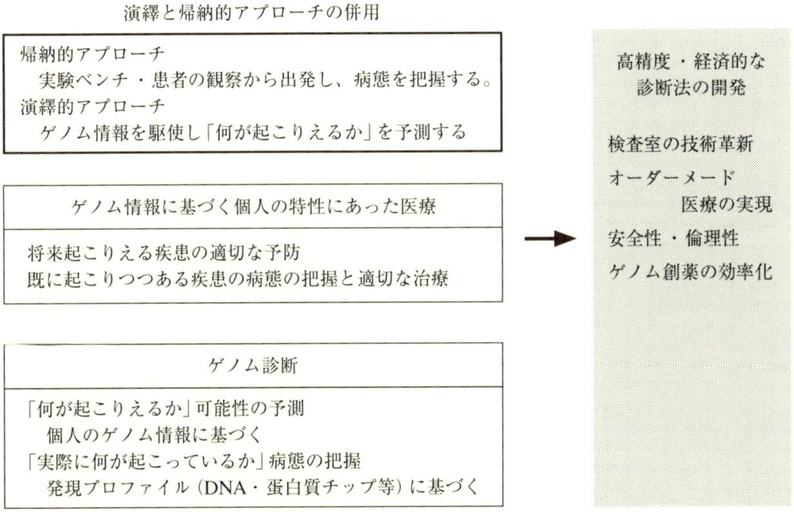

演繹と帰納的アプローチの併用

帰納的アプローチ
　実験ベンチ・患者の観察から出発し、病態を把握する。
演繹的アプローチ
　ゲノム情報を駆使し「何が起こりえるか」を予測する

ゲノム情報に基づく個人の特性にあった医療

将来起こりえる疾患の適切な予防
既に起こりつつある疾患の病態の把握と適切な治療

ゲノム診断

「何が起こりえるか」可能性の予測
　個人のゲノム情報に基づく
「実際に何が起こっているか」病態の把握
　発現プロファイル（DNA・蛋白質チップ等）に基づく

→ 高精度・経済的な
　　診断法の開発

検査室の技術革新
オーダーメード
　　　医療の実現
安全性・倫理性
ゲノム創薬の効率化

図5.12　医科学領域でのパラダイムシフト

```
単一遺伝子病から多遺伝子疾患へ

単一遺伝子 ──→        ──→ 遺伝子病
              人体
多遺伝子  ──→        ──→ 生活習慣病

先天的代謝異常    少数
分子病           (<1%)

リウマチ
糖尿病           多数
高血圧           (>30%)
がん
```

多遺伝子疾患の解析

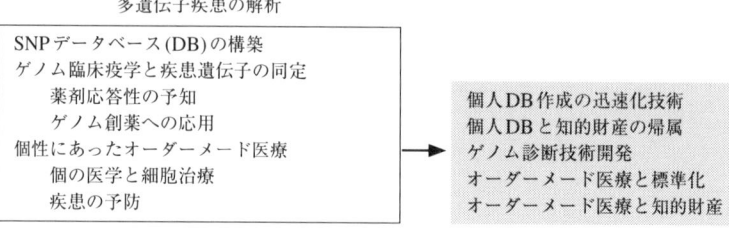

```
SNPデータベース(DB)の構築
ゲノム臨床疫学と疾患遺伝子の同定
  薬剤応答性の予知
  ゲノム創薬への応用
個性にあったオーダーメード医療
  個の医学と細胞治療
  疾患の予防
```

→ 個人DB作成の迅速化技術
　個人DBと知的財産の帰属
　ゲノム診断技術開発
　オーダーメード医療と標準化
　オーダーメード医療と知的財産

図5.13　多遺伝子疾患

発症しやすいことがゲノム情報により判明した場合、当該する人の雇用が不利にならないだろうか。能力や性格に関連する特定のゲノム情報をもとに、個々の人間を評価するようなことはないだろうか。より望ましい遺伝子を持った人間になりたいという願望のもとに遺伝子改変を目指すことはないだろうか。まずは、良い遺伝子、悪い遺伝子といった価値判断や、個人を生身の人間としてのトータルな評価ではなくゲノムデータで判断するような社会通念が生まれないように、ゲノム情報の性格や生命科学の正しい知識を普及することが必要である。多因子疾患や、個性に関わる形質は、単一の遺伝子変異や、単一のSNPによって一元的に決まるわけではないことを繰り返し述べておく。

われわれは、現在モデル動物などを用いて、複数の遺伝的要因の組み合わせがもたらす形質変換への影響を実験的に検討しているが、このような遺伝的要因の組み合わせのルールは、これまでに述べたアナログ変換原理と関連し、非常に複雑である。つまり、有限ではあっても、数多くの遺伝的要因の組み合わせの数は膨大なものであり、生命体としての表現型が多様であることを根拠づけるのに不足はない。

また忘れてはならないことは、個を決めているのは遺伝的背景だけではなく、環境要因が非常に重要であるということである。また、生命体には、さま

10. 先端医療開発・ゲノム医療は国民参加型のチーム医療である

ざまな適応能力や可塑性があり、ゲノム情報＝人間ではないことを銘記したい。

議論をまとめよう。これまで、日本国民は、医師や薬剤師が提供する医療や医薬品に対して、どちらかといえば、受益者として受け身の姿勢をとっていた。しかし、個人のゲノム情報を基盤とするゲノム医科学とオーダーメード医療の展開は、単なる医療の受け手から、積極的な参加者へと、国民の医療に対する姿勢の変化を促進することが予想される。

これまで述べてきたように、医学は疾患の観察から出発し、症状を体系的に把握し、その病因を特定することにより、診断と治療を行う経験科学である。生命科学の進歩により、医学は、診断から治療技術に至る客観的科学、すなわちEBM（Evidence-Based Medicine）に発展しつつある。こうした変化に対応して、これまで職業人としての医師により主として担われていた診断・治療は、多くの専門家の参加するチーム医療に変貌しつつある（図5.14）。先端治療や創薬の分野も医科学の成果に基づいて治療標的分子を絞り込む総合科学に変貌しつつある。こうした変化は、分子生物学とバイオテクノロジーに

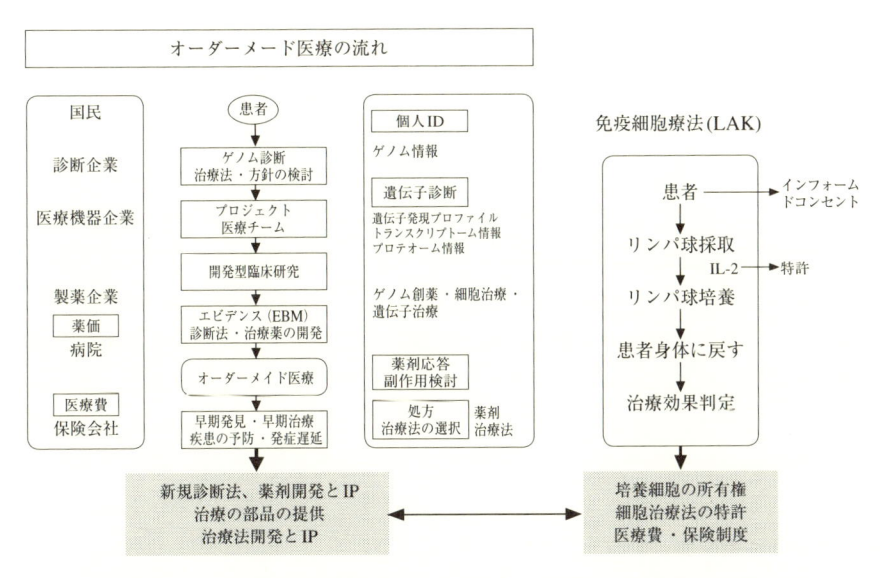

図5.14　ゲノム情報・細胞治療に基づくオーダーメード医療と知的財産

より、遺伝子、蛋白質、生物機能を統一的に研究できるようになったおかげである。さらにヒトゲノム配列の決定により、医学と創薬にパラダイムの変化が起こっている。こうした変化に対応して、これまで主として医師により担われていた先端治療法の開発は、多くの異なる分野の専門家チームの協力によって遂行されるようになりつつある。創薬の分野では、ヒトゲノム情報の解読により、診断・治療の標的となりえる遺伝子の数が飛躍的に増大した。また、バイオテクノロジーの進展により、薬の開発の形態も、有機化合物、蛋白質、抗体、遺伝子、細胞等、選択の範囲が広がった。これからは、分子標的の適切な評価に基づく、知的で効率的な創薬に転換することが必要である。

こうした変化の中で、医師の行う医療行為は、すでに確立された治療指針に基づいて行われる医療と、新たな治療法の確立をめざす探索的な医療とに区分される。それぞれの医療の性格に応じて、適切な知的財産政策をとることが求められる。

11. ヒトゲノム研究の倫理と適切な制度設計の重要性

それでは、実際にゲノム解析によって得られた成果物に対してどのように対応すべきか。もちろん知的財産の保護という立場だけでは済まされない問題であるが、ゲノム解析から得られるデータの持つ財産的価値の保護、有効活用の可能性、ゲノム研究の促進といった観点からは、基礎から応用を見渡した適切な知的財産保護制度を創設することが切望される。

例えばゲノム情報から創薬への流れを考えてみると、それは大きく2段階に分かれ、各々に知的財産とリスク管理の問題を有している。創薬の第1ステップの主体は大学や研究所で行われるもので、ゲノム情報をもとに行われた概念の検証（proof of principle）である。このプロダクトは主に発見、発明であり、これらが知的財産の保護対象となる。創薬の第2ステップは製薬企業主体の治験と呼ばれる研究で新薬の有効性安全性が検定される。ここでは診断、薬、治療方法が知的財産の保護対象となる（図5.15）。しかしながら生命、医科学領域の知的財産の帰属について、まだ統一した見解が出されていない状況であるので、できるだけ早く制度を設計し、発見発明の場を整備する必要がある。これは国内だけの問題に限らず、全世界的に整備されなければならない問題である。

総じてゲノム医科学は情報、分子、細胞、個体等を融合する総合科学であ

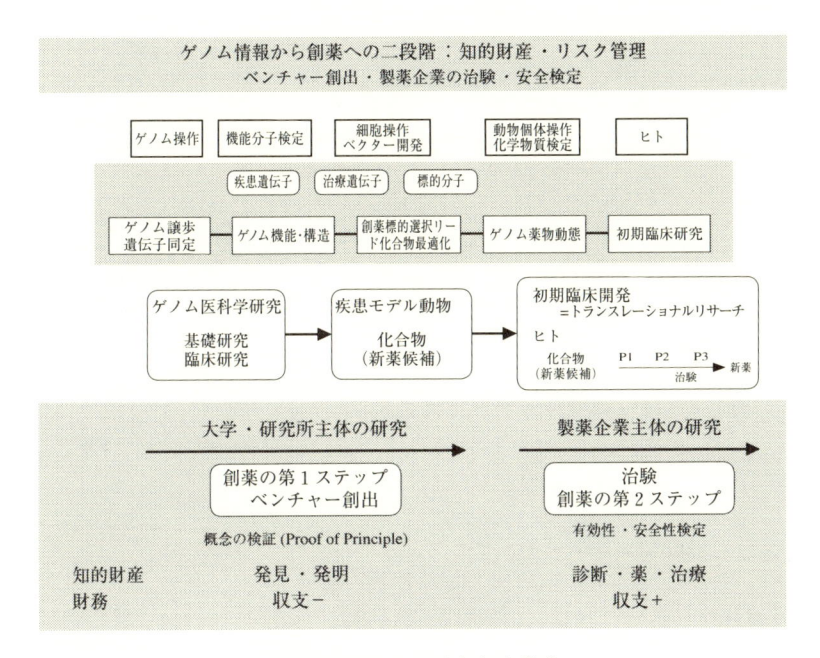

図 5.15 ゲノム医療と産業化

る。DNA、RNA、蛋白質は新たな材料工学と結んで発展するナノテクの世界である。ゲノム、生命科学は一次元（デジタル情報）、多次元（アナログ情報）の情報処理に基づくITの世界と融合する。ゲノム医療はゲノム医科学の知識の現実化をめざす能動的なプロセスである。ゲノム医療はBT、IT、NT、環境と関連し、大きな波及効果を持っている。ゲノム医療はネットワーク型産業を通して社会に広範な影響をおよぼすのである（図 5.16）。

われわれは、まだ予想できない問題も含めてこの新たな生命科学領域に法と制度の整備づくりを真剣に考えていかなければならない。ユネスコ総会が1997年に「ヒトゲノムと人権に関する宣言」を採択している。この宣言文はヒトゲノムの操作、ヒトクローン個体生成、遺伝子改変といった問題をも意味範囲に含めた非常に重要なものである。上に述べたヒトゲノム解析における不安に対応して、さまざまな角度からガイドラインが示されている。宣言文のくり返しとなるが、ヒトゲノム解析、研究およびその応用が決して人間の尊厳を損ねるものであってはならないことを強調したい。

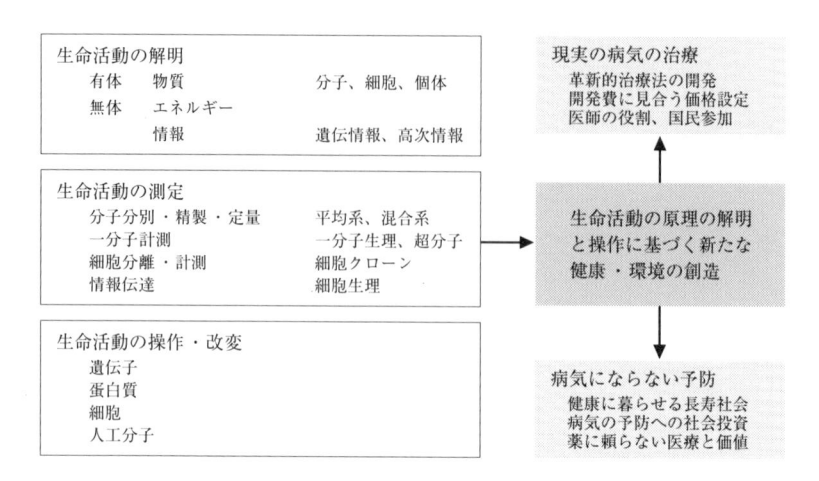

```
生命活動の解明
  有体  物質           分子、細胞、個体
  無体  エネルギー
        情報           遺伝情報、高次情報

生命活動の測定
  分子分別・精製・定量   平均系、混合系
  一分子計測             一分子生理、超分子
  細胞分離・計測         細胞クローン
  情報伝達               細胞生理

生命活動の操作・改変
  遺伝子
  蛋白質
  細胞
  人工分子
```

現実の病気の治療
　革新的治療法の開発
　開発費に見合う価格設定
　医師の役割、国民参加

生命活動の原理の解明と操作に基づく新たな健康・環境の創造

病気にならない予防
　健康に暮らせる長寿社会
　病気の予防への社会投資
　薬に頼らない医療と価値

図 5.16　生命・医科学の知的財産権と新たな知価社会

● 参考文献

1. 中村祐輔『先端のゲノム医学を知る』羊土社、2001 年
2. Nila Patil, Anthony J. Berno, et al. Blocks of Limited Haplotype Diversity Revealed by High-Resolution Scanning of Human Chromosome 21, *Science*, 294, 1719-1723, 2001
3. Len A. Pennacchio, Michael Olivier, et al. An Apolipoprotein Influencing Triglycerides in Humans and Mice Revealed by Comparative Sequencing, *Science*, 294, 169-173, 2001
4. Ravi Sachidanandam, David Weissman, et al. A map of human genome sequence variation containing 1.42 million single nucleotide polymorphisms, *Nature*, 409, 928-933, 2001
5. Leonid Kruglyak, Deborah A Nickerson. Variation is the spice of life, *Nature Genetics*, 27, 234-236, 2001

第6章　情報化と診療スタイルの変革

　　　　　　　　　　　　　　　　　　　　　　　　　大江和彦

1. はじめに

　読者のなかには携帯電話やインターネットが生活の一部になっている人も多いと思う。いつでもどこにいても家族や友人と連絡がとれ、リアルタイムでニュースにアクセスできることがなんの不思議もない環境になっている。情報が空気のようになりつつあり、情報環境という言葉も違和感なく感じられるようになってきた。しかし、考えてみるとこのような情報環境の出現は、1995年以降の最近のことであり、インターネットのホームページの技術やインターネット接続できる携帯電話の普及がその起爆剤となっている。私たちはこのような情報環境のなかで生活しており、どのような情報でも必要に応じて瞬時に入手でき、いつでも必要な専門知識にアクセスできる社会にいるように感じる。しかし、果たして本当にそうであろうか。

　読者の家族が最近、時々頭痛とめまいに襲われるようになったとしよう。以下はよくある架空の話である。——まず内科クリニックを受診すると診察と血液検査で異常もないので疲れでしょうと診断され、内服薬を処方されるが、一向に良くならない。頭痛とめまいでインターネットを検索してみると、脳腫瘍、片頭痛、メニエル病、などの病名がでているが、全部で4万件以上も記事があってどれが正しいのかよくわからない。1カ月後、脳外科で精密検査をすることになり、別の病院を紹介されCTスキャン検査を受ける。画像は診察室のディスプレイに映し出され、説明されても専門用語が多くてよくわからない。結局異常ないと診断され今度は別の内服薬を処方される。それでも良くも悪くもならない。異常がないのになんの薬を処方されているのかもわからず、薬の名前をインターネットで調べると精神安定剤のようなものだと書いてあるので、飲むのをやめた。さらに1カ月後、別の内科クリニックを受診すると耳鼻科のほうがよいと言われ、紹介された耳鼻科クリニックを受診すると、まず頭部の断層撮影検査をしようと言う。1カ月前に脳外科でCTスキャンをうけて異常なしと言われたことを説明したが、耳鼻科での検査はMRI検査なの

で以前の検査とは違うし、前のCT検査の結果を見ていないのでやりなおしたいという。結局その検査でも異常はなく、原因不明のめまい症という診断で別の内服薬を処方された。その薬は最初の内科でもらった薬と名前は違うが同じ成分であることが自宅でインターネットを調べてわかった——。

　読者が医療機関で働いているのであれば、知り合いの医師に相談したりできるし、自分の医学知識も少しは役に立てられるだろう。しかし医療関係者でない人にとって、前述のような話は現実にいくらでもある。著者自身もこのような経過の挙げ句どうしたらよいか困っているという相談を受けることが多い。一体この情報化社会で医療はどうなっているのであろうか。なぜ患者はもっと役立つ情報を簡単に得られないのであろうか。なぜ医療機関は別の医療機関での処方内容や検査結果を知らずに診療を行うのか。一体正しい情報はどこにあるのか。

　医療現場での情報化はゆっくりと着実に進んでいるが、まだまだ局所的である。これから医療全体に情報化はどのような影響を与えるのかについて考えていくことにする。

2．紙から電子媒体への変革

(1) オーダーエントリシステム

　情報は必要なときに瞬時に取り出せ、必要とする場所に迅速かつ正確に伝達できることが重要である。そのためにこれまで私たちは紙を使ってきた。医療機関での検査指示伝票、処方箋、会計伝票、入院指示書、カルテなどはすべてそのための「紙」媒体であり、医療者はこれらを使って患者についてのいろいろな情報を記入し、複写し、検査指示伝票であれば検査室に運ぶことで情報を伝達し、患者番号をつけたファイルに綴じていつでも取り出せるように保存してきた。このように一見万能に思える「紙」で管理されてきた情報も、患者数が増え情報量が増えてくると膨大なファイルのなかから探すことが大変な作業になる。また、情報を伝達するためには紙をだれかが運ばなければならないという伝達方法もきわめて能率が悪い。さらに日本の医療機関では患者に対して行われた医療行為の種類と量に応じて個別に会計計算し、月末は保険請求するためにレセプトと呼ばれる診療報酬請求書を患者ごとに1枚ずつ作成しなけ

ればならない。これを手書きで作成していたので膨大な人手がかかり間違いも多かった。

そこで、これらの指示書や処方箋などの伝票に書くべき情報をコンピュータに入力して電送するとともに、コンピュータ・データベースに保存しいつでも検索でき、会計計算とレセプト作成まで可能なシステムが考え出された（図6.1）。このようなシステムは病院内で発生するさまざまな指示（オーダー）に関する伝票の情報をコンピュータ入力したもので、オーダーエントリシステムまたはオーダリングシステムと呼ばれている。日本では国立大学の付属病院などで1980年代のなかごろから導入され始めた。オーダーエントリシステムでは、例えば診察室で医師が検査指示を入力し、患者に出す薬の名前と量を入力する。患者が検査室に行けば、すでに検査指示がコンピュータにより電送されており準備ができているため待ち時間が減少する。また、多くの検査が自動化されている現在では、入力された検査指示情報は自動的に検査機器に取り込まれ、検査結果は検査後すぐに診察室のコンピュータで参照可能となる。さら

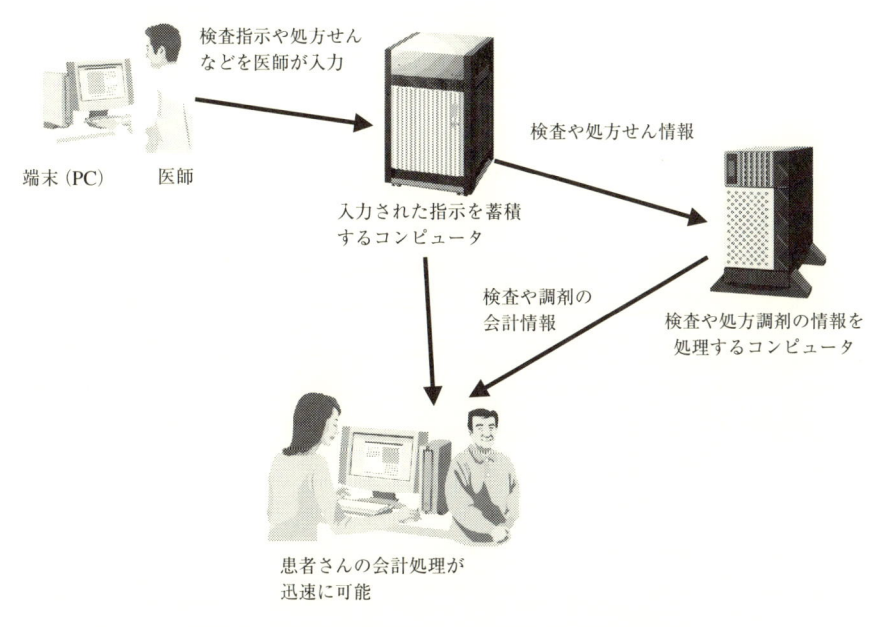

図 6.1　オーダーエントリシステムの基本的な構成

に検査が実施されたという情報は会計検査をする部門のコンピュータに自動送信され直ちに計算されるので、患者が診療を終えて会計窓口に来たときには会計計算が完了しており、ほとんど待たずに済む。

一方、オーダーエントリシステムで入力されたり取り込まれたりした種々の指示、処方の情報、検査結果は患者番号別、実施日付別にコンピュータで管理されるため、患者番号を入力するだけでその患者の過去の検査結果や投薬内容を参照でき、まるでカルテファイルが手元にあるかのように便利に使える（図6.2）。さらにコンピュータで情報を管理することによって得られるもう一つの大きな利点は、そのシステムに接続されたコンピュータさえあればデータを参照できるため、同時に複数の場所で同じデータを参照できる点である。紙の伝票やカルテでは手元にそれを運んでこなければならないので同時に離れた場所で同じ情報を取り扱うことができないのに比べ、情報の利便性が格段によくなる。

オーダーエントリシステムにはもう一つの重要なメリットがある。それは、さまざまなオーダーを直接、医療者（医師、看護師など）が入力することにより、コンピュータシステムがそのオーダー内容の妥当性の簡単なチェックを瞬時に行って入力者にフィードバックできることである。これにより、投与量を勘違いした処方オーダーへの警告、検査異常の見逃しに対する警告、組み合わせて同時にオーダーしてはいけない処方や検査オーダーへの警告など、さまざまなうっかりミス防止を実現することができる。このような機能は紙の指示書では実現できなかったことであり、ある報告ではオーダーミスの約40％がこの種のシステムによって防げる可能性があるといわれている。

以上のようにオーダーエントリシステムではさまざまな直接的、間接的効果があるが、これらを列挙すると表6.1のようになる。こうした効果を期待して大規模な病院での導入例が増えている。欠点としては、システムの導入経費と運用経費がかかることと、医師や看護師が診療時にコンピュータ入力をしなければならない手間の問題などがあげられる。

(2) 電子カルテ

オーダーエントリシステムは前に述べたように病院内で発生するいろいろなオーダー情報をコンピュータ入力するものであった。しかし診療ではオーダー

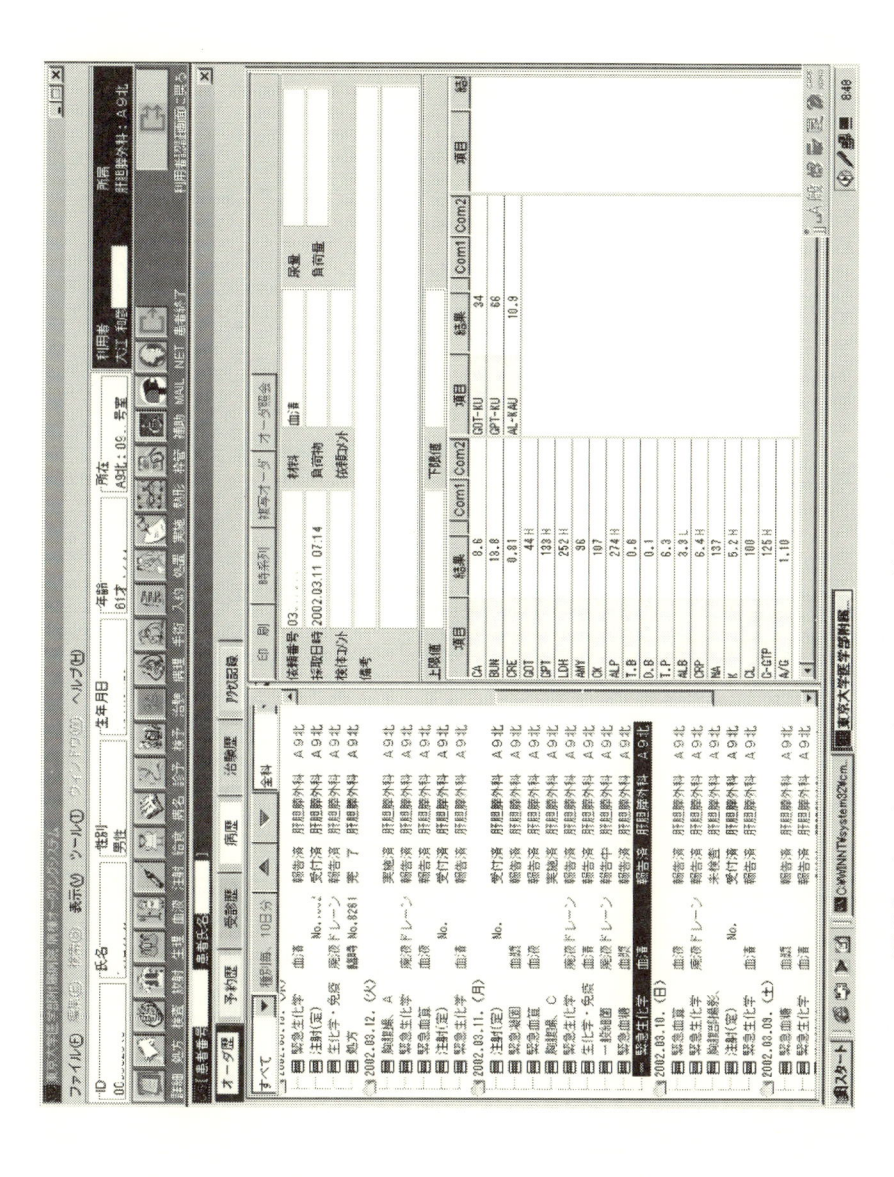

第6章　情報化と診療スタイルの変革

図6.2　オーダーエントリシステムで検査結果履歴を表示している画面例

表 6.1 オーダーエントリシステムのメリット

- 患者にとってのメリット
  - 検査・会計などの待ち時間の減少
  - 診療データの正確な管理
  - 複数科受診時の情報共有
- 医療スタッフにとってのメリット
  - 迅速な診療データ参照
  - 同時に異なる場所からデータを参照可能
  - 大幅な事務効率化
- 医療の質向上にとってのメリット
  - 集計・統計処理、臨床研究の効率化
  - 医療事故防止
  - 医療者へのリアルタイムな介入

以外にも多くの情報が発生する。例えば患者と対話しながらさまざまな情報を収集する問診、血圧測定、聴診、触診、視診など五感と簡単な検査道具を使った診察時には、これらの結果が記録されるべき情報として発生する。医療関係者はこれらをカルテと呼ばれる記録用紙に手書きしファイルしてきた。また入院中に行ったさまざまな出来事を記載する経過記録といったものもある。看護師は看護記録、病棟薬剤師は服薬指導記録、理学療法士はリハビリ記録、といったようにそれぞれの職種が一つのカルテにさまざまな専門的な視点から記載する。こうした「他部門への指示（オーダー）ではない情報」は、患者の経過を知る上で診療上必要不可欠なものであり、紙のカルテに記載している従来の方法では、オーダー情報を伝票に書いてファイルしていたのと同様の多くの問題が起こっている。なかでも重要な問題は、多くの職種が一人の患者の診療に関わる現代のチーム医療において、たった1冊しかないカルテを多くの関係者で共有して書いたり参照したりすることが困難なことである。そのため職種別に医師のカルテ、看護記録、薬剤師カルテのように一人の患者のカルテが分冊化され、それぞれの場所で記載されるようになってしまう。こうなると、医師は看護師が書いた記録を見ずに診療を進めるということも起こり得る。結果として職種間での情報共有が疎になり医療事故の原因にもなる。

一方、患者に起こった診療上のあらゆる出来事を記載したカルテは蓄積されていくと非常に貴重な医学的データとなり、そこから新しい知見を得て次の診

療に生かせる、またとない資料となる。例えば、一つの病院で10年間に蓄積された患者カルテのなかから、頭痛とめまいを主たる訴えとして来院した患者の最終的な診断病名がどのような頻度順になっているかを調査してその結果を知れば、同じような患者が来たときに診断をつける参考情報になる。さらにこのような調査結果が一つの病院でなく全国規模で実施可能になれば、より信頼度の高い知見を得られるであろう。また検査結果のパターンを分析すれば今まで知られていなかった疾患が見つかる可能性もある。さらにこのような研究的な側面とは別に、蓄積されたカルテ情報をもとに、ある患者に手術を勧めるときに、その病院で同じような病状の患者が過去に何人いて、同じ手術を受けた場合にどのような成績であったかをその場で示すことができれば、患者はその説明をより信頼をもって聞くことができるであろう。このように、蓄積されたカルテ情報を研究や診療に多角的に生かすことができるはずであるが、紙のカルテの蓄積では現実にはこれが非常に難しい。紙のカルテを何万冊も調べて特定の症状が記載された患者のカルテを見つけ出し、その患者の経過や治療成績を調査することは、ごく限られたテーマに対して膨大な費用と人手と時間をかけなければならない、思いついてできるような作業ではない。ましてや患者に治療方法を説明するたびに最新のデータを集計して結果を提示することなど到底不可能である。

　カルテに記載されている情報が、すべてコンピュータのデータベースに蓄積されるようになれば、こうしたさまざまな問題を解決する糸口になることは読者にも容易に想像できるであろう。このような発想で、オーダーだけでなくカルテ全体をコンピュータ化するシステムのことを「電子カルテ（Computerized Patient Record: CPR, Electronic Medical Record System：EMR)」と呼ぶ。平成11年4月にカルテ（法的には診療録および診療諸記録という）の電子保存が情報の真正性、保存性、見読性の3条件付きで認められる通達が出され、いくつかの先進的な病院で導入が始まっている（図6.3）。

　電子カルテは、単に手書きのカルテをコンピュータに取り込むだけではなく、前述したように多角的に利用でき、データ解析や、診療上の目的で多職種の医療スタッフが同時に院内の多地点から情報にアクセスできるチーム医療を支えるシステムである。もちろんオーダーエントリシステムと同様なさまざまなメリットも包含しているシステムでもあり。電子カルテがもたらすメリット

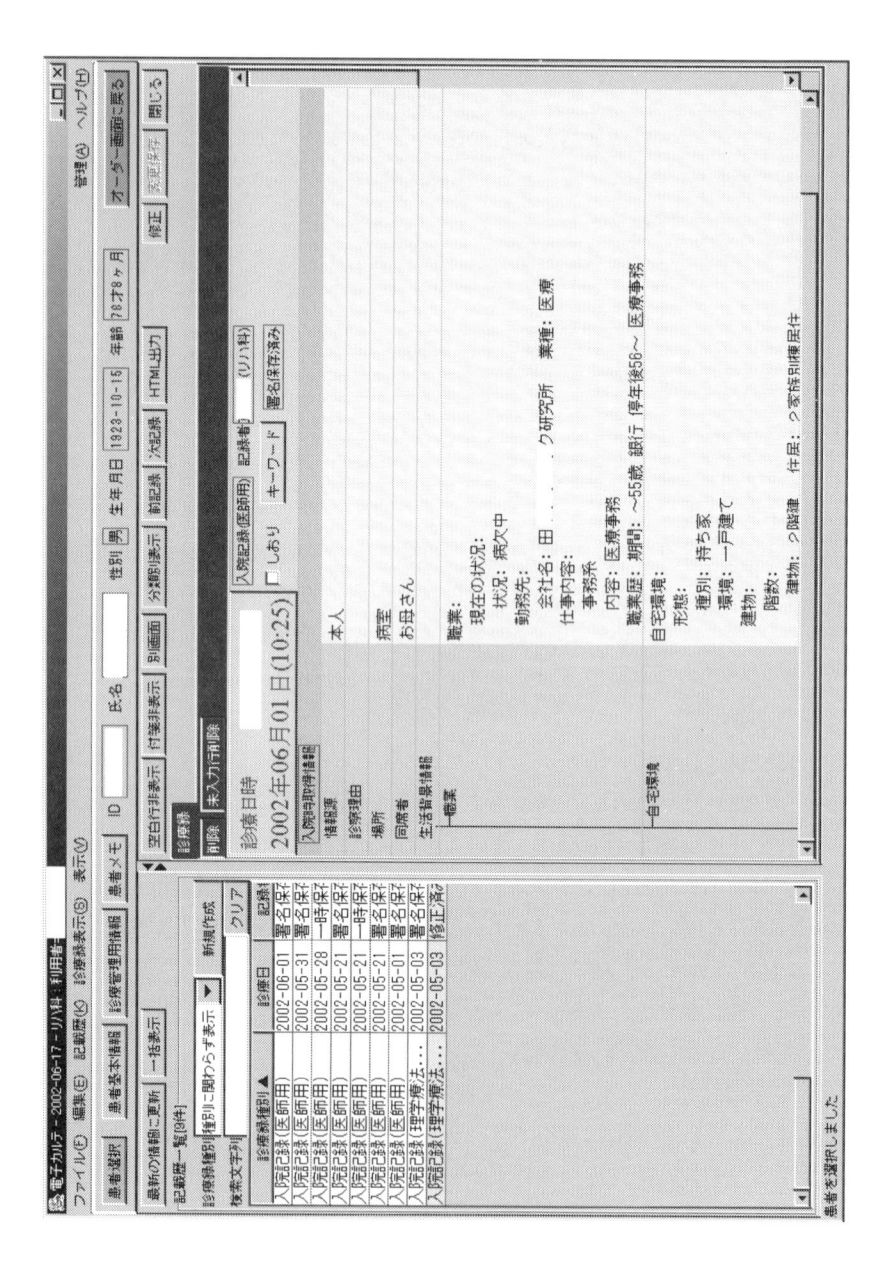

図 6.3 筆者の病院で開発中の電子カルテの画面

を列挙すると表6.2のようになる。

このようにメリットの多い電子カルテシステムであるが、実現にはいろいろな問題があるのも事実である。第1に診療時間中の入力の煩雑さとそれに伴う患者とのコミュニケーションに与える影響の問題である。診察室で医師が患者の話を聞きながらカルテを書くのは日常的であるが、電子カルテになると医師は患者の話を聞きながらコンピュータのキーボードに向かうことになる。走り書きであとで読みにくいカルテときれいに入力され表示される電子カルテを同列に論じられず、かかった単位時間あたりの記録情報の質や量を比べれば電子カルテの方がよいという結果もあるが、現実問題として走り書きカルテの方が記録に要する総時間は短いし、キーボード入力している医師よりカルテをペンで書いている医師のほうが患者から見て疎外感が薄い。これは、一人の患者の平均診察時間が5分から10分程度である日本では大きな問題である。診察に10分かけて走り書きでメモを記載し、患者が診察室を出てから5分かけて電子カルテに入力するといった診療スタイルに変えていかなければ、電子カルテによるよいカルテは記載できないであろう。実は、紙のカルテにおいても同じことで現在の紙のカルテ記載は走り書きメモだけを残しているというのが現実であるから、電子カルテを使うということは診療スタイルを変えていく必要に迫られるということになり、一人の患者に十分な時間をかけられる医療体制

表6.2 電子カルテのメリット

- 1医療機関では…
  − 保管スペースの減少
  − 検索・参照の迅速化
  − 同時多地点からのアクセス可能
  − スタッフ間の情報共有化の促進
  − 医療事故防止など医療への各種介入
- 医療機関相互間では…
  − 医療機関相互の診療情報交換が迅速・正確に
  − 連携医療、医療のネットワーク化促進
- 医療全体では…
  − 集計・統計処理、臨床研究の飛躍的な効率化
  − 医療実態の迅速・正確な把握可能
  − 標準的医療策定の基盤環境整備への貢献

が必要ということにもなるだろう。

　第2の問題は、電子カルテシステム全体の経費である。現在の医療保険制度ではカルテを紙で残しても電子カルテ化しても患者が払う医療費は同一であり、医療機関には費用面でも見返りがまったくない。したがって、電子カルテシステムの導入に必要な費用は医療機関の大きな負担となる。オーダーエントリシステムの場合には、紙の指示書を運んだり検査伝票を綴じたり、レセプトを手書きで記載したりする人件費を大幅に削減できるうえ、患者の待ち時間を減らすことができるというサービス面の向上で患者を増やす効果も期待できる。そのため、投資に見合う効果が得られるかどうかは医療機関の考え方によるとはいえ、それなりの経済的効果があると考えられている。ところが電子カルテの場合にはその導入による医療機関の経済的効果は測定が困難であり、結果として導入をちゅうちょする医療機関も多い。

　しかし、患者が自分のカルテの開示を要求でき、医療機関はそれに答えなければならない時代になってきた現在、走り書きのメモのようなカルテのままでよいという時代は終わりつつある。先にも述べたように、カルテこそがその患者の診療上のすべての出来事を記録したものであり、その患者にとって重要な記録であると同時に、その蓄積は医学的な価値のうえでも重要な役割を果たすものであるから、走り書きメモの蓄積としてはならないのである。となれば電子カルテ化による患者の診療情報の正確な蓄積は医療機関にとって最低限の義務となる時代が来るであろう。ただ、そうした時代に医療機関が対応できるような経済的な援助制度や支援体制が必要であろう。

3．情報ネットワーク社会における医療

(1) インターネットの医療への浸透

　1980年代に開発されたインターネットの技術は、全世界に散らばるコンピュータを各自が近隣のコンピュータと一定の方式で接続し、全体として網の目になった世界規模のコンピュータネットワークを構築することに成功した。このインターネット上を電子メールが飛び交い、1990年代に入って発明されたワールド・ワイド・ウェブ（Word Wide Web）の技術はホームページ文化を生み出し、さまざまなデータが交換され、映画や音楽までもがデジタルコン

テンツとして世界中でやり取りされるようになった。2000年代に入ると、それまで毎秒50キロビット程度の伝送速度であったインターネット接続も高速化し、毎秒数メガビット以上の通信速度を持つようになり、このブロードバンドネットワーク（広帯域ネットワーク）と呼ばれる高速通信サービスを、一般家庭でも1カ月数千円以内で利用できる時代になった。ブロードバンドネットワークを使用することにより、それまで数分かかっていた大きな画像などのデジタルデータの転送も数秒でできるようになったのである。またインターネット対応の携帯電話が普及し、私たちは文字通りいつでもどこでもインターネットにアクセスできるようになった。都市中央部では喫茶店や駅広場などにホットスポットと呼ばれる無線ネットワークが敷設され、パソコンをそのエリアに持ち込めば自動的に無線ネットワーク経由でインターネットを利用できるサービスも普及し始めている。このようなインターネット情報環境の普及は、さまざまな情報サービスを生み出し、それは医療においても同様の変化をもたらしている。

　医療機関はこれまで法律で広告できる事項に制限が加えられていたが、ホームページによる医療機関の情報提供は、アクセスする人の要求に応じて提供される情報であり、院内で配る一種のパンフレットのようなものであるという解釈から、広告規制の対象になっていない。そのため多くの医療機関がさまざまな情報を提供し、得意とする専門分野に関する情報や、病気の説明、受けられる治療法の内容などを掲載している。また、製薬企業、医療関連団体、医学書出版社、公的機関などもそれぞれ独自の医療情報提供のためのホームページを開設している。特定の疾患に悩む患者団体もボランティアネットワークを立ち上げ、ホームページ上で相談にのったり役に立ちそうな情報を載せたりしている。

　こうしたインターネット上の膨大な医療情報は、医療そのもののあり方にも影響を与え始めている。インターネットにアクセスできる世代の患者は、医療機関を受診する前にまず自分の症状をインターネット上で調査してどんな病気の可能性があるか、治療はどんな方法があるかを調べてくるケースが増えてきている。自分のかかる医療機関のホームページは当然事前に見てくるであろう。そのようにして患者は患者なりに得られる情報を集めたうえで受診するわけである。このように情報をインターネットで集めてきた患者には、医療面で

は良い面と悪い面がある。良い面は、患者がこれまで以上によく勉強しているので医療関係者の話を理解しやすく、病状や治療方法についての説明についてより的確な質問をする原動力となる点であろう。一方悪い面としては、患者が持っている知識がインターネットから得たもので体系化された知識源からのものでないために、断片的で偏った知識となりがちで、特定の考えかたに偏った見解を信じ込んで受診する傾向があることである。そのために、病院で受けた説明を頭から疑ったり、自分の得た情報に固執してしまう結果、かえって素直に病状説明を理解してもらえないことがある。とくにインターネット上の情報は全体を管理しているものがいないため、その情報の質は利用者自身が自らの責任で判断するしかない点が問題となる。これは情報化社会における重要な側面であり、はんらんする情報をどう取捨選択し、なにをどのように利用するかが利用者側にゆだねられていること、そしてそれが医療にどのような影響を与えるかを常に考えておく必要があろう。

　一方、患者自身も自らの医療体験をインターネット上で公開することができる。たとえば入院患者は病室に持ち込んだノートパソコンとPHS電話でインターネットにつなぎ、毎日受けている診療内容を刻々と自分のホームページに掲載し、同じ病気に悩むほかの患者からのアドバイスを受けたり、ほかの病院の医療関係者からコメントをもらったりする。こうしたことが簡単にできるようになった現在、これまでのように医療内容はその医療機関のなかで閉鎖しているのではなく、リアルタイムで医療機関外に患者自身により公開され第三者の目から刻々と評価される時代になってきたと言える。そしてそれを可能にしているのがインターネット技術なのである。

(2) 遠隔医療 —— 医療機関を飛び出す医療 ——
　インターネットを支える高速通信ネットワーク技術は、大量のデジタル情報を瞬時に世界規模で伝送することを可能とした。これにより従来は患者と医師が直接対面していなければ実現できなかった診療行為とは異なり、通信ネットワークを介して患者と医師がコミュニケーションすることによって実現する新しい医療「遠隔診療」が可能となった。遠隔診療とは、患者はテレビ電話などを使って医療機関とアクセスし医師の診察を受けるスタイルである。こうした診療形態は今後どの程度浸透していくのであろうか。

診療に限らず、もう少し広く医療をとらえた場合には遠隔医療（telemedicine）と呼ぶ。厚生科学研究班の平成12年度報告書によれば、遠隔医療を「映像を含む患者情報の伝送に基づいて遠隔地から診断、指示などの医療行為及び医療に関連した行為を行うこと」と定義しており、諸外国では電子メールなどによる文字だけの診療相談も遠隔医療に含めることがあるが、この定義では映像伝送を遠隔地の患者または医療機関などから受けて行うことに限定している。

遠隔医療では、患者あるいは家庭と医療機関の間での診察や治療アドバイス、医療機関と医療機関との間でのコンサルテーションの両方のスタイルがあり、前者においては診察せずに診療することを禁止した医師法「医師は、自ら診察しないで治療をし、若しくは診断書若しくは処方せんを交付し、自ら出産に立ち会わないで出生証明書若しくは死産証明書を交付し、又は自ら検案をしないで検案書を交付してはならない」に抵触するかどうかが長く議論されてきたが、平成9年12月に旧厚生省から「直接の対面診療による場合と同等ではないにしてもこれに代替し得る程度の患者の心身の状況に関する有用な情報が得られる場合には、遠隔診療を行うことは直ちに医師法第20条等に抵触するものではない」という通知が出され、さまざまな制限条件付きではあるが遠隔診療でも診察とみなす場合があることが正式に認められた。

後者は、医療機関同士のコンサルテーションなので法律的な制約はない。むしろその経費をどのようにお互いが負担し合うかという点で議論の余地がある。現在では、専門の病理診断医がいない医療機関が、細胞や組織の顕微鏡による病理診断を専門医のいる医療機関に画像伝送して診断結果を得るという遠隔病理診断（telepathology）や、CTスキャンなどの放射線画像情報を専門の読影診断医のいる医療機関に伝送して診断を依頼する遠隔放射線診断（teleradiology）などが少しづつではあるが行われるようになってきた。これらの遠隔診断では、専門医と依頼医療機関との間を仲介サービスする企業も出てきて、これから商業ベースで広がる可能性がある。

(3) 診療情報の共有化と機能の分散化

先に電子カルテの利点と問題点について述べたが、電子カルテ化された診療情報は通信ネットワークを介して伝送することが可能である。そうなると、一

人の患者がいくつかの医療機関を受診する場合には、電子カルテの情報は行く先々の医療機関に伝送し、それに追記していくことも可能になるはずである。このようになってきたとき、診療情報はだれのもので、どこに保管されるべきものになるのであろうか。現在、そのような議論が始まっているところであるが、電子カルテの情報の管理方法は二通りが考えられる。第一はそれぞれの医療機関が電子カルテデータベースを医療機関内または専用のコンピュータセンターで管理し、患者からの要求に応じて必要とする情報だけを別の医療機関に伝送する形態である。第二は、患者が契約したカルテ情報保管会社にそれぞれの医療機関が預けておき、医療機関は診療などで必要となったときに情報を取り寄せ診療を行い、追記したらその会社にデータを戻すという形態である。現在は過渡期であり、一部の地域内で複数の医療機関が一つのデータセンターを共有するという形態はあるが、後者の形態はいまだ存在しない。しかし、どの銀行に預金するかは顧客の自由であるのと同様に、患者も自分の診療情報をどこに預けるかを選ぶ時代が来ることは間違いないであろう。

　これまで、カルテは医療機関がそれぞれ管理するものであり、カルテに記載されている診療情報は患者のものであるという発想は希薄であった。しかし、カルテの情報は患者のために診療上の記録を残し今後の患者の診療のために役立てるという側面と、医療機関にとって自らの診療の記録を正確に残すことによってその正当性と妥当性の証拠とし報酬請求の根拠とするという側面の両方を兼ね備えている。そして前者の側面は、電子カルテ化され医療機関を超えた情報転送ができるようになることによって、ようやく日の目を浴びることになる。また、医療機関相互で患者の診療情報が伝送され必要な情報が共有可能になると、医療機関は役割を分業化していく傾向が強まると考えられる。それはこれまでは診療情報が患者が受診する医療機関に独占されていたため、その情報が存在する医療機関でなければ必要な医療サービスを患者は受けることができなかった。しかしこれからは、診療情報だけをとりあつかう診断サービスや診療情報提供サービスといった医療提供スタイルが可能になる。

　一方、こうした電子カルテの伝送可能な医療環境では、いかに患者のプライバシー保護を実現するかが極めて重要である。まず、電子化された診療情報の所有権を患者と医療機関が共有し、患者がその管理を管理組織に委託するという形態が必要になるであろう。次に、管理された診療情報は患者の同意がある

ときに限り同意に基づいて別の医療機関に伝送されるか別の医療機関からアクセス可能となるような仕組みが必要である。また、医療機関の側からすれば、その医療機関が記録した情報のコピーを患者の同意のもとにいつでも自己の医療機関内に転送し保管することができなければ、通信ネットワークが途絶するなどの非常時に責任を果たすことができなくなるであろう。こうした仕組みを医療全体で構築していくことが今後の電子カルテ時代に必要になってくると考えられる。

4. おわりに ── 診療はどうかわるか ──

大規模小売店舗いわゆるスーパーマーケットやコンビニエンスストアは、全国の店舗の刻々と変化する在庫管理情報に基づいて、仕入れ量や配送量を算出し、最適化された物流管理体制を敷いている。そういう時代にもかかわらず、医療ではいまだに毎日全国である疾患の手術が何件行われ、選択された治療方法とその成績の頻度分布がどのようになっているかを知るすべがない。毎日どころか、先月1カ月、昨年1年の状況さえ把握できていないのである。また全国規模はもちろんのこと、1医療機関内でもなかなか状況把握ができていないのが現状である。それは、診療の記録であるカルテがコンピュータ処理されていないからである。

本章で述べたように、カルテの電子化にはいろいろな問題が残されているが、重要な情報から着実に電子化していくことによって、医療のスタイルは大きく変わっていくであろう。それは、データ分析に基づいた医療の実施、患者が情報を持つこと、すなわち情報格差の減少による医療の透明性、医療機関同士の診療情報ネットワークによる情報共有と機能分散化などをもたらすことになる。そしてそうした時代にもっとも重要なのは、医療関係者の情報に対する価値観や所有に関する意識の改革、そして、患者の情報選択能力である。

●参考文献
1. 日本医療情報学会編『医療情報学』第2巻、第3巻、篠原出版社、1997年
2. 電子カルテ研究会編『電子カルテってどんなもの(新版)』中山書店、2002年
3. 里村洋一監修『電子カルテが医療を変える』日経BP社、1998年

4. 小山博史『成功する病院情報システム導入マニュアル』医学書院、2000 年
5. 田中博『電子カルテと IT 医療』エムイー振興協会、2001 年
6. 遠隔医療研究班ホームページ：http://square.umin.ac.jp/~enkaku/

第7章　医の倫理 ── とくに20世紀における変革 ──

森 岡 恭 彦

1. 医の倫理についての基本的事項

(1) 倫理、道徳、医の倫理とは

　倫理とか道徳は人の行うべき正しい道ということで、人が社会において生活を営むうえで人と人との間の関係を保つために必要とされる規範、規則、原理と言えよう。

　ところで倫理 (ethics) はギリシア語のēthosに、道徳 (morality) はラテン語のmoresに由来する言葉で、いずれももともとは習慣、風習というような意味で多くの人が同義語として使っているが、とくに今日では倫理という言葉の方が広く使われている。しかし倫理は道徳的な問題を検討し論理的考察をする学問的なものと考え、両者を区別している人もいる。

　また医の倫理はmedical　ethicsの邦訳で、medicalというと日本語では医学（医科学）と医療（医学の実践）の両方を含むもので、いわば医学・医療の倫理ということになる。すなわち医の倫理は医学・医療において人々が守るべき責務あるいは規則、規範である。そこで、その内容は生命倫理 (bioethics) から日常の医業の倫理にいたる広範な問題を含んでおり、内容は多様でここではその全体に触れないが今日われわれが考えるべき基本的な問題について述べ、とくに20世紀後半に起こった医の倫理の変革について触れる。

(2) 倫理を考えるうえでの問題

　医の倫理を考える前に医学・医療の目的はなにかということを考えておく必要がある。ごく簡単に言うと医学・医療は病人を癒し、人々の健康の保持と増進を図ることと言える。倫理はそれを支えるもので、倫理はそれ自身目的ではないことを認識しておく必要がある。

　① 倫理の基盤

　　すでに述べたように倫理はそもそも習慣という言葉に由来しているように

社会に所属する人たちの習慣とか考え方によって左右され、またとくに宗教や哲学といったものがその基盤にあることが多い。また倫理上の規範とか規則は必ずしもすべての人が納得できるものというわけではない。いわば社会の人たちが認める最大公約的な基準ということになる。さらにその基準は恒常的で一貫性を持っていることが望ましいが、社会の変化と共に変わってしまうことも考えられる。

② 対立する倫理的原則

われわれは社会においてお互いが了承する倫理的原則あるいは規範に基づいて行動すべきだが、倫理的原則はいずれも真理の一部を示しているのみで、実際の場では数多くの原則や規範が関与し、しかもそれらの原則の間に矛盾、対立も見られ、われわれはどのようにそれらの原則を現場において適用するのかということが重要な課題となる。

とくに対立する倫理的原則の一つを選ばねばならないといったとき、その決断に迫られることも多い。例えば妊娠で母体と胎児のいずれを助けるべきかといった場合、母体を助けるべきであるとする倫理原則と胎児の命を尊重すべきであるという原則が対立する。もちろん母体と胎児の両方の命を助けることができれば問題はないが、どちらかを選択せざるを得ないときには二つの原則のうち善い方を優先すべきことは当然である（**2 善のうちの大善** — the better of two goods）。また逆にどちらの行為も好ましくないとしてもそのいずれかを選択せざるを得ないこともある。（**2 悪のうちの小悪** — the lesser of two evils）。

また一つの医療行為が善悪二重の効果をもたらすことも多い。最近よく議論されているいわゆる間接的安楽死では末期患者に対する大量の麻薬の投与が問題になっている。これは患者の命の短縮につながるとしても、そもそもは患者の苦痛の除去を目的にした医療行為である。その結果として患者の寿命が短くなったとしてもこれは二次的なことで、その動機は善であり許されると考えられており、これは**善悪二重効果の法則**（the doctrine of double effect）と呼ばれている。

③ 倫理の実践、原則の適用

このように普遍的、絶対的な倫理原則というものはまず存在せず、また原

則には例外があるのが通例で、しかもお互いに矛盾する原則も多く、とくに臨床ではしばしば難しい問題が起こる。

また倫理上の正しさ、善あるいは義務といったことがよく言われるが、よく考えてみると、これは結果に基づいていることも多い。そしてこのような結果さえよければよいという**目的主義的**（teleological）な考えと、あくまで原則にこだわる**教義主義的**（deontological）な考えがあり対立している。後者は宗教上の信仰に基づくときなどに見られ、これにこだわると余りにも硬直した考えに陥りかねない。また前者は功利主義にも通じる考えで一貫性を欠き、いずれにしても原則にこだわり過ぎるとよい結果にはつながらない。

われわれは日頃から倫理の原則とその基盤について勉学し、また実地においてそれをどのように適用するのか訓練しておくことが大切である。

（3） 倫理的原則はだれが作るのか

医の倫理原則、規範あるいは規則というものはだれが作るのかとなると決定的な答はないが、およそ次のものが考えられる。

① 権威者（医学、哲学、宗教などの）

倫理の基礎は宗教や哲学に大きな影響を受けており、医の倫理についても医師のほかに宗教指導者や哲学者の発言が重要視されていることが多い。例えば、西洋ではしばしばローマ法王の見解が出され医の倫理について影響力を及ぼしており、また哲学がその基盤にあることが多い。

しかし何といっても医学の権威者の言葉が**重要**で、今日までいろいろの戒めの言葉や金言が残されている。

とくに古代ギリシアの医聖とされるヒポクラテス（紀元前460～375年頃）の残した言葉は西洋において2000年以上にわたり医の倫理として尊重されてきた。ヒポクラテスは患者の病状を客観的に観察し治療を施し、それまで呪術の域を出なかった医学、医療を科学のレベルに引き上げたことで、医学の祖とされているが、医師の心得についても多くのことを述べている。そのなかでも彼の学派に入門する人たちに誓わせたとされる"**ヒポクラテスの誓い**"は有名で、20世紀半ばまで西洋の医学生は、卒業式でこれを宣誓していた（付録1）。その内容を要約すると次のようになる。

1) 患者の利益を第一にし、患者にはいかなる危害をも加えない。
2) 堕胎、自殺、安楽死行為に加担しない。
3) 身分、貧富の差なく患者を診る。
4) 患者との職業上の関係を悪用しない。
5) 患者の秘密を守る。
6) 師や同業者に対し礼を尽くす。

この誓いの内容は基本的に今日でも通用するところも多いが、すでに時代遅れになっている点もあり、また後述するように今日ではほとんど顧みられなくなった。

② 医療職団体 (医師会、看護師会、病院団体など) や学術団体

医の倫理に関しては、まず専門家である医師や看護師などの団体あるいは専門学会などが倫理規範や綱領を作ることが最も大切で、今日ではほとんどの団体がこのような倫理規定を作り会員にその遵守を求めている。

わが国でも日本医師会、日本看護協会や病院団体また主要な専門学会が倫理規範や綱領を定めており、また会内に倫理委員会を設けていて、このような同業者団体の自主的規制は特に重視されている (付録2)。

各国医師会の連合体である世界医師会もしばしば医の倫理についての声明を世に示しており、特に人間を対象とする研究についてのヘルシンキ宣言は有名で、大きな影響力を発揮している。

③ 政府関連機関

前述した医療職の多くの団体や専門学会では会員は任意加入で、会員に倫理に関することを徹底させることは難しい。そこで、重要な倫理問題については、政府の関連官庁などが主導し審議会を設け倫理的基準や指針 (ガイドライン) を示し、行政指導を行っている。またときには立法化に関与している。世界各国ともとくに臓器移植、生殖補助医療、遺伝子治療といったような生命倫理について検討する委員会の活動が活発に行われている。

わが国でも最近では学術会議、厚生労働省、文部科学省などで倫理的問題についての検討が行われ指針作りや法化に寄与している。

また、このような審議会には医学の専門家以外に法律家、宗教家あるいは

一般の人、患者などが参加し、公開で行われることが多くなっている。
④　法律と判例
　法律は倫理と密接な関係があり、倫理のなかでも極めて重要な問題についての規定を示すものと言えよう。また各個人の責任を明確にし、違反者には処罰を科すという点で倫理とは異なる厳しさがある。一方において法文が一人歩きし、その解釈により判断が揺れ動くこともあり、また時代の変化に対応しきれずその時代の倫理に反する法律が存続することもある。そこで、医療関係者もこのような法律の改正について努力する必要がある。
　わが国ではどちらかというと生殖補助医療などの倫理的問題についての立法化には消極的で、倫理は個人の問題に任せるとする傾向がある。
　また医療訴訟の多い欧米では訴訟の判決が医療の倫理的問題に触れており、これがその時代の倫理基準の形成に大きな影響を与えている。医療訴訟の判例を連ねてみると、医の倫理についての考え方やその基準の大筋がわかると言えよう。
　わが国においても、例えば東海大学で起こったいわゆる安楽死事件についての1995年の横浜地裁の判決や2007年のK協同組合の事件（第11章参照）を見ると終末期患者の延命治療の中止や、安楽死行為が容認されるための要件が示されていて、この問題の倫理を考えるうえで重要な見解が読み取れる。

　このように、今日、医の倫理の基準あるいは規範の形成には多くのものが関与しており、しかもだれもが納得できる倫理基準を作ることは難しいと言わざるを得ない。そもそも倫理というものは個人的、非強制的なものでやむを得ないところもあるが、われわれは医療、医学の現場において多くの人が共有し得る倫理基準の形成に努力するとともに、とくに医療関係者はその倫理基準の基本的な考え、理念を十分に理解し、医療、医学の目的とはなにかということを考えながら実地に臨むことが大切である。

2. 医の倫理の歴史 —— パターナリズムの医療から患者中心の医療へ ——

(1) 古代より続いたパターナリズム (paternalism —— 親権主義) に基づく医療

　前に述べたように古代ギリシアの医聖ヒポクラテスの誓いは20世紀の半ばまで、医の論理の基本として西洋では広く尊重されてきた。ヒポクラテスはこの誓い以外にも医師の心得について多くのことを述べている。例えば、「人間への愛のあるところに医術の愛がある」といった言葉は有名で、また診療にあたっては、患者が多くのことに気付くことがないようにし、「これから起こる事態や現在ある状況はなに一つ明かしてはならない」としている。さらには「素人には、いついかなるときも何事につけても決して決定権を与えてはならない」とも述べている。

　ヒポクラテスの患者に対する態度は要するに素人である患者に診療上の判断を任せることは危険であり、診療については医師に任せること、そして任された医師は身を正し愛情をもって診療に当たるべきであるとするものと言える。

　そしてこの考えは中世の西洋におけるキリスト教の愛の精神に支えられ、医療は医師の施す慈善の行為として広く容認されてきた。

　わが国では、早くから中国の医学・医療が流入し、儒教の影響もあって「医は仁術」とされてきた。医師の慈しみの心が強調され、とくに医師の金儲けが戒められてきた。また医道は「杏林の道」とされ、この言葉も医師の金儲けに対する戒めである。昔、中国に董奉という医師がおり、病人から代金を取らず、治った患者には家の周りに杏の木を植えさせたところ、数年のうちに林になったという故事に由来している。

　また江戸のころ、死体解剖を見た杉田玄白はオランダの解剖書の正確さに感動し、その訳書を出版したことでよく知られている。玄白は「医の業を立てようと思う者は、第一に恥を知る心を失わず、ちょっとした間も油断せず、一人でも頼まれた患者があれば、**自分の妻か子が患っているような気持**で、深く考えをめぐらし、親切に治療してやらねばならぬ」とし、「地位の貴賎、貧富の差を問わず患者を診ること」を強調している。

　このように、洋の東西を問わず医療は医師が患者に施す慈善の行為で、医師は奉仕の精神を持ち、わが子を思う気持ちで尽くすことが大切であるとする考えが医の倫理として長い間認められてきた。そしてこの考えはそれなりに評価

されてきたと言えるが、後で述べるようにその欠点が指摘されるようになると、パターナリズム（親権主義）として批判されるようになった。

(2) 患者の権利、自律（自主）性 (autonomy) の尊重

20世紀、とくにその後半になると医学、医療が著しく進歩し、また平和な世が続くなかで患者の医療に対する関心や期待が高まり、患者は自分の病気が治らないとか悪化すると医療に対する不信感を募らせるようになった。また医療の密室性にも批判が集まり、医師は患者の知らないところで良からぬことをしているのではないかとか、ミスがあったのではないかといった疑いをもつようになり、訴訟も増えてきた。

また、先進国では西洋型の個人主義に基づく自由民主主義社会が発展し、国民の権利意識が芽生え、社会保障制度、医療保険制度も整備されてきた。同時に国民はだれもが医療を受ける権利があり、医療についてのことは患者が決めるもので、いわば患者の自律（自主）性——autonomy——を尊重すべきであるとする考えも強くなってきた。

医療は医師が施す慈善の行為ではなく、また患者は子供ではなく一人前の大人だというわけで、これまでの親子の情に基づくパターナリズムの医療に疑問の目が向けられるようになってきたのである。

(3) 人体実験（臨床治験）における被験者の人権擁護とインフォームド・コンセント (informed consent)

第二次世界大戦中のナチスの非人道的人体実験が明らかになり、これに対する非難が起こるなか、1964年、ヘルシンキで開かれた世界医師会の総会では、「ヒトを対象とする生物医学的研究（臨床実験）に関する倫理綱領」が採択された。その内容の骨子は「人体実験（臨床治験）は医学の進歩のために必要である」としたうえで、実験に当たっては「その目的、方法、予想される利益、可能性のある危険やそれに伴う苦痛などについて被験者に十分に説明し、被験者の自由な意思による同意をとりつける必要がある」というものである。そして1975年に東京で行われた総会での改定の際に、この考えは自由な意思に基づくインフォームド・コンセント (freely given informed consent) と表現された。この宣言は「ヘルシンキ宣言」として広く世界で臨床治験における医の倫理の基

本として認められてきた。

　また、この宣言はその基本的理念は変わらないが何回となく改定されてきた。2000年にエジンバラで行われた総会では「人間（被験者）を対象とする医学研究の倫理」という副題となり、臨床治験のみならず人の組織、細胞あるいは遺伝子といったものの取扱いについての倫理をも包括している（付録3）。

　わが国ではヘルシンキ宣言の趣旨を受けて1989年には薬の治験について「医薬品の臨床治験に関する基準」、いわゆるGCP（Good Clinical Practice）が厚生省から出され施行された。これにより被験者の保護、治験審査委員会の設置、治験関係者の役割の明確化など、より厳しい実施が求められるようになった。その後、日米欧間の国際会議の合意に基づく改定がなされ、1997年4月より新GCPが施行され治験依頼者の責任行為の明確化、治験総括医師制度の廃止、治験審査委員会の機能の充実、文書によるインフォームド・コンセントの徹底、治験責任医師の役割の明確化など、さらに厳しい実行が求められている。

　また、同様に人を対象とする研究、臨床研究についても研究施設の施設内倫理審査委員会（IRB：Institutional Review Board）の審査と承諾が義務付けられており、厳しく監視されるようになっている。さらに近年、産学協同の研究が加速され、それに伴い研究者と企業との利益相反（ＣＯＩ：Conflict of Interest）も問題になり研究に当って、研究者は企業との利益関係を明らかにし、治験者にこれを開示し、また委員会の了承をえることが必要になってきた。

　このように薬の治験や臨床研究については、被験者の人権への配慮、インフォームド・コンセントのより厳格な実施、そして科学的な信頼に堪えるデータを得ることが大切であるということが強調されている。

　また薬の治験のみならず臨床治験では二重盲検法による対照試験（RCT：Randomized Controlled

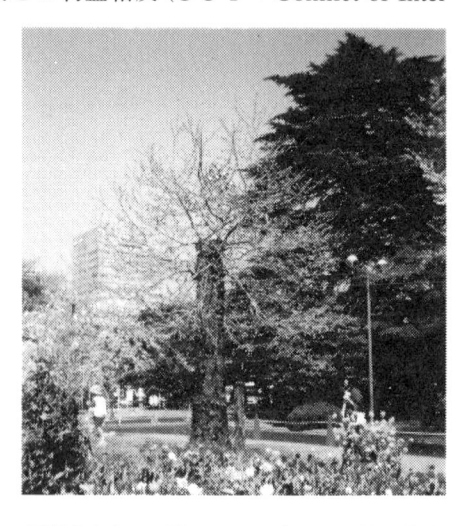

斬首されたヒポクラテスの木。その後、病院の新築のために伐採されてしまった。（付録4）

Trial）が科学的に最も信頼性が高くこれが望ましいが、一方においてこの試験そのものの実施は難しいところがある。特にプラセボ（擬似薬）との対照試験は難しく、またこのような治験がしばしば発展途上国で行われ、しかも先進国の企業は得られた結果から新薬を製造し利益を上げていることについての発展途上国の不満がある。最近の世界医師会のヘルシンキ宣言の改定ではプラセボの利用についての制限、また研究に参加した患者は治験により得られた利益を共有する権利を有することが示されている（付録3のヘルシンキ宣言、32、33条）。このような手続上の厳しさが求められると、治験がより難しくなり治験の空洞化も心配されている。すなわち、治験の重要性については誰もが理解しているとしても、医師の治験への意欲は低下し、また明確なメリットのない被験者になろうとする人は多くを望めないといったジレンマが起こるわけで、難しい問題と言える。

(4) 医療における患者の自己決定権、インフォームド・コンセントの尊重

　1960年の後半になるとアメリカをはじめ世界各国で反体制、公民権を主張する市民運動が起こり、とくにアメリカでは患者の人権の擁護、そして**自己決定権、インフォームド・コンセントの尊重**ということが強く叫ばれるようになった。一言で言うと、前述したヘルシンキ宣言の主旨は人体実験だけでなく、一般の医療でも同じで、これは医療における倫理原則として尊重すべきであるというわけである。

　そしてこの考えは法理のうえでも妥当とされ、医師はインフォームド・コンセントを得ておかないと医療訴訟の場で敗訴することになり、一気にアメリカの医師の間に広まった。また訴訟に悩まされていた医師たちにとっても都合のよい考えであったとも言えよう。

　かくしてヒポクラテス以来医師たちが抱いてきた倫理観は完全に否定され、医師たちは発想の転換を迫られることになった。**ヒポクラテスは死んだ**ということである（付録4）。

(5) わが国におけるインフォームド・コンセントの受容

　わが国では1980年代の後半ごろからインフォームド・コンセントという考えが外国から浸透してきて、最近ではだれもがこれを口にするようになった。

ところで、1990年、日本医師会の生命倫理懇談会はインフォームド・コンセントを「説明と同意」と訳し、その重要性を示す報告書を出している。そのなかで「インフォームド・コンセントは医師と患者との間の信頼関係を築くうえで必要な原則である」とし、さらに「わが国の社会における伝統的文化のあり方が、アメリカや西洋諸国とは異なるため、同じ形での「説明と同意」をそのままわが国に導入せよというのではない。わが国のこれまでの医療の歴史、文化的な背景、国民性、国民感情などを十分に考えながら、わが国に適した『説明と同意』が行われるようにしたいものである」としている。また、「今こそ、医師と患者は、なれ合いの関係でなく、心と心の触れ合う人間関係をつくりあげなければならない」ともしている。

要するにインフォームド・コンセントと言っても、これにはアメリカ式と日本式があるということで、この報告書の内容は興味深い。患者の人権の擁護、自己決定権の尊重ということに異論はないとしても、インフォームド・コンセントが形式に流れたり、また患者の権利主張があまり強くなると、患者の権利は医師あるいは医療関係者の権利との対立を呼び起こし、両者の関係は冷たいものになる恐れがある。つまりインフォームド・コンセントは医師あるいは医療関係者と患者との間の信頼関係を築くために必要な医療上の原則であることを踏まえながら、さらに心と心の触れ合いといった情緒的なことをも重視すること、これが日本式のインフォームド・コンセントであると言える。

このように、権利といったものはともかく、インフォームド・コンセントは医療側と患者との間のよりよいまた温かい人間関係を作るためのルールであると考えるのが日本的な考えで、今日、わが国では多くの人がこの考えを支持していると言えよう。

ともあれ、今日ではだれもが医療におけるインフォームド・コンセントの重要性を認識しており、日本政府もその普及についての政策を進めている。例えば、1998年の医療法の改正では患者への説明、いわばインフォームド・コンセントを医師あるいは薬剤師の努力義務として法に明記し、診療報酬のうえでも情報提供料を新設した。そして世を挙げて医療に限らず情報公開、インフォームド・コンセントの声が高まっている。

一方において、古代ギリシアのヒポクラテスの誓いにあるように、医師は患者から得られた個人情報を他人に漏らしてはならないことは古くから医師の倫

理として強調されてきた。わが国ではこの守秘義務は刑法により定められていて、正当な理由なく外部に患者の情報を漏らすと処罰される。また、平成15年(2003年)5月に「個人情報に関する法律」が成立し、医療の領域でも患者情報の厳格な保護、管理が特に医療施設管理者の義務となって、医療従事者にも病歴などの患者の記録、特に検査記録などの取り扱いについての配慮が求められている。

3. インフォームド・コンセントの抱える問題

これまで述べてきたように医の倫理についての歴史を見ると、親子の情、すなわちパターナリズムに基づく医療の欠点が批判され、患者の自律性、自己決定権、そしてインフォームド・コンセントを尊重した医療を行うべきであるという時代になってきた。もちろんパターナリズムにもよいところがあるし、インフォームド・コンセントにも欠点がある。医療に従事する者はその問題を十分に考えておく必要がある。

(1) インフォームド・コンセントの例外

インフォームド・コンセントは医療上の原則でこの適用については例外がある。

① 患者に正常の判断力のない場合
　意識障害や認知障害のある患者、あるいは幼小児などでは正常の判断ができないわけで、インフォームド・コンセントは成立しないことは当然である。しかし、このような場合でも家族や後見人へのインフォームド・コンセントが必要である。

② 公衆衛生上の緊急事態
　急性伝染病患者で隔離が必要とされるようなときには必ずしも患者の同意を必要としない。個人の人権より社会の利益が優先されるというわけである。

③ 医療上の緊急事態
　緊急に救命処置をしなければ患者の命が危ないといった場合、患者の同意を得るための時間的余裕がないといったことなどが考えられる。

④　医療上の必要性

　患者に正しく病状を知らせることが患者に明らかな不利益を与えると考えられるような場合には真実の告知を控えることも許されよう。例えば進行がんの患者に回復の見込みがないとか、余命いくばくもないといったことまで言うべきであるかどうかという問題がある。この問題はがんの告知として議論されている。この医療上の必要性は医師の判断に任されるもので、それだけに医師には判断における慎重さが求められる。

⑤　患者の権利放棄

　病気についてはなにも知りたくない、すべて先生に任せますという患者では、いくら説明しても本人に聞く耳がないのでインフォームド・コンセントといっても意味がない。しかし、このような場合でも医師は患者に説明をし、納得させる努力をすべきことは当然のことであろう。

(2)　インフォームド・コンセントの臨床上の問題

　インフォームド・コンセントは医師の患者への十分な説明、そして患者の理解・納得のうえでの同意（あるいは拒否）といった一連のプロセスを指すが、この過程を子細に検討してみるといろいろな問題があることがわかる。

①　説明の内容

　患者に正しい医療上の判断をさせるためには、病名や病状について正しい説明をし、また検査や治療については十分な情報を与えなければならない。しかし、前に述べたようにがん患者に対する病状の説明などについては難しい問題があり、また、手術の前にその危険性や起こりうる合併症をいちいち説明し、患者に余計な心配をあたえてよいものかといった問題もある。さらに医師に時間的な余裕のないこともあり、患者への説明は要領よく行い、また相手の状況を考え、それに応じて話を進めることが大切である。

②　患者の理解力：患者は医師の説明を理解できるのか？

　医師や医療関係者は患者にできるだけやさしく説明することが大切だとしても、専門的なことを完全に理解させることは難しい。このことはインフォームド・コンセントの最も難しい点で、それだけに医師たちの努力が

問われるところである。

③　患者の自由な意思

　患者は説明を聞き、自由な意思で医療についての判断をくだすことが大切だとしても、患者の気持はしばしば揺れ動き、ときには医師の意向に左右されやすいものである。したがって、医師の方はこういったことに留意し十分な配慮が必要である。

④　同意書、承諾書の作成

　医師は患者によく説明し、患者は納得したうえで検査や治療に同意したこと、要するにインフォームド・コンセントを得たことを文書にしておくことは、その後に起こりうる訴訟に対するためばかりでなく、お互いの意思の確認ということでも大切なことと言えよう。今日ではほとんどの病院で手術、麻酔、輸血や危険性のある検査に当たってはこのような同意書が取られている。しかし契約書のような文書に患者や家族の署名や押印を求めることは、なにか冷たい感じもする。どのような医療行為の、どのような内容まで同意書をとるべきかという問題も残されている。

　また、訴訟を意識し、文書にしておけば一安心ということで、これがあまりにも形式的にならないようにすべきである。

⑤　家族の関与

　インフォームド・コンセントはもともと患者本人に関する問題だが、わが国では家族のかかわりが強く、従来医師は家族によく説明し家族の同意を得て医療を行うことにむしろ気を配ってきたと言えよう。いわば家族に対するインフォームド・コンセントが優先されてきた感がある。西洋流に言えばこれはおかしなことで、問題は患者本人に関することで家族は他人だというわけである。しかし実際に最も患者の世話をするのは家族で、しかも後になっていろいろの苦情を言ってくるのも家族であることが多い。また、わが国では家族は同体だという考えもあり、欧米と違って家族をより重視する傾向がある。

⑥　患者が医師の勧める医療を拒否するとき、そのまま放置しておいてよいのか？

医師が勧める検査や治療を患者が拒否したとき、放置しておくと明らかに危険であるといった場合、医師はそのまま放置してよいのかといった問題が起こる。例えばエホバの証人の輸血拒否ということがこれにあたる。この場合、救命と信仰とどちらを優先するのかという選択が問題になる。最近のわが国の最高裁の判決では患者の同意のない限り輸血はすべきでないとしており留意すべきである。

⑦　インフォームド・コンセントがあればどんな医療でも容認できるのか？
　すでにヘルシンキ宣言について述べたが、この宣言では、医学の進歩のためには臨床実験が必要であることを認めたうえで、この実験に当たってはインフォームド・コンセントが必要だとしており、またこの考えは医療においても同じであるということになってきた。そして20世紀後半に起こった臓器移植、遺伝子治療といった、いろいろな先端的治療、あるいは終末期患者での延命治療の中止、安楽死というような新たな問題はインフォームド・コンセントの原則を倫理的基盤にして容認されてきたと言えよう。しかしクローン人間の作成といったような生殖医療の問題では、いくら当事者間にインフォームド・コンセントが得られているとしても、倫理的に容認し得ないことは明らかで、インフォームド・コンセントだけでは論じられない問題も多いといえよう。

　これまで述べてきたように、インフォームド・コンセントにもいろいろの問題があるが、これは現代の医学・医療を支配する重要な倫理的原則で、これについて十分な理解を得ておくことが重要である。

4. 延命治療よりも患者の生活・生命の質 (quality of life：QOL) の尊重

　20世紀後半になってパターナリズムに基づく医療から患者中心の医療、患者の自律性・自己決定権、インフォームド・コンセントの尊重の医療というように、医の倫理も大きく変わってきた、また、もう一つの大きな倫理上の変革は「患者の延命治療よりも患者の生活あるいは生命の質 (QOL) を尊重すべきである」とする考え方の出現である。

　古代よりなにがなんでも患者の延命に尽くすことが医師の使命であるとされ、またその努力により医学が進歩してきたという面もある。しかし、医療

の進歩により多くの患者の生命が延長され、治る病気も増えてきたが、一方で長い間いろいろな苦痛を背いながら生き長らえねばならない患者や回復不能の病状で、ただ人為的な手段で延命させられているような患者が目立つようにもなり、このような医療行為に対して疑問がもたれるようになった。そして延命よりも生きている間の生活の質、あるいは患者の人間としての尊厳（human dignity）をより尊重すべきであるとする考えが起こってきた。

例えば乳がんの患者では、かつては根治のためにがんの進展している可能性のある組織、乳房、胸筋などを含めて広範囲の切除手術が行われていた。そのために患者は乳房を失い、胸に変形を抱え悩まされることも多かったが最近では、ある程度の再発の危険があっても患者の術後のQOLに配慮し乳房をなるべく多く残す縮小手術、乳房温存手術が広く行われるようになり、そしてこのような手術の選択は患者の意思に任されるようになってきた。

また1960年の後半になって人工呼吸器の普及に伴って脳死患者や、意識がなく回復の見込みのないのに漠然と延命させられているような患者が目立つようになってきた。このような治療は無駄であるばかりでなく、患者の**人間としての尊厳**（dignity）を毀損するものでやめるべきであるとの考えが起こってきた。そして延命治療の中止あるいは保留処置は患者の選択に任せるべきであることが強調されてきた。しかしこのような患者ではすでに自分の意思が表明できないことが多く、したがってまだ自分が元気で正常な判断力のあるときに将来起こりうる事態にそなえてあらかじめ自分の意思を文書（生前発効の遺言書[living will]、事前の指示書[advance directive]）として書いておくという社会運動が盛んになった。そして患者の意思が明らかであれば医師はそれに従うあるいは従うべきであるということにもなった。

さらにこの患者の自律性、自己決定権の尊重という考えは積極的安楽死にも拡大解釈される可能性があり、果たして人間に死ぬ権利があるのかという難しい問題に発展している（第11章参照）。

ともあれ患者の命を短縮するような行為に加担することはヒポクラテスの誓いにもあるように古来厳しく戒められてきたことで、幕末のころ、蘭方医の緒方洪庵がその倫理の高さに感動し訳本を出版したフーヘランドの医戒にも「およそ人の生命を縮めることは、医師たるものは誓ってこれをなすべきでない」と記されており、今昔の感がある。

5. 医療の公正・公平さ（fairness）

　ヒポクラテスの誓いにもあるが、医師は貧富あるいは身分の貴賎を問わず患者を診ることが医師の倫理として強調されてきた。ところで近年、医療の社会化が進み国民の医療費が高騰しその負担の限界が見えてくると、限られた医療費を効率よく公平・公正に使うことが問題になってきた。かつては金儲けの医師を非難して「医は仁術でなく算術」と言われていたが今日では算術もあながち無視できなくなった。

　確かに患者の身分や貧富の差なく医療を提供すべきことは大切な倫理の一つであるが、提供できる医療が限られている場合にはなんらかの選択が必要になる。例えば大勢の臓器移植希望者に対して提供臓器が限られている場合、移植を受ける人の優先順位は原則として医学的な判断で決められるべきであるとしても移植希望者の社会的状況などの要素も配慮せざるを得ないと言った問題もあろうし、公平とか公正さと一言でいっても難しいところがある。

6. まとめ

　医の倫理についてはこれまで述べてきたもの以外にも医師あるいは医療関係者の守秘義務、報酬に関すること、同業者間の礼儀など日常の業務に関してのいろいろの問題があるが、ここでは倫理の原則について述べた。そしてこれまで述べてきたように今日、医の倫理を考える場合、その原則として、

　① 患者の自律性、自主性（autonomy）の尊重
　② 患者の生活、生命の質（QOL）の尊重
　③ 医療における公正・公平さ（fairness）

の三つの問題が重要で、さらに付加すれば

　④ 善行（beneficence）あるいは人間性（humanity）の尊重といった問題についても考えておく必要があろう。

　近年医学の進歩は著しく、それに伴って倫理の問題はますます重要になってくることは言うまでもない。とくにこれまでの先端医療の多くは患者の自律性、自己決定という倫理上の原則により支持されてきたと言えるが、クローン人間の作成、遺伝子操作といった生命観そのものを変えてしまうような医療で

は患者の自己決定といった倫理だけでは対応できず、新たな倫理的原則が必要であろう。

しかし、最近の生殖医療の現状を見ていると倫理的原則がないまま次第にエスカレートし、いわゆる「滑りやすい坂道」(slippery slope)を感じさせられる。

●参考文献
1. Johnson. A. G.（森岡恭彦・上竹正躬訳）『医の倫理─何をどう考えるか』南江堂、1992年
2. 森岡恭彦『インフォームド・コンセント』NHKブックス、2001年
3. グレゴリー E ペンス（宮坂道夫・長岡成夫訳）『医療の倫理』みすず書房、2001年
4. アンドレ・グアゼ（森岡恭彦訳）『医の倫理とは─明日の医療と哲学』産業図書、2001年
5. 厚生省医薬品安全局GCP研究会『改訂GCPハンドブック』医薬時報社、1997年
6. 森岡恭彦『医の倫理と法』南江堂、2005年

付　録

1　ヒポクラテスの誓い

> 　医神アポロン、アスクレピオス、ヒュギエイア、パナケイア、およびすべての男神・女神たちの御照覧をあおぎ、つぎの誓いと師弟誓約書の履行を、私は自分の能力と判断の及ぶかぎり全うすることを誓います。
> 　この術を私に授けていただいた先生に対するときは、両親に対すると同様にし、共同生活者となり、何かが必要であれば私のものを分け、また先生の子息たちは兄弟同様に扱い、彼らが学習することを望むならば、報酬も師弟誓約書もとることなく教えます。また医師の心得、講義そのほかすべての学習事項を伝授する対象は、私の息子と、先生の息子と、医師の掟に従い師弟誓約書を書き誓いを立てた門下生に限ることにし、彼ら以外の誰にも伝授はいたしません。
> 　養生治療を施すにあたっては、能力と判断の及ぶかぎり患者の利益になることを考え、危害を加えたり不正を行う目的で治療をすることはいたしません。
> 　また求められても、致死薬を与えることはせず、そういう助言もいたしません。同様に婦人に対し堕胎用のペッサリーを与えることもいたしません。私の生活と術ともに清浄かつ敬虔に守りとおします。
> 　結石患者に対しては、決して切開手術は行わず、それを専門の業とする人に任せます。
> 　また、どの家にはいっていくにせよ、すべては患者の利益になることを考え、どんな意図的不正も害悪も加えません。とくに、男と女、自由人と奴隷のいかんをとわず、彼らの肉体に対して情欲をみたすことはいたしません。
> 　治療のとき、または治療しないときも、人々の生活に関して見聞きすることで、およそ口外すべきではないものは、それを秘密事項と考え、口を閉ざすことにいたします。
> 　以上の誓いを私が全うしこれを犯すことがないならば、すべての人々から永く名声を博し、生活と術のうえでの実りが得られますように。しかし誓いから道を踏みはずし偽誓などすることがあれば、逆の報いを受けますように。
> （大槻真一郎ら訳、ヒポクラテス全集、第一巻、エンタプライズ、東京、1985より引用）

2　医の倫理綱領（日本医師会）〜平成 12 年

> 　医学および医療は、病める人の治療はもとより、人々の健康の維持もしくは増進を図るもので、医師は責任の重大性を認識し、人類愛を基にすべての人に奉仕するものである。

1. 医師は生涯学習の精神を保ち、つねに医学の知識と技術の習得に努めるとともに、その進歩・発展に尽くす。
2. 医師はこの職業の尊厳と責任を自覚し、教養を深め、人格を高めるように心掛ける。
3. 医師は医療を受ける人びとの人格を尊重し、やさしい心で接するとともに、医療内容についてよく説明し、信頼を得るように努める。
4. 医師は互いに尊敬し、医療関係者と協力して医療に尽くす。
5. 医師は医療の公共性を重んじ、医療を通じて社会の発展に尽くすとともに、法規範の遵守および法秩序の形成に務める。
6. 医師は医業にあたって営利を目的としない。

3　世界医師会（WMA）ヘルシンキ宣言（開始 1964 年）
―― 人間を対象とする医学研究の倫理的原則（日本医師会訳）――

1964年 6 月	第 18 回WMA総会（ヘルシンキ、フィンランド）で採択
1975年10月	第 29 回WMA総会（東京、日本）で修正
1983年10月	第 35 回WMA総会（ベニス、イタリア）で修正
1989年 9 月	第 41 回WMA総会（九龍、香港）で修正
1996年10月	第 48 回WMA総会（サマーセットウェスト、南アフリカ）で修正
2000年10月	第 52 回WMA総会（エジンバラ、スコットランド）で修正
2002年10月	WMAワシントン総会（アメリカ合衆国）で修正（第 29 項目明確化のため注釈追加）
2004年10月	WMA東京総会（日本）で修正（第 30 項目明確化のため注釈追加）
2008年10月	WMAソウル総会（韓国）で修正

A. 序文
1. 世界医師会（WMA）は、個人を特定できるヒト由来の試料およびデータの研究を含む、人間を対象とする医学研究の倫理的原則として、ヘルシンキ宣言を発展させてきた。本宣言は、総合的に解釈されることを意図したものであり、各項目は他のすべての関連項目を考慮に入れず適応されるべきではない。
2. 本宣言は、主として医師に対して表明されたものであるが、WMAは人間を対象とする医学研究に関与する医師以外の人々に対しても、これらの原則の採用を推奨する。
3. 医学研究の対象となる人々を含め、患者の健康を向上させ、守ることは、医師の責務である。医師の知識と良心は、この責務達成のために捧げられる。
4. WMAジュネーブ宣言は、「私の患者の健康を私の第一の関心事とする」ことを医師に義務づけ、また医の国際倫理綱領は、「医師は医療の提供に際して、患者

の最善の利益のために行動すべきである」と宣言している。
5. 医学の進歩は、最終的に人間を対象とする研究を要するものである。医学研究に十分参加できていない人々には、研究参加への適切なアクセスの機会が提供されるべきである。
6. 人間を対象とする医学研究においては、個々の研究被験者の福祉が他のすべての利益よりも優先されなければならない。
7. 人間を対象とする医学研究の第一の目的は、疾病の原因、発症、および影響を理解し、予防、診断ならびに治療行為（手法、手順、処置）を改善することである。現在最善の治療行為であっても、安全性、有効性、効率、利用しやすさ、および質に関する研究を通じて、継続的に評価されなければならない。
8. 医学の実践および医学研究においては、ほとんどの治療行為にリスクと負担が伴う。
9. 医学研究は、すべての人間に対する尊敬を深め、その健康と権利を擁護するための倫理基準に従わなければならない。研究対象の中には、特に脆弱で特別な保護を必要とする集団もある。これには、同意の諾否を自ら行うことができない人々や強制や不適切な影響にさらされやすい人々が含まれる。
10. 医師は、適用される国際的規範および基準はもとより、人間を対象とする研究に関する自国の倫理、法律および規制上の規範ならびに基準を考慮するべきである。いかなる自国あるいは国際的な倫理、法律、または規制上の要請も、この宣言が示す研究被験者に対する保護を弱めたり、撤廃するべきではない。

B. すべての医学研究のための諸原則

11. 研究被験者の生命、健康、尊厳、完全無欠性、自己決定権、プライバシーおよび個人情報の秘密を守ることは、医学研究に参加する医師の責務である。
12. 人間を対象とする医学研究は、科学的文献の十分な知識、関連性のある他の情報源および十分な実験、ならびに適切な場合には動物実験に基づき、一般的に受け入れられた科学的原則に従わなければならない。研究に使用される動物の福祉は尊重されなければならない。
13. 環境に悪影響を及ぼすおそれのある医学研究を実施する際には、適切な注意が必要である。
14. 人間を対象とする各研究の計画と作業内容は、研究計画書の中に明示されていなければならない。研究計画書は、関連する倫理的配慮に関する言明を含み、また本宣言の原則にどのように対応しているかを示すべきである。計画書は、資金提供、スポンサー、研究組織との関わり、その他起こり得る利益相反、被験者に対する報奨ならびに研究に参加した結果として損害を受けた被験者の治療

および／または補償の条項に関する情報を含むべきである。この計画書には、その研究の中で有益であると同定された治療行為に対する研究被験者の研究後のアクセス、または他の適切な治療あるいは利益に対するアクセスに関する取り決めが記載されるべきである。

15. 研究計画書は、検討、意見、指導および承認を得るため、研究開始前に研究倫理委員会に提出されなければならない。この委員会は、研究者、スポンサーおよびその他のあらゆる不適切な影響から独立したものでなければならない。当該委員会は、適用される国際的規範および基準はもとより、研究が実施される国々の法律と規制を考慮しなければならないが、それらによってこの宣言が示す研究被験者に対する保護を弱めたり、撤廃することは許されない。この委員会は、進行中の研究を監視する権利を有するべきである。研究者は委員会に対して、監視情報、とくに重篤な有害事象に関する情報を提供しなければならない。委員会の審議と承認を得ずに計画書を変更することはできない。
16. 人間を対象とする医学研究を行うのは、適正な科学的訓練と資格を有する個人でなければならない。患者あるいは健康なボランティアに関する研究は、能力があり適切な資格を有する医師もしくは他の医療専門職による監督を要する。被験者の保護責任は常に医師あるいは他の医療専門職にあり、被験者が同意を与えた場合でも、決してその被験者にはない。
17. 不利な立場または脆弱な人々あるいは地域社会を対象とする医学研究は、研究がその集団または地域の健康上の必要性と優先事項に応えるものであり、かつその集団または地域が研究結果から利益を得る可能性がある場合に限り正当化される。
18. 人間を対象とするすべての医学研究では、研究に関わる個人と地域に対する予想しうるリスクと負担を、彼らおよびその調査条件によって影響を受ける他の人々または地域に対する予見可能な利益と比較する慎重な評価が、事前に行われなければならない。
19. すべての臨床試験は、最初の被験者を募集する前に、一般的にアクセス可能なデータベースに登録されなければならない。
20. 医師は、内在するリスクが十分に評価され、かつそのリスクを適切に管理できることを確信できない限り、人間を対象とする研究に関与することはできない。医師は潜在的な利益よりもリスクが高いと判断される場合、または有効かつ利益のある結果の決定的証拠が得られた場合は、直ちに研究を中止しなければならない。
21. 人間を対象とする医学研究は、その目的の重要性が研究に内在する被験者のリスクと負担に勝る場合にのみ行うことができる。

22. 判断能力のある個人による、医学研究への被験者としての参加は、自発的なものでなければならない。家族または地域社会のリーダーに打診することが適切な場合もあるが、判断能力のある個人を、本人の自由な承諾なしに、研究へ登録してはならない。

23. 研究被験者のプライバシーおよび個人情報の秘密を守るため、ならびに被験者の肉体的、精神的および社会的完全無欠性に対する研究の影響を最小限にとどめるために、あらゆる予防策を講じなければならない。

24. 判断能力のある人間を対象とする医学研究において、それぞれの被験者候補は、目的、方法、資金源、起こりうる利益相反、研究者の関連組織との関わり、研究によって期待される利益と起こりうるリスク、ならびに研究に伴いうる不快な状態、その他研究に関するすべての側面について、十分に説明されなければならない。被験者候補は、いつでも不利益を受けることなしに、研究参加を拒否するか、または参加の同意を撤回する権利のあることを知らされなければならない。被験者候補ごとにどのような情報を必要としているかとその情報の伝達方法についても特別な配慮が必要である。被験者候補がその情報を理解したことを確認したうえで、医師または他の適切な有資格者は、被験者候補の自由意思によるインフォームド・コンセントを、望ましくは文書で求めなければならない。同意が書面で表明されない場合、その文書によらない同意は、正式な文書に記録され、証人によって証明されるべきである。

25. 個人を特定しうるヒト由来の試料またはデータを使用する医学研究に関しては、医師は収集、分析、保存および／または再利用に対する同意を通常求めなければならない。このような研究には、同意を得ることが不可能であるか非現実的である場合、または研究の有効性に脅威を与える場合があり得る。このような状況下の研究は、研究倫理委員会の審議と承認を得た後にのみ行うことができる。

26. 研究参加へのインフォームド・コンセントを求める場合、医師は、被験者候補が医師に依存した関係にあるか否か、または強制の下に同意するおそれがあるか否かについて、特別に注意すべきである。このような状況下では、インフォームド・コンセントは、そのような関係とは完全に独立した、適切な有資格者によって求められるべきである。

27. 制限能力者が被験者候補となる場合、医師は、法律上の権限を有する代理人からのインフォームド・コンセントを求めなければならない。これらの人々が研究に含まれるのは、その研究が被験者候補に代表される集団の健康増進を試みるためのものであり、判断能力のある人々では代替して行うことができず、かつ最小限のリスクと最小限の負担しか伴わない場合に限られ、被験者候補の利

益になる可能性のない研究対象に含まれてはならない。
28. 制限能力者とみなされる被験者候補が、研究参加についての決定に賛意を表することができる場合には、医師は、法律上の権限を有する代理人からの同意のほか、さらに本人の賛意を求めなければならない。被験者候補の不同意は尊重されるべきである。
29. 例えば、意識不明の患者のように、肉体的、精神的に同意を与えることができない被験者を対象とした研究は、インフォームド・コンセントを与えることを妨げる肉体的・精神的状態が、その対象集団の必要な特徴である場合に限って行うことができる。このような状況では、医師は法律上の権限を有する代理人からのインフォームド・コンセントを求めるべきである。そのような代理人が存在せず、かつ研究を延期することができない場合には、インフォームド・コンセントを与えることができない状態にある被験者を対象とする特別な理由を研究計画書の中で述べ、かつ研究倫理委員会で承認されることを条件として、この研究はインフォームド・コンセントなしに開始することができる。研究に引き続き参加することに対する同意を、できるだけ早く被験者または法律上の代理人から取得するべきである。
30. 著者、編集者および発行者はすべて、研究結果の公刊に倫理的責務を負っている。著者は人間を対象とする研究の結果を一般的に公表する義務を有し、報告書の完全性と正確性に説明責任を負う。彼らは、倫理的報告に関する容認されたガイドラインを遵守すべきである。消極的結果および結論に達しない結果も積極的結果と同様に、公刊または他の方法で一般に公表されるべきである。刊行物の中には、資金源、組織との関わりおよび利益相反が明示される必要がある。この宣言の原則に反する研究報告は、公刊のために受理されるべきではない。

C.治療と結びついた医学研究のための追加原則
31. 医師が医学研究を治療と結びつけることができるのは、その研究が予防、診断または治療上の価値があり得るとして正当化できる範囲内にあり、かつ被験者となる患者の健康に有害な影響が及ばないことを確信する十分な理由を医師がもつ場合に限られる。
32. 新しい治療行為の利益、リスク、負担および有効性は、現在最善と証明されている治療行為と比較考慮されなければならない。ただし、以下の場合にはプラセボの使用または無治療が認められる。
    ● 現在証明された治療行為が存在しない研究の場合、または、
    ● やむを得ない、科学的に健全な方法論的理由により、プラセボ使用が、その

治療行為の有効性あるいは安全性を決定するために必要であり、かつプラセボ治療または無治療となる患者に重篤または回復できない損害のリスクが生じないと考えられる場合。この手法の乱用を避けるために十分な配慮が必要である。

33. 研究終了後、その研究に参加した患者は、研究結果を知る権利と、例えば、研究の中で有益であると同定された治療行為へのアクセス、または他の適切な治療あるいは利益へのアクセスなどの、研究結果から得られる利益を共有する権利を有する。
34. 医師は、治療のどの部分が研究に関連しているかを患者に十分に説明しなければならない。患者の研究参加に対する拒否または研究からの撤退の決定は、決して患者・医師関係の妨げとなってはならない。
35. ある患者の治療において、証明された治療行為が存在しないか、またはそれらが有効でなかった場合、患者または法律上の資格を有する代理人からのインフォームド・コンセントがあり、専門家の助言を求めた後であれば、医師は、まだ証明されていない治療行為を実施することができる。ただし、それは医師がその治療行為で生命を救う、健康を回復する、または苦痛を緩和する望みがあると判断した場合に限られる。可能であれば、その治療行為は、安全性と有効性を評価するために計画された研究の対象とされるべきである。すべての例において、新しい情報は記録され、適切な場合には、一般に公開されるべきである。

4　斬首されたヒポクラテスの木

　古代ギリシアの医聖ヒポクラテスがその木の下で弟子たちに講義をしたとされるスズカケノ木が今日でもギリシアのコス島に残されている。もちろんその木は当時のものではないが、その株から移植された木が日本の医科大学や病院に数多く育っている。

　日本赤十字社医療センターにも20数年前に植えられたヒポクラテスの木がある。ところが、最近、台風のためこの木の枝が折れ、心無い人によってその幹がばっさり斬られてしまった。ヒポクラテスの医の倫理があたかも捨て去られたかのようである。しかし、それでも残った幹から側枝が伸びて生い茂ってきていて、その様子は何か現代の医の倫理を考える上で象徴的である。残念ながらこの木は2005年、病院新築工事のために伐採されてしまった。

第8章　生と死 ── 宗教の役割 ──

島薗　進

1. 医療と宗教の接点

　医療は人のいのちに関わる。生死に深く関与する。医学とは生物としての人間の学、狭く限定すれば、病気を基軸とした身体の自然科学である。だが、それと共に、「生と死」を生きる人間の危機的状況に際して、援助の手を差し伸べようとする知や実践の体系でもある。後者の側面に注目すれば、医療や医学と宗教がたいへん近いところに位置しているということに何の不思議もない。

　「医療と宗教の接点」はたくさんある。「接点」というより、広く複雑な接触面をもつといった方がよいかもしれない。死の看取り、すなわちターミナル・ケアはわかりやすい領域だ。死に面した患者に対して、病室や診察室でなにができるだろうか。患者のニーズは従来、医療が提供できると考えていたサービスの範囲を超えるだろう。患者は自らの「いのち」を脅かされ、その危機を越えるためのケアを求めてその場に来ている。

　だが、もっとも必要とされている種類のケアは近代医学が開発し、医学生に教えている科学技術によるケアではないのかもしれない。心理的な苦しみもあるだろうが、さらに魂の痛みと呼ぶべきもの、スピリチュアルな苦痛と呼ぶべきものもある。そのような痛み、苦痛には魂に達するようなケア、スピリチュアルなレベルのケアが必要とされるだろう。そうしたスピリチュアルなケアは、まさに宗教が自らの持ち分とするところだった。

　では、現代の伝統的な諸宗教は自信をもって自らの教義に基づき、人々に死に向き合う仕方を教えることができるだろうか。簡単にイエスとも言えない。近代科学的な世界観の影響を受け、また産業社会の生活スタイルに影響されて、人々の死生観も激しく変化してきている。伝統的な宗教教団が行う葬儀に不満を感ずる人も増えている。人が死を迎える時に、聖職者（僧侶、司祭、牧師、神職）に立ち会ってほしいと思う人がどのぐらいいるだろうか。宗教の方もスピリチュアル・ケアのあり方をめぐって、むしろ難しい模索の時期にあると言えるだろう。

キリスト教を背景とするホスピス、仏教を背景とするビハーラの運動はこのような状況のなかから育ってきている。これらは医療の現場と関わりながら、死に直面する人たちにスピリチュアル・ケアを提供しようとする新しい試みである。宗教者たちもホスピスやビハーラに大きな期待をもっている。そこに宗教的な伝統が新たな力を発揮する場所が見出されるようにも思われるからだ。ターミナル・ケア（死の看取り）は医療にとっても、宗教にとっても新しいチャレンジの場となっている。医療と宗教の接点から新しい文化が生まれようとしているのかもしれない。

しかし、医療と宗教の接点に現れてきているチャレンジはターミナル・ケアの問題に限られない。臨床の場においても大きな問題となるが、加えて医学研究の場でも出会う重大なチャレンジは生命倫理問題である。日本では脳死・臓器移植をめぐる生命倫理問題について、長期にわたり立ち入った議論が行われた。一方、欧米では妊娠中絶をめぐってもっと長く、もっと激しい論争が行われてきた。「いのちの終わり」についても、「いのちの始まり」についても倫理的な判断が難しい。

これらの問題に医学の枠内からだけで答えることができないのは言うまでもない。生と死をめぐる文化が、とりわけ宗教が絡んでくることは避けられない。だが20世紀から21世紀への移行期に、この問題はさらに緊急度を増してきたようである。この章では、近年の医学や生命科学の急速な発展に伴う倫理問題を取り上げながら、現代社会における「医療と宗教の接点」について考えを深めていくことにしたい。

2. いのちの侵害への恐れ

医学が進歩し、これまでできなかった治療や援助ができるようになることはもちろん望ましいことだ。ところが、人々の願いに応えようとする医学の発展が、実はいのちを侵害する可能性をはらんでいるのではないかと恐れられもする。生命科学の急速な拡大により、人間には踏み込み得ないはずだった「畏れ多い」領域に踏み込むことができるようになった。20世紀の最後の20年ほどの間に、人のいのちを作り出したり、取捨選択したり、作りかえたりできるようになる展望が急速に広まった。人のクローンを作る可能性が出てきたこと、人の胚（受精卵）にさまざまな操作を加えることができるようになったこと、

人ゲノムの解読が進み遺伝子診断が現実化し、遺伝子治療の可能性も出てきたことなどである。人類はまったく新しい知識と技術を得て、難しい選択に直面している。

　医療は尊い人のいのちを守り、いのちが脅かされたときにそれを救うはずのものではなかっただろうか。だからこそ医療や看護の職につくものは自らの仕事に高い誇りをもち、使命観をもちすらしたのだ。しかし、医療が人の健康を脅かしたり、いのちを危険にさらすものでもあるとして批判される機会が増えてきた。現代文明の批判者であるイヴァン・イリッチは、「医原病」(iatrogenesis)という言葉を考え出した。医療が原因となってかえって病気となることを言う。薬害や院内感染や医療ミスについてのニュースに接する機会が多い現代人はその語の意味が直感的に理解できるだろう。

　しかし、生命科学の急速な発展によって、「尊いいのちを守る」はずの医療が「いのちの侵害」をもたらす可能性についての恐れは、まったく異なる規模と次元をもったものに拡大した。この変化を象徴するのは、1990年代の後半に伝えられた二つの出来事についてのニュースだろう。すなわちイギリスでクローン羊のドリーが産まれた(1996年)という出来事と、人のゲノムの配列がほぼ読みとり終わった(2000年)という出来事である。

　前者はクローンによって子どもを作ることを可能にするだけではない。クローン技術と万能細胞(ES細胞)を取り出す技術とを結びつけ、細胞や臓器の補充交換を行う医療(再生医療)の飛躍的な向上に役立つと期待されている。臓器移植では拒絶反応のために限界があった臓器入れ替えに対して、自らの遺伝子をもった臓器を作って拒絶反応のない臓器を補充することも夢ではないという。他方、後者は個々の遺伝子が特定の病気とどのように関わっているかを知ること(遺伝子診断)により、個々人について将来発症の可能性が高い病気を予想する予防医療への可能性を開くものである。個々人の遺伝的特性を読みとったうえで、その人にふさわしい医療を行うことができるので、従来の一律の既製服医療に対してテーラーメイド医療と特徴づけられたりしている。

　これらは病苦の克服の可能性を高めるはずだから「いのちの質(QOL)を高める」明るいニュースのようではあるが、それに伴って新たに「いのちの侵害」も進むのではないかという懸念が生じてもきている。クローン技術は新たに人の胚を作ることであり、人間のいのちを実験室で作ってしまうことを意味す

る。それを臓器作成などの再生医療に用いるには、人の胚を破壊してES細胞を取り出さなくてはならない。そこには人のいのちを作り破壊するという「いのちの侵害」が含まれているのではないだろうか。一方、遺伝子診断はさまざまな差別を生んだり、試験管や胎内のいのちの選別を可能にしたり、さらには遺伝子治療という名目で人という種のいのちの改変をもたらしたりする結果を招かないとも限らない。人となるはずの胚を遺伝子診断して、重大な病気や障害の可能性があるものは抹殺するということになれば、社会の負担になる者を抹殺したり、そうでなくても生まれなくなるようにする、かつての優生学の復活であり（『優生学と人間社会』）、「いのちの侵害」を公然と認めることにはならないか。新しい医療の希望には、重大な生命倫理問題がたくさん伴っている。

21世紀の前半に急速に発展することが期待される再生医療やテーラーメイド医療はこのように「いのちの侵害」への恐れを呼び起こし、人間の「生と死」に関わる難問を投げかけているが、それに先立って、すでに「生命倫理」の問題は医療関係者を悩ませ続けてきた。1970年代から80年代にかけて議論が始められ、その後も活発な議論が続いているのは、脳死による臓器移植と生殖補助医療だった。日本では脳死を人の死としてよいかどうかについて大きな議論がわき起こった。脳死の判定を受けた人が子どもを産んだという例があるように、まだ生きているのかもしれない脳死状態の人を死者として遇しようとするのは、新鮮な臓器を取り出し、臓器移植に使いたいためではないかという疑問が投げかけられた。また、臓器移植を積極的に進めるアメリカでは臓器売買が進み、人のからだの資源化が進んでいるという批判もなされた（『臓器交換社会』）。

子どもが産めないカップルに子どもが産めるようにしてあげようとする生殖補助医療もたくさんの問題をかかえている。不妊治療はまず人工授精として長い歴史をもつが、次第にドナーによる受精や卵子提供が広がるようになった。他方、1978年に体外受精の子どもが生まれるようになって、生命倫理問題がさらに複雑化してきた。体外受精を行うとき、子宮にもどさずに冷凍保存される胚（「余剰胚」とよばれる）が生じる。余剰胚を用いて胚の利用を行おうとする再生医療の構想は、体外受精があるからこそ大きく広がったのである。精子や卵子に価格がついたり、同性愛者や配偶者のいない女性が体外受精で子ども

をもうけることも、アメリカでは可能になった。さらに羊のドリーの誕生という形でクローン技術が開発されると、クローン技術を使ってある人物と同じ遺伝子をもった人間を産み出すこともできるようになり、それを望む人々が多数出現している。医療はたいへん大きな能力をもつようになったわけだが、それが「いのちやからだの資源化」に通じてはいないか、慎重に吟味しなければならなくなっている。

3. 宗教的な論拠による批判

　欧米諸国においては医学の発展や医療の拡充による「いのちの侵害への恐れ」を表明し、「いのちとからだの資源化」に抵抗しようとする勢力としてまず思い浮かべられるのはキリスト教会、とりわけカトリック教会や福音派のプロテスタントである。西洋社会では、生死をめぐるいくつかの問題について、医療の過剰介入に神から与えられた「人のいのちの神聖さ」を掲げる宗教が対抗するという図式が成り立っている。人工妊娠中絶と安楽死はキリスト教会からの批判が目立つ代表的な問題領域である。とくにアメリカでは、人工妊娠中絶が長期にわたって国を二分する大きな政治問題になってきている（『中絶論争とアメリカ社会』）。

　アメリカでの論争は1960年前後から始まり、1973年に中絶容認の最高裁判決が出てからいっそう活発となった。妊娠中絶は女性のからだの問題だとして「産まない権利」を掲げる中絶擁護派（prochoice）に対して、受精の瞬間から人としてのいのちが始まっているとして、胎児のいのちの侵害を阻もうとする中絶反対派（prolife）が対抗するという構図である。最大の中絶反対勢力であるカトリック教会が断固として妊娠中絶反対の態度を打ち出したのは、第二ヴァチカン公会議（1962-5年）と教皇パウロ六世の回勅『フマーネ・ヴィタエ（Humanae Vitae）──適正な産児の調整について』（1968年）においてである。1987年に公にされた『生命のはじまりに関する教書』では、その主旨が次のように述べられている。

　　すべての人間の生命は、受胎の瞬間から絶対的に尊重されるべきものである。なぜなら、この地上において、人間だけが、神が「それ自体のために望んだ」存在であり、また各人間の霊魂は神によって「直接に創造され

た」ものであり、そして全体としての人間は創造主の似姿であるからである。人間の生命が神聖であるのは、それが初めから「神の創造のわざ」の結果であり、また、その唯一の目標である創造主と永久に特別な関係を保ち続けるからである。神のみが、生命の初めから終わりまでの主である。たとえどんな状況にあったとしても、無害な人間を意図的に破壊することは、だれにもできない。(教皇庁教理省『生命のはじまりに関する教書』カトリック中央協議会、1987年)

　この立場に基づいて、カトリック教会はES細胞(万能細胞)による再生医療を目指すような人間の胚の利用についても、厳しく反対の態度を示している。教皇庁立生命アカデミーによる「ヒト胚性幹細胞の作製及び科学的・治療的用途に対する宣言」(2000年8月)の論旨は次のようにまとめることができる。
　「人間は、受胎の瞬間から人間として尊重され、扱われるべき」である。つまり、「ヒト胚は、『人間の個体』として、自己の生命についての権利を有する」。ところが、ヒト胚性幹細胞(ヒトES細胞)を樹立するためには、ヒト胚に致命的な損傷を与えなければならない。「それゆえ、それは重大な非道徳的な行為であり、したがって、重大な不正である」。
　この問題については、日本でも出口なお(1837～1918)と出口王仁三郎(1871～1948)が創始した神道系の新宗教、大本が同様の反対意志を表明している。大本は「大本本部」名で『ES細胞研究容認に対する教団見解』(2000年6月)を示したが、その根拠は次のように論じられている。
　「大本教団では、人の生命の始まりを〈受精の瞬間〉と見ているが、その根拠は出口王仁三郎聖師の教示に、"霊界の天人の子(霊子・れいし)が地上に降下する"などとあることによる。この生命の始まりは、今日の生物学的表現でいうならば、精子が卵子へ侵入し受精卵中で「精子、卵子両者の核膜が溶解し独自の遺伝子を持った時点」であり、霊的にいうならば「新しい希薄な固有の霊的生命(霊子)の宿った瞬間」をいう。(中略)したがって大本では、受精の瞬間に固有の人格をもつ生命が始動するとみており、受精卵(初期胚)を被験の対象とする今回のES細胞研究容認に対して、強く反対の意を表明するものである」(『ヒトES細胞研究は容認できるか』)
　「受精の瞬間から人としてのいのちが始まる。だからそれをおかしてはなら

ない」という主張はカトリック教会と同様である。そしてその根拠として、受精とともに「霊子が宿る」こと、だからその時、「人格をもつ生命」が始まることをあげている。「霊子」という明確な指標をもって「人のいのち」の始まりを区切る事ができ、したがっておかしてはならない「いのちの尊厳」があるかないかも、明確にある瞬間で区切ることができると考えられている。

　大本のこの立場は、脳死による臓器移植に対する反対によって培われた教学的な蓄積に支えられている。カトリック教会やキリスト教会には脳死による臓器移植に対する異論はあまり見られなかった。しかし、日本では脳死による臓器移植に対する反対意見が強く、1997年7月に「臓器の移植に関する法律」が公布されて以降も、あまり積極的に進められておらず実施例が少ない。反対意見は多岐にわたるが、そのなかに宗教的な論拠に触れるものが少なからず含まれていた。仏教的な伝統の立場からのものも神道的な伝統の立場からのものもあるが、後者のなかでは脳死者もまだ霊魂を保っているとするものが有力だった。大本の見解はこの立場を代表する。

> 大本教団では、教祖出口王仁三郎聖師の教示にもとづき、早くから脳死は「人の死」ではないと表明してきた。人間は元来、霊魂と肉体とからなる有機的統一体であり、その主体性は霊魂に存在し、肉体は霊魂の容器であり、死は心臓の鼓動がまったく停止し、霊魂が肉体から完全離脱した時を言うのであって、心拍のある脳死状態は、個体死でなく脳の部分死にすぎないとしているからである。／(「／」は原文改行の意) 万有は、創造神の被造物であって、すべての生命は究極の一元に帰するものである。こうした生命観は、健全な人間生活の基盤となり万有愛を育てるものであって、今後築かれるであろう精神文明にとって不可欠な要素となるものである。／脳死を「人の死」とし、人間を部品の集合体とみるならば、人心はますます物質中心の考えに偏り、科学万能の荒涼とした死生観、人生観、世界観に変わり、人類の精神は由々しい状態にいたることを憂えざるをえない。(『脳死を「人の死」とすることに反対する声明』1991年12月3日)

　カトリック教会や大本の現代医療の拡張に対する批判は、このように強固な教義的な論拠に基づいている。人のいのちの本体は神から与えられた神聖な霊魂にあり、その霊魂を傷つけることは許されない。「いのちの侵害」とは霊魂あ

るいのちの侵害であり、霊魂が宿る間の人間は決してもののように扱い、部品の集合体のように扱ってはならない。そしてその霊魂が宿る尊いいのちは受精から始まる。大本の場合、それは脳死によって終わるのではなく、心臓死に至るまで続くとするのである。

4. 宗教界のさまざまな立場

　もっともどの宗教的な立場も、新しい医療技術や医学研究に必ず反対か、消極的な姿勢というわけでもない。プロテスタントのなかには、人工妊娠中絶に対して許容、反対双方の立場が拮抗しているし、日本の仏教界のなかでも、脳死判定による臓器移植について支持、批判双方の立場が入り乱れている。

　日本印度学仏教学会では学会内に設けられた生命倫理委員会の委員（24名）を対象に1992年にアンケートを行った。範囲は、①「生命操作の問題」、②「脳死・臓器移植の問題」、③「ターミナル・ケアの問題」にわたり、15の質問がなされたが、たとえば、①に属する「流産・早産などにより死亡した胎児・新生児や中絶された胎児を医学的に利用することについてどう考えますか」という問いに対する回答は、「医学的倫理規定や、それを維持する態勢と、公開性が有るなら人類の福祉のために認めてよいと思う」を選んだ委員が11、「こうしたことは絶対に行うべきではなく、そのために人類の福祉が遅れても我慢すべきである」が10、「人類の福祉のためなら命を無駄にしないためにも積極的に行ってよい」を選んだ者は0となっている。

　日本の仏教界のなかで、脳死・臓器移植や医療の介入による生命操作に強い反対の立場をとる人たちは、殺生戒を基礎とした上で、人のいのちは大いなるいのち、無量のいのちとも言うべき仏からいただいたものであり、個々人が各自の都合で処理してよいようなものではないという。人間の基準でいのちの価値を判断するようになると、尊厳ある生とそうでない生を序列づけ、弱い者を排除することにもなる。また、仏の教えに従い、人のいのちの限界を自覚し、慎みをもって生きるべきだが、現在の医療はもっと長く生きたい、もっと多くの欲望を満たしたいという際限のない欲望をあおるような方向に向かっているとも論じられる。

　たとえば、浄土真宗の小川一乗は、安楽死などを念頭に置き、「いのちの質（QOL）」を重んじ、自ら尊厳ある死を選ぶことができるという考え方を批判し

て、次のように論じている(『仏教からの脳死・臓器移植批判』)。

> なぜならば、基本的には私たちのいのちは自分のものではないというのが仏教だからです。私の存在はすべて与えられたものです。与えられたものを私が勝手にそうしよう、こうしようなどと考えること自体に問題があると同時に、考えたところでそのとおりにはなっていかない。そういうのが仏教でいういのちの世界だと思います。はっきり言ってしまえば、苦しい病によってこのいのちを終わっていかなければならないときは、それを引き受けていくというのが仏教の立場だろうと思います。

　一方、脳死・臓器移植や医療の介入による生命操作を積極的に支持する立場をとる人たちは、仏のいのちを実現していく個々人の主体的な実践の価値を強調し、合理的な知識に従うべきことを説こうとする。脳死・臓器移植については、提供者にとってそれは執着を離れ、慈悲の行為をなすという仏道修行の意味をもつとされる。責任ある自己として仏に従おうとする人間にとって、臓器提供の決断は輪廻からの解脱を目指す心がまえの延長線上にある。曹洞宗の中野東禅はこの問題を次のように論じている(『中絶・尊厳死・脳死・環境』)。

> 仏の命を仏の命たらしめるためにどう生きるかということが、仏と人間の関係である。人間的努力を放棄してはいけない。特に命の事実を明晰に受容するのは、仏智のあり方である。(中略)臓器の布施は、自分が生かされた喜びを持ったからこそ、人が生きることに喜んで役に立ちたいという気持ちの現れである。脳死・臓器移植を場としてよかったと言える生にするための修行である。

　中野は「いのちの始まり」についても独自の論を展開している。諸条件の調和という「縁起」によって成り立っている生命であるが、人間としての「自立」を果たすには、さらに「命根(みょうこん)」という要素が加わる必要があるという。それは胚が一定の成長をとげた後のことなので、それ以前の段階の、廃棄を予定された余剰胚や、受精によるのではないクローン胚などは研究利用が許されるのではないかとも論じている。胚の研究利用にたいへん積極的な立場である。
　浄土真宗と曹洞宗は共に人間の霊が存在するという考えを否定する点で立

場を共有するが、その両教団の学者の間でもこれだけの大きな違いがある。また、ここに取り上げた二人の論者が浄土真宗と曹洞宗を代表するわけではなく、それぞれの宗派のなかにも多様な考えがある。さらに、真言宗や日蓮宗などのように人間の霊にあたるものの存在を認める立場の人が多い宗派もあるわけだから、日本の仏教における「いのち」のとらえ方、また、生命倫理問題への応答の仕方はまことに大きな広がりをもつと言わなければならない。これはもともと仏教が権威ある教団組織による教義の統一ということにあまり熱心でなく、多様な宗派や流れが併存してゆるやかな連合体を作ってきたという伝統と関わりがあるだろう。しかし、ほかの諸宗教においても、生命倫理問題に対する対応は必ずしも一枚岩でないのがふつうである。仏教に限らず、同じ宗教伝統の枠内にとどまろうとする人々の間でも、多くの場合、こうした問題について一様な見解があるわけではないということに注意しておきたい。

　諸宗教の間の違いということになると、その幅は小さくない。「いのちの始まり」と胚の研究利用についての見解を例にとってみよう。ユネスコの調査によると、カトリック教会が人のいのちは受精の瞬間から始まるとし、着床前診断や胚の研究利用に反対の姿勢を明確にしているのに対して、プロテスタント諸派では初期の胚には人格がないとしてある段階までは、着床前診断や胚の研究利用を認めるものが多い。イスラムでは受精後40日以降に人になるといい、ユダヤ教では子宮に着床するまでは人ではないとして、ともに着床前診断や胚の研究利用は広く認められるとする(『先端医療のルール』)。さらにクローンの子どもを生むことが許されるかどうかという問題となると、多くの宗教は反対であるが、クロード・ラエルが創始した新宗教、ラエリアン・ムーブメントのように、大いに賛成で2001年にはクローンを生むためのプロジェクトを立ち上げた宗教教団さえある。

　このように見てくると、生命倫理の問題について、どの宗教も、また宗教を信じる人であれば誰でも、「いのちの侵害」に対して警戒的で、「いのちとからだの利用」に慎重な立場をとるとは言えないことがわかる。科学が人のいのちを人為で操作することに対して、宗教はいつも強く抵抗の姿勢をとるとは限らない。そこで、宗教的な動機によって「いのちの侵害」に反対する場合、それはなぜなのかをあらためて問い直す必要が出てくる。その場合、特定の宗教伝統に沿って考察するのではなく、多くの諸宗教に見られ、特定の宗教に強いコ

ミットメントをもたない人も賛同するような思考パターンを見出してみたい。それは「人間の尊厳」といった抽象的な概念にかえて、より感性的で日常言語的な語り口で、なにが「いのちの侵害」なのか、「いのちの尊さ」を守るためになにを認めない方がよいのかを説明する試みともなるだろう。

5. 授かるものとしてのいのち

　「いのちやからだの操作や利用を是認し、許可するのは誰なのか」という問いから入ろう。インフォームド・コンセントをめぐる問いである。それはまた、いのちの「もち主」、すなわち「いのちの主体」についての問いでもある。もちろんまったき人のいのちを、本人の意志に反して奪うことは許されない。それは殺生戒を正面から犯すことであり、殺人というもっとも重大な罪である。人に暴力を加え、人の自由を奪うことも罪だが、自由の成り立つ根拠であるいのちそのものを奪うのであるから、殺人は暴力の最たるものだ。だが、意識をもつ以前に死が定められたいのち（例えば胎児や胚）や、死にゆくいのちの一部（からだの一部、例えば臓器）を利用することは、本人の生前の同意さえあれば、たとえそれがその人の死を早めるものであっても許されるのだろうか（脳死・臓器移植の場合）。

　脳死・臓器移植のように、本人が同意をすることを条件として、いのちとからだの利用を認める例はある。しかし、そもそも本人が同意できないような場合があり、また、本人の同意だけでは不十分な場合もある。臓器移植の場合を例にとると、脳死の子どもの臓器を用いることができるかどうか、大いに議論になる。家族がイエスと言っただけでよいのかどうか、まだそのことの意味がよくわからないかもしれない年齢の子どもの意志を尋ねなくてはならないかどうか、そもそも自発的な意志の確認が困難な人からのからだの利用は慎むべきなのかどうか。本人のかわりに誰かが同意をすることで、「いのちやからだの利用」を認めることができるのだろうか。体外受精の際に子宮に戻すことをせずに保存されている「余剰胚」の場合、親がイエスと言えば、利用に供してよいものとして扱われているがそれでよいのか（ES細胞樹立のためのインフォームド・コンセント）。

　これらの問題に対して、だれか特定の「当事者」の同意だけでは不十分だと考える立場がある。それは人のいのちのなかに「当事者」の決定権の範囲を超

えるものがあると考えられるからだろう。例えば、①「余剰胚」は親の所有物、あるいは本来、親のからだの一部であるはずのものと見なされ得るかもしれないが、それだけではなく、将来、それ自身として独立して生きていくはずの潜在的な人のいのちでもある。また、②脳死状態となった子どももからだは生きている。本人が生きているからだを犠牲に供してよいとしたのでないのであれば、そのからだを利用することは許されないだろう。③病気の激しい苦しみのため早く死にたいと本人が言った場合でも、その時のその人の意志が最終意志の表明であると見なして、安楽死を導いてよいとは限らない。④ふつうの有性生殖では人のいのちは「生まれる」のだが、クローン技術を用いた場合、人のいのちは「作られる」ことになる。だが、たとえ有用性があり、クローンのもとになる細胞や卵子の提供者が同意したとしても、そのようなことを許してはならないのではないか。── このような例において、人のいのちやからだは、特定の当事者である人間が自由な意志を行使し、その責めを負えばよいというだけでは足りないなにかと理解されている。

　このように人のいのちには特定個人（個々人）に属さない側面があるということを表現しようとするとき、「いのちを授かる」とか「いのちを恵まれる」と言われる。両親の生殖細胞の合体から子どもが生まれる場合、かつては選択の余地を超えた要素がほとんどだった。つまりは選ぶ余地などなくいのちは与えられたのである。昨今は精子や卵子を選んで体外受精をしたり、遺伝子診断などによる産み分けができるようになり、事情がかわってきた。選択の可能性が開けてきた。しかし、それでも人のいのちはなんといっても「授かる」もの、「恵まれる」ものと言うべき面が大きい。「自分のからだ」と言えるとしても、顔や手足や臓器がまずは授かったものと感じられるのは自然だろう。さらに、日々の生活において生きていけるのは食物や他者の愛をはじめ、さまざまな「いのちの恵み」に浴しているからだとも言える。人は自らのからだや遺伝子を恵まれ、親や家族や人々との交わりを恵まれ、食物や環境や情報を恵まれて、初めて生きていける。

　「授かる」という時、「授ける」主体が明確に想定されている場合がある。その主体は「神」や「仏のいのち」と呼ばれるかもしれない。「大いなるいのち」「宇宙生命」「大自然のめぐみ」「ハイヤー・パワー」「サムシング・グレイト」などと呼ばれるかもしれない。そうした個を超えた全体的ないのちの主体を考える

第8章 生と死 ― 宗教の役割 ―

ことなく、「人知の限界を遠く超えたさまざまないのちの働き」と理解されているかもしれない。ここでは仮に「（個々の）いのちを超えたもの」と呼ぶことにしよう。個々の人のいのちやからだは「いのちを超えたもの」、すなわち「神」や「大いなるいのち」や「人知を超えたさまざまないのちの働き」との深い関わりのなかにあって存在し得ていると感じられている。

もっともこの「いのちを超えたもの」との関わり合いは常によいものであるとは限らない。「授かったいのち」が計り知れぬ苦しみや悲しみの要因となることもある。「いのちを超えたもの」は幸せと苦悩、喜びと悲しみの双方の「源泉」と感じられるだろう。それは「いのちのつながり」による恵みとその喪失とも言えるだろう。生きる力や生きる意味を支えるいのちの働きは、そのような恵みと喪失のなかにこそある。「人のいのちが尊い」というとき、このような「いのちを超えたもの」との「いのちのつながりの喜びと喪失」が想起されている。

人のいのちに対する宗教的（religious）・霊性的（spiritual）な態度は、このように個々人のいのちを「授かるもの」と感じとることと関わりがある。そしてそれは、「有用性」に基づいて人のいのちやからだを利用することへの危惧と結びついている。「いのちを超えたもの」を傷つけ、「いのちのつながり」を喪失し、生命界を構成している個々の「いのちの現れ」に破壊的な作用が及ぶのではないかと恐れるのである。もちろん「まったき人のいのちの破壊」は殺人として禁じられている。胎児や胚の破壊、そして死を早める生命操作などはそれに通じる「いのちの侵害」として慎まれるだろう。だがそれだけでなく、人知を超え、いのちを超えたものへの畏れと慎みの念が大きな役割を果たす。人のいのちを成り立たせながら、それを超えているものこそ予測できない贈り物となり、豊かな恵みをもたらすものであり、他方、壊れやすく痛みを生じやすいものである。このような「いのちを超えたもの」は知識よりも感覚や体験の領域に属する。多くの宗教はこの領域を尊び、そこにイメージや儀礼的実践を結晶させ、神や仏や魂について言葉を連ねるようになる。

では、ある種の宗教が「人のいのちやからだの利用」に積極的に見える態度を取ることがあるのはどうしてだろうか。それは「いのちを超えたもの」を強く意識するとともに、「いのちを超えたもの」に近づく特別の道があり、そこから人のいのちを統御できると信じられているからである。その場合、超越的な「いのちを超えたもの」に対して自然のなかのいのちの現れ、すなわち「い

のちの恵み」や「いのちのつながり」は大幅に制御可能なものと見なされる。そこで、いのちを授け、いのちのつながりを統御できる「いのちを超えたもの」について、特権的人間が獲得する知識や能力に期待がかけられることになる。宗教はときにこのような特権的な知や能力について過大とも思える信念を育て、通常の「いのちの恵み」や「いのちのつながり」を小さく、あるいは否定的に評価することもある。

　「いのちを統御する特権的な知や能力」に期待するのも宗教であり、「いのちを超えたもの」の感受を重視し、そこに畏敬の念を注ごうとするのも宗教である。「いのちの利用」に肯定的になるのは宗教の前者の側面であり、「いのちの侵害」への恐れを語るのは宗教の後者の側面である。後者の側面は個々の「いのちの侵害」と同時に、集合体としての人類の「いのちの侵害」をも気づかっている。同類の存在としてお互いをいたわりあう強い義務を感じてきた人類が、操作を加えることによって一体の存在という信念を失ってしまうことはないだろうか。遺伝子操作を加えたり、再生医療で改良されたりすることができる人類と「かつての人類」が区別されたり、さらには動物や家畜と同じように育種される「人類もどき」が産み出されることはないだろうか。このような懸念は、特定宗教を超えて分けもたれている「いのちを超えたもの」への畏敬の念と結びついている。

　また、後者の側面は強いいのちが弱いいのちを侵害することへの懸念とも結びついている。「いのちの侵害」はまず、弱い者への攻撃から始まりがちだからである。自己利益を追求する強い人、いのちの統御に自信をもつ強い集団や強いシステムが、人のいのちの弱い現れ（障害者、死にゆく者、生まれくる者、貧しい者）に対して力を行使し、自由の拡充を唱えながら実は弱いいのちを侵害しようとしているのではないか。このような恐れは特定の宗教が独占しているものではなく、時には宗教的帰属の意識をもつことのない個々人、とくに弱い立場に置かれたり、弱いいのちに共鳴するべく方向づけられた多くの個人が身近に感じ続け、問いを投げかけようとしているところのものでもある。

　ここにあげてきたような懸念や問いかけは、特定の宗教伝統にだけ関わりあうものではない。むしろ「いのちの侵害」を気づかうすべての人が向き合うものである。「現代医学と宗教の接点」は、そのような新しい知性と感性、そして霊性（スピリチュアリティ）の空間を指し示している。

● **参考文献**

1. 出口齋「ヒトES細胞研究は許されるか」(『おほもと』誌、2000年10、11月号、『ヒトES細胞研究は容認できるか』大本本部神教宣伝部、2000年11月、に再録
2. レネイ・フォックス、ジュディス・スウェイジー『臓器交換社会 ── アメリカの現実・日本の近未来』青木書店、1999年 (Renée Fox and Judith P. *Swazey, Spare Parts: Organ Replacement in American Society*, Oxford University Press, 1992)
3. イヴァン・イリッチ『脱病院化社会 ── 医療の限界』晶文社、1979年 (Ivan Illich, *Limits to Medicine, Medical Nemesis: The Exploration of Health*, Calder & Boyars, 1976)
4. 中野東禅「仏教と生命倫理についてのアンケート」『印度学仏教学研究』第41巻第1号、1993年
5. 中野東禅『中絶・尊厳死・脳死・環境 ── 生命倫理と仏教』雄山閣出版、1998年
6. 橳島次郎『先端医療のルール ── 人体利用はどこまで許されるのか』講談社、2001年
7. 小川一乗『仏教からの脳死・臓器移植批判』法蔵館、1995年
8. 荻野美穂『中絶論争とアメリカ社会 ── 身体をめぐる戦争』岩波書店、2001年
9. ラエル『クローン人間にYes!』無限堂、2001年 (Raël, *Yes to Human Cloning: Eternal Life Thanks to Science*, Transatlantic Publications, 2001)
10. 米本昌平・松原洋子・橳島次郎・市野川容孝『優生学と人間社会 ── 生命科学の世紀はどこへ向かうのか』講談社、2000年

第 9 章　生命の誕生と生殖医療

我　妻　　堯

1.　はじめに

　医学・医療の目的の第一は疾病の予防・治療にあるという考え方は現在でも変わっていない。しかし生体間臓器移植のように、ある疾病の治療の為に健康なドナー（多くは肉親）の臓器を摘出することも、医療と考えられるようになった。この場合には脳死患者からの臓器移植ほどは活発な議論なしに、いつの間にか社会的合意がなされたように思われる。これと同じように不妊症の治療で、原因が夫にあっても治療と称して妻に医学的侵襲を加えることがある（例：排卵誘発・卵子採取）。

　医療の道を志す者、あるいは既に医療に従事している者は医学技術の進歩とともに医療自体の目的や内容が複雑に変化していることを意識すべきであろう。さらに医療の内容が多様化するにつれて、医療が社会に与える影響も広がりつつある。疾病を予防・治療することにとどまるのであれば問題は少ないが、生殖医療の領域では親子関係や家庭の問題、人類の子孫にまで影響が及ぶ恐れが出てきている。

　この現状に対して生命倫理学者、法律学者を含め、一般の市民も強い関心を示している。欧米では医療が社会に及ぼす影響に関して行政が比較的急速に対応し、とくに生殖医療に関しては必要に応じて立法措置を設けるなどしているが、わが国ではその対応が非常に遅い。

　新しい医療の内容が社会に及ぼす影響に関しては医師自身がその重大さを自ら認識し、職業集団としての医師会、専門学会等で自己規制していくのが最も望ましい姿であろう。しかし残念ながら現実は必ずしもそうではない。

　この章では生殖医療によってどのような生命倫理学的問題が生じているかを解説する。

2.　生命の誕生と生殖医療

　脳死・臓器移植に関する法律を制定する際に「ヒトの生命の終わり（死）は

何時か?」ということが問題になり、さまざまな立場から活発な意見が闘わされた。この問題は現在でも決着がついておらず、脳死と心臓死の二つが並立している。

　一方、生殖医療の進歩にともなって「ヒトの生命の始まりはいつか?」ということも生命倫理学上の重要な課題になりつつあるが、わが国では生命の終わりに比較してあまり議論されることがない。この問題を考える場合に、わが国では欧米先進国に限らず、他のすべての国々に比べて宗教の影響が少ないことを考慮しておく必要がある。欧米で必ずしも全ての人々が毎週日曜日に教会に行くとは限らないが、日常の考え方の根底にキリスト教やユダヤ教の影響が働いていることは否定できない。またイスラム教の影響が強い国では、毎朝明け方にモスクから放送されるコーランで眠りから覚めるのが普通である。それに比較してわれわれは結婚式は神式か最近の若い人はキリスト教の教会、葬式は仏式、暮れにはクリスマス気分を味わい、正月には神社に初詣に行くといういわば多宗教の社会慣習に慣れている。そのために一部の人々を除いては、ものの考え方に宗教があまり強い影響を与えていないことは確かであろう。

　また日本の宗教家、哲学者、生命倫理学者も生命の始まりはいつか、についてあまり問題意識を持っていないようである。このようにそれぞれの国で宗教や文化的な相違があり、他の国々の事情を参考にする際にはこの違いを常に意識しておく必要があると思われる。

　また欧米では、何事につけ合理主義的な考えをする人々が多く、純粋に科学的な思考をする場合には、感情的あるいは感傷的な影響がない方がかえって都合がよい場合もある。

3. 生命の起源

　この表題は、地球上でいつ、どのようにして生命が誕生したかを考えるわけではない。

　後述する避妊、人工妊娠中絶、不妊症の治療などを考える場合に、人の生命がいつ始まるかについての考え方が大きな影響を持つことを意味している。受精する前の卵子、精子は身体を離れてからある期間を過ぎると受精能力を失うため、医学的にはそれ自体にヒトの生命があるとは考えられない。とくに精子の場合は1回の射精で多量の精子がいわば排泄されるためその取り扱いはあ

まり問題にされない。しかし、卵子についてはこれと異なり、例えば不妊治療のために体外に取り出した卵子を利用しなかった場合は、他の組織と同様に廃棄すべきではないとの意見もある。受精卵（胚）についてはさらに取り扱いを厳しくすべきだとの意見がある。ことに精子・卵子・受精卵（胚）の凍結保存が可能になったために、保存期間、不要になった際の処分方法などが問題になり、モノではないがヒトの身体の一部分とも異なる特別な対象として考え、法律を定めている国もある（例：フランス・ドイツ）。

キリスト教では昔は胎動（妊婦が初めて胎動を自覚すること）をもって神から胎児に生命が与えられたと考えられていた。したがって、ヨーロッパのコモン・ロー（普通法）では堕胎罪はあっても胎動自覚（約20週）以前の堕胎には適用されなかったと言われる。その後、カトリックの教会法（カノン法）が制定されると、受精の瞬間から胎児は人とみなされ、堕胎は殺人と同じように罰せられるという原則ができた。この原則が人工妊娠中絶合法化以前の欧州諸国の堕胎法を支配していた。

近年ではホルモン測定などの技術が進歩するにつれて自然に受精した受精卵でも30％程度しか子宮に着床・生育せず、残りは自然消滅することが判明してきた。体外受精させた胚を子宮内に移植した場合の着床率が20〜30％と低いことからもすべての受精卵が着床→発育→出産の経過をとるのではないことは理解される。したがってローマカトリックが主張するように受精の瞬間から生命が始まるという考えは近代医学では認め難い。医学では受精卵が子宮内膜に着床し、発育を開始したときを妊娠開始とみなしている。ただし、妊娠開始が直ちに生命の始まりを意味するかどうかには疑問がある。そのため、子宮内膜に着床した胚がどの段階まで発育したときに生命を有したと考えるかについては、未だ明瞭なコンセンサスは得られていない。

後述する生殖補助医療に関する法規やガイドラインでは、受精後14日目頃、胎児の中枢神経系の原基となる原始線条（primitive streak）の出現（ほぼ同じ頃に中枢神経系、とくに脳幹の発生が始まる）を生命の始まりと見なしている場合が多い。しかし受精の瞬間から生命が始まると考える立場もあり、必ずしも一定の見解があるわけではない。

産婦人科の臨床では超音波断層装置で妊娠初期から観察すると、尿の妊娠反応が陽性で、子宮腔内に胎嚢を認めても、胎児心拍動が認められないまま、胎

嚢が小さくなる、いわゆる初期流産が起こることがある。その大部分は胚の先天異常によると考えられている。しかし胎生8〜12週頃に心拍動を認めた後に、胎児が死亡して稽留流産になることはまれで、胎嚢のサイズも日毎に増大するため、大体この時点で生命が始まると考えられている。

　しかし、日本産科婦人科学会（以下、「学会」と略す）でも胎児の生命が何時始まるのかについて明瞭な定義は定めていない。極端な例外を考えると、受精卵から胞状奇胎が発生すれば生命があるとは考え難いし、卵管妊娠の場合には胚に生命はあっても、母体に障害を与えないで発育することは不可能である。

　一方、受精の瞬間にヒトの生命が始まると考える立場からは、体外受精・胚移植では一部の卵が流産に終わる恐れがある（移植しても着床しない胚がある）ので、このような医療行為に反対することになる。

　受精卵（胚）には胎児と同じ生命があるとはいえないまでも、胎児に限りなく近い存在であるとの考え方は、現在、欧州諸国の社会に深く根を下ろしている。欧州諸国（とくにドイツ）では受精卵（胚）の取り扱いや廃棄、これを対象とした実験に関して非常に厳しく考え、罰則を伴う法的・行政的規制を設けている国が多い。既に述べたように、必ずしも全てがカトリック信者ではない欧州の人々の考え方にも、カトリックの概念が影響しているのであろう。同じようにさまざまな宗教的、民族学的、文化人類学的背景を持つ国でそれぞれの立場から人の生命の始まりが考えられている。ドイツではこの他に第二次世界大戦前、戦中におけるナチスの優性政策に対する反省も影響を与えていると言われる。

　わが国の現在の仏教や神道では生命の始まりについてあまり考えられていないが、徳川時代には、「（出生後）7日までは神のうち」という考えで間引き（堕胎・嬰児殺）が行われていた。当時は出生後1週間以内の新生児死亡率が高く、この時期を過ぎるまではヒトとして認められていなかったとも言えよう。

4. 避妊（受胎調節）

　昔の人は性行為の結果として妊娠が起こることを常に意識せざるを得なかった。しかし医学の進歩は効果的な避妊法の開発をもたらし、結果として性と生殖が分離され、妊娠と無関係に性を快楽の対象とすることが可能になった。

　また、避妊法は特定の国における人口政策にも大きな影響を有する。わが国

では、第二次大戦終了後、戦後のベビーブームによる出生率の急激な上昇に対処するため、日本家族計画協会を中心に受胎調節普及運動が開始され、少数家族の思想が普及した。その際に推薦された避妊法は、戦時中に軍隊で性病予防に用いられたコンドームが主体で、そのほかには産婦人科医荻野久作博士が発見した排卵期推定理論に基づくオギノ式、基礎体温測定法などが用いられた。コンドームは性行為の始めから終わりまで使用し続ければ相当の避妊効果が得られる。しかし実際の指導の際には、過去の月経の記録や基礎体温の測定から受胎期と安全期を計算し、受胎期にのみコンドームを使用し、安全期には避妊しないといういわゆる組み合わせ方式を推奨した。主として受胎調節法を指導したのは、講習を受けて受胎調節実地指導員の資格を得た保健師や開業助産師であった。オギノ式による排卵期推定法は不正確で、計算違いや基礎体温判定の誤りなどから避妊の失敗が多く起きたが、それは後述の優生保護法（当時）により産婦人科医が人工妊娠中絶によって処理した。現在用いられている避妊には次の方法がある。既によく知られており、参考文献も多いので詳細は省略する。

(1) 精子と卵子の出会いを防ぐ方法

① オギノ式、カレンダー法、リズム法、基礎体温測定法など
② コンドーム
　最近は従来のラテックス（天然ゴム）以外にウレタンを材料にした製品も開発発売されている。耐久性、温度伝達性に優れている。
③ ペッサリー
　コンドームと共に当初から推奨されたが、日本では普及しなかった。
④ 女性用コンドーム
　近年英国で開発されエイズその他の性感染症（STD）の予防にも役立つというので、日本でも最近発売された。効果や普及度は未知数で今後の経過を見る必要がある。
⑤ 殺精子剤（錠剤やゼリー状薬剤など）
⑥ 産褥に長期間授乳を続ける方法
⑦ 膣外射精法（性交中絶法）
⑧ 性交後洗浄法

以上の中で⑤⑥⑦⑧は効果が不確実である。

(2) 受精卵の子宮内膜着床を阻害する方法
子宮内避妊器具（IUD）

わが国では1930年に世界で初めて太田典礼博士によって開発され、「リング」として知られた。

当時の社会事情により禁止の憂き目を見たが、戦後はこれにヒントを得て米国で開発された製品と共に製造販売が許可された。改良型として銅やホルモンを付加した製品が欧米で開発されたが、わが国では治験でよい成績が得られたにもかかわらず、長期間にわたり厚生省は理由を明らかにしないまま認可しなかった。しかし、1999年7月にようやく輸入販売を許可した。主として経産婦に適しており、避妊効果が高く副作用も少ない。

(3) ステロイド投与による避妊法

合成の女性ホルモンを投与して、排卵を抑制し頚管粘液を精子通過に不適当な状態に変化させ、子宮内膜を受精卵の着床に適さない状態に変化させるという三つの因子により避妊する方法である。

経口投与は経口避妊薬（ピル）と呼ばれているが諸外国では1カ月〜3カ月ごとに注射する方法、サイラスチック製のカプセルに入れて皮下に埋没する方法（ノルプラント）、リング状の型をしたカプセルの中に入れて膣内に挿入し粘膜から吸収させる方法、前述のIUDに付加した製品、皮膚に貼り付けてホルモンを吸収させる方法（1週間に一度交換して3週間続ける）などが実用化している。

ごく最近では緊急避妊法（Emergency Contraception）が実用化され、レイプの被害者や、避妊をせずに性行為を行った後、コンドームの破損などの際に用いられる。具体的には経口避妊薬を72時間以内に内服（12時間ごとに倍量を2回）、IUDを挿入、あるいはほかのホルモン剤服用などの方法がある。これらは受精卵の着床を妨げて避妊するので受精で生命が誕生する立場からは反対する意見がある。しかし妊娠中絶よりはよいと考えられる。

経口的にホルモンを投与して避妊するアイデアは、1955年に東京で開催された国際家族計画連盟世界大会で初めてG. ピンカスによって発表され、1958

年には米国で最初のピルが発売された。しかし、わが国では諸般の事情で厚生省が副作用を理由に長い間輸入販売を許可せず、ようやく1999年6月に認可された。当初の主な反対意見はコンドーム販売量の減少や希望しない妊娠の人工中絶数減少により経済的損失を受けるグループからのもので、少なくとも医師側からの積極的賛成がなかったことは事実である。

その後初期の製品には、含有するエストロジェン量が多かったために、血栓症、肺塞栓症、高血圧などの副作用が少数例ながら欧米で報告され、厚生省は認可を躊躇した。そのほか出生数の激減による少子化を心配するグループからも確実な避妊法の導入に反対が起きた。さらにピルが認可になるとコンドームの使用が減り、エイズその他の性感染症が増加するという意見が最後まで反対の理由とされた。現在でもピルに含まれるホルモンが内分泌かく乱物質であるとして普及に反対する意見もある。わが国における避妊法の変遷は医学的問題というよりも社会学的現象としてとらえるべきである。

5. 人工妊娠中絶

疾病を治療し人の命を助けるべき医療のなかに、人工妊娠中絶が含まれるのは矛盾しているが、その是非に関してはさまざまな考え方があり、容易にコンセンサスを得るまでには達していない。前述のように、欧米の多くの国々では教会法により厳しく禁じられていたが、1960年代から合法化が始まり、一定の適応（母体の疾患、レイプなど）、あるいは妊娠初期（約12～14週未満）であれば、女性の希望によって中絶が安全に受けられるよう法律を改正した国が多くなった。合法化を推進した考え方の根底には非合法中絶による母体の障害からの保護と「妊娠・出産は女性に身体的侵襲を与え、ときにはその生命をも危険にさらすため、産むか産まないかの決定権は女性自身にある」というリプロダクティブライツ (reproductive rights) の考え方が大きな影響を与えている。

わが国では母体保護法によって、医師が一定の適応の下に妊娠を人工的に中絶することが許されている。ただし、一方で刑法には第214条に業務上堕胎罪が存在しており、前述の母体保護法によって違法性が阻却されると考えられている。戦後の混乱期に多くの国民が子どもの数を制限するために行った堕胎による母体の合併症・死亡などを防ぐ目的で、1948年に戦前から存在した国民優生法を改正する形で優生保護法が公布された。1949年と1952年の改訂

により、「妊娠の継続又は分娩が身体的又は経済的理由により母体の健康を著しく害する恐れがある」と優生保護法指定医が判断すれば、本人・配偶者の同意を得て中絶が可能となり、今日に到っている。

　家族計画思想の普及と本法による人工中絶が戦後のわが国の経済的復興・繁栄、母体の健康保護に果たした役割の大きいことは誰しも認めるところであろう。しかし、その後の経済発展の結果、わが国は先進国のなかでも米国についで豊かな国になり、経済的理由による妊娠中絶に疑念を抱く主張が出始めた。そこで、1972年から74年にかけてと、1983年の2回にわたり自民党、宗教団体などから本法改正案の上程が図られた。改正案としては経済的理由を全く削除すべきであるとする意見や、「身体的・精神的理由で母体の健康を著しく害する……」に改正する案などが主張された。しかし改正によって、中絶手術を受け難くすれば、最終的に心身の被害を被るのは女性である。他方前述のように、1960年代から欧米各国では人工妊娠中絶を合法化する動きが盛んになり、この改正案は当時の世界の体制に逆らうものでもあった。結局この改正の試みは女性団体、家族計画連盟、日本母性保護産婦人科医会などの激しい反対で二度とも目的を果たさなかった。

　優生保護法はその名称が示すように、第二次世界大戦以前に欧米に広まった優性思想により、ドイツが制定した優生法を模倣してできた古い法律を改正する形で定められた。そのため、単に中絶のみでなく、優生手術（不妊手術）、家族計画指導、優生保護相談所などの事項も規制していた。第1条には「この法律は、優生上の見地から不良な子孫の出生を防止するとともに……」とあり、このような優生思想は現在通用しなくなっている。

　また中絶や不妊手術の適応疾患としてあげられているなかに、各種の遺伝性精神・身体疾患で現在の医学では不適切とみなされる適応が多数含まれていた。ハンセン病（らい）もその一つで、強制的不妊手術の対象とされていた。1996年にらい予防法が検討され廃止される際に、この問題が引き金となって優生保護法のなかに含まれていた優生学的な思想を反映する部分を全部削除することになった。そこには身体障害者団体からの強い要望も考慮に入れられたと言われる。

　その結果1996年6月18日、優生保護法の一部を改正する「母体保護法」案が参議院で可決され、同月26日に公布、9月26日に施行された。この改正で、

本法の問題点のいくつかが解決されたことは事実であり、その点ではある程度評価できる。しかし、法律の名称が最初の案では母性保護法であったのに、女性団体の反対で急きょ母体保護法に変更になったとも言われ、その理由が納得できるような説明はされていない。また、次のような問題点は残されたままである。すなわち、不妊手術はいまだにこの法律で規制されており、罰則まで存在する。子どもを産むか産まないかの決定権（前述のリプロダクティブライツ）は基本的人権に含まれ、子どもを産みたくない女性、あるいは欲しくない男性が自由意志で不妊手術を受ける場合にもこの法律の規制を受けるのはおかしなことである。

最初に述べたように、妊娠中絶に関しては考え方が多様で、米国ではいまだに反対派（pro-life：生命尊重の意）と容認派（pro-choice：女性の選択に任せるの意）が激しい政治運動を続けており、大統領選挙公約のなかでも重要な地位を占めている。中絶反対派が中絶クリニックを焼き討ちしたり医師を銃殺した例もある。

一方、わが国では最近の調査で、既婚婦人の23％が「中絶を無条件で認める」、59.9％が「条件付き（避妊に失敗、生活苦、未婚など）で認める」と回答している。合計すると調査対象女性の83％が認めており、妊娠の中絶容認の考え方は社会に定着していると思われる（毎日新聞社人口問題調査会　第25回家族計画調査　2000年5月）。

6. 異常胎児の中絶と出生前、着床前診断

母体が風疹、サイトメガロウイルスなどのウイルス性疾患に罹患したり、ある種の薬剤（サリドマイドなど）を服用した場合、胎児に異常を生ずることが判明している。また胎児診断学の進歩によって、妊娠中の胎児の状態を検査する技術が発達し、出生前の胎児異常の有無がある程度診断可能になった。利用し得る技術の実用化の順に述べると次のようになる。

(1) 羊水診断

妊娠中期（15〜16週）に外部から腹壁・子宮壁を穿刺して羊水を採取し、そのなかに含まれる胎児皮膚細胞を培養し染色体分析を行う。それにより胎児の性別、染色体異常などが判明する。神経管異常や一部の先天性代謝異常の診断

も可能である。超音波診断装置の進歩で羊水採取が容易となり流産などの副作用はほとんどなくなった。

(2) 絨毛診断

羊水診断では羊水が確実に得られる妊娠中期まで待たなければならず、結果が判明するのはさらに後になる。妊娠初期（8〜10週）に子宮内から絨毛組織を微量採取して染色体分析を行う方法により、妊娠初期でも診断が可能になった。一部の先天性代謝異常は遺伝子分析による診断が可能である。しかし副作用として流産の危険性はあり得る。

(3) 超音波断層装置による胎児診断

妊娠中に継続して観察することによって胎盤や臍帯の異常、多胎、無脳児、神経管異常などの大きな先天異常ばかりではなく、胎児の中枢神経系、泌尿器系、その他の内臓の先天異常が診断可能になった。カラードップラー法を併用すれば、先天性の心疾患なども診断可能である。

(4) 母体血清マーカー検査

妊婦の血清中のアルファ・フェトプロテイン（AFP）、ヒト絨毛性ゴナドトロピン（hCG）、非結合型エストリオール（uE_3）の異常高値または異常低値をマーカーとして、胎児の21トリソミー、18トリソミー、神経管閉鎖不全症などのリスクを判定する方法である。本法はこれらの異常を持つ障害児が出生するリスクを単にスクリーニングするもので、検査の陽性者（ハイリスク者）には、さらに羊水検査などによる診断を必要とする。科学的な理論ではなく経験的な根拠によっているため、わが国では十分な知識が医師の間に行き渡る前に、検査法の手段のみが商業ベースで医師間に配布され、妊婦に十分な説明が行われないままに一部の地域で実施され混乱を招いた。そのために厚生科学審議会の先端医療技術評価部会は出生前診断に関する委員会を設けて討議し、以下の見解をまとめた。

① 妊婦が検査の内容や結果について十分な認識を持たずに検査が行われる傾向があること。

② 確率で示された検査結果に対し妊婦が誤解したり不安を感じること。
③ 胎児の疾患の発見を目的としたマススクリーニング検査として行われる懸念があること。

以上の結果から、現在では妊婦にあまり積極的に宣伝したり勧めたりしない方針がとられている。

(5) 着床前診断

体外受精技術の進歩は、受精卵が卵割を始めた後に顕微鏡下で胚細胞の一部を分離して染色体ないし遺伝子を検査し、受精卵の性別、染色体異常、遺伝子異常などを検査することを可能にした。わが国では「学会」が体外受精などの医療内容にガイドラインを定めているが、いまだ遺伝性疾患に対する着床前診断は認めていない。上に述べた出生前診断は妊娠成立後に検査するので、その結果胎児の異常が発見された場合に両親が希望すれば人工妊娠中絶の措置がとられる可能性がある。わが国では胎児異常が診断された場合、妊娠継続者は約10％にすぎないと言われている。その点着床前診断は、異常と診断された胚は子宮に移植しないので妊娠は成立せず、中絶に比べて両親への精神的侵襲が軽くて済むという意見も強い。事実、遺伝性疾患の診断を希望している両親も出てきている。

以上述べた2種類の診断法によって胎児や胚の先天異常が判明した場合、両親にはそのまま妊娠を継続するか、中絶したり胚を着床させない方針を採るか、二つの選択肢が与えられることになる。

しかし、そのような検査を行う医療自体が、既に社会に存在している障害者を差別する考えを助長する、とくに障害者団体からは優性思想にも通じるとして検査自体に強い反対意見が出されている。

一方で遺伝性疾患の保因者や、既に患児を出産した両親のなかには次の妊娠の際に検査を強く希望するものが少なくない。

医師としては新しい技術の応用により、彼らの要求に応えることが可能ならその実施を望むのは当然とも言えよう。したがって反対するものと希望するもの、両者のコンセンサスを得ることは極めて困難な状況にある。前述の母体保護法にも胎児が予後の極めて不良な先天異常を有する場合には中絶の適応にな

るという、いわゆる胎児条項は含まれていない。現在ではそのような症例は夫婦が希望すれば「身体的・経済的理由により母体の健康……」の条文を拡大解釈して中絶している。しかし医師の立場からは、明確な適応によって手術する方が望ましいという意見も強い。

　遺伝学会、小児科学会のなかには先天異常を理由に中絶することに反対する意見が強い傾向がある。出生前診断、着床前診断に関しても妊婦に説明すべきではない、あるいは積極的に検査を勧めるべきでないという意見も強い。

　他方、医師にはさまざまな医療情報を患者にわかりやすく説明し、希望があれば検査に平等にアクセスできるようにする義務があると考えられている。

　血清マーカーで混乱を招いた教訓を生かし、これらの検査の目的、精度、安全性、結果の解釈、結果が判明した際のとるべき措置などについて、公平な立場で十分時間をかけて説明する、いわゆるインフォームド・コンセントを得なければならないのは当然である。また、検査前後の適切なカウンセリングも必要である。

　一方で検査があることを知らせなかったり患者が希望しても受けられるように便宜をはからなければ、医師の義務に反することになる。また、胎児が異常であることを知った場合に中絶するか否かの最終決定権はその夫婦にあり、夫婦に対する十分なカウンセリングが必要ではあるが、医師も第三者も異常な子を産むことを強制する権利はない。生まれてくる児のQOLについても考慮する必要があるが、医師がこの問題にどこまで関与すべきかは困難な問題である。

　ところがその一方では経済的という理由で正常胎児も中絶されているのが実状である。このように両親が異常のない子どもを産みたいという希望と、その考え方は障害者を差別する優性思想だとする主張とをどのように扱うかは生命倫理学上の困難な問題である。

7. 男女のうみわけ

　少子化社会では両親が男女いずれかの子どもを強く望むことが多い。しかしそのような要求に応えることが果たして医療と言えるかどうかも問題である。

　国によって社会の伝統から男子を希望する親が多い為に、最近の出生統計で男子出生数が女子出生数より有意に多くなった国（中国、インドなど）がある。これは超音波断層装置による胎児性別診断と中絶が普及した結果である。

昔から男女を産み分ける方法として、性交時の体位、夫婦の食生活、性交前の膣内への薬剤挿入など民間療法的な方法が存在した。卵子はX染色体を有する1種類だが、精子はX染色体、Y染色体のどちらを有するかで2種類に分かれる。これを分離して人工授精し雌雄の産み分けを目指す研究は古くから畜産学の分野では行われていた。分離には密度勾配遠心法、電気泳動法、フローサイトメトリー法などがある。疾病治療とは関係なく特定の性の児を出産することを希望する女性に夫の精子を分離して人工授精する処置が果たして医療かどうかが問題にされた。「学会」では昭和61年に「重篤な伴性遺伝性疾患を有する児を妊娠することを回避するためにのみ行われるべきである」との会告を出した。しかしその後、精子の分離に用いられていた薬品、パーコールの安全性の保証はないとのメーカーからの連絡で、「学会」は本法によるXY精子の選別は行わないとの会告を出した。以後この問題はいわば凍結状態にある。伴性遺伝の回避に用いるのであれば医療と言えるが、優性思想であるとの主張にどのように対応すべきかという問題は残る。

8. 不妊症の治療と国の規則

　生殖医療のなかでも、不妊症の治療技術の進歩は極めて著しい。1978年に英国で初めて体外受精児が出生して以来、わが国でもいわゆる生殖補助医療（Assisted Reproductive Therapy：ART）の技術が進歩し、その水準は欧米諸国と比較しても決してひけをとらない。

　この分野に関しては、世界全体では罰則を伴う法規、学会などによる自発的なガイドラインなどを設けている国が多いが、いまだなんらの規制も行われていない国もある。わが国では「学会」が1983年10月から自発的に倫理委員会（厳密には倫理委員会の答申は1988年4月からで、それまでは……に関する委員会）を設け理事会の諮問に答える形で答申したものを理事会が承認し、会告としてその都度発表した。これは一種のガイドラインの役割を果たしており、法律学、生命倫理学の分野からも一定の評価を受けている。しかしこの会告を会員全員が厳重に守っているという保証は必ずしもなく、外部から危惧されている面もある。

　また、法律学者、弁護士などのグループからは、ある部分に関しては会告ではなく罰則を伴う法的規制を設けるべきだとの意見も起こりつつあり、生殖医

療に対する法的規制の問題は現在、文部科学省、厚生労働省、日本弁護士連合会、その他の法学者の研究会などで活発な討議の対象になっている。

(1) 人工授精

夫の精子を用いて妻に人工授精する配偶者間人工授精（Artificial Insemination with Husband's semen：AIH）は不妊治療であり、医師の間では問題がない（脳死者からの精子採取や冷凍保存した精子の夫の死後利用の可否など例外はあるが）とされているが、法律家の間には正式に婚姻してない男女にも行うべきかどうか、夫の精子と称して他人の精子が用いられる可能性がないかなどを問題にする意見もある。

夫が極端な乏精子症、無精子症、無精液症の場合にはドナーから他人の精子提供を受けて人工授精を行う方法がある（非配偶者間人工授精、Artificial Inseminaion with Donor's semen：AID）。

これが医療かどうかに関して根本的な議論がされないままに世界各国で広く行われるようになっている。体外受精などと異なり、手技は簡単であるから先端技術医療ではないが、最も古い生殖補助医療と言えよう。日本での最初の試みは1949年8月にさかのぼる。当時は生命倫理学がいまだ発達しておらず、マスコミもあまり大きくは取り上げなかった。当然法律学者の間では、AIDで生まれた子どもの法的地位、両親と子どもとの関係、ドナーと子どもとの関係などが問題になり、学会でも討議された。しかし民法第772条の「婚姻中の妻が懐胎した子はその夫の子と推定する」という規定を適用すれば、1年間夫が嫡出子否認の訴えを出さなければ一応問題は解決されるという見方によって、いわば法律学的にもうやむやの状態で今日にいたっている。したがってAID児の民法上の身分、ドナーに対するプライバシー保護、児が成人した際に自分の真の父親（法律用語で出自）を知る権利をどうするか、ドナーの年齢、資格（国によっては既婚で子どものあることが条件）、同一ドナーからの精子提供の回数、カルテの保管場所と期間など詳細な点は全く未解決である。「学会」の会告では実施施設の登録を要求し、ドナーの匿名、被実施夫婦と出生児のプライバシー保護、精子提供期間は2年以内などについて定めている。法律学者の間では「学会」の自主規制で十分かどうかについて異論が多い。

(2) 精子・卵子・胚の凍結保存

　配偶子や人工授精した胚を凍結保存することが可能になり、保存後に解凍して使用しても安全であることは精子と胚に関しては世界的に確認されている。凍結保存によって女性の月経周期に合わせて体外受精や胚移植が可能になり妊娠率が向上する。精子の凍結保存は、夫の死後の人工授精の可能性が米国では問題になった。また精子や胚と異なり、未受精卵の凍結、解凍によって染色体異常が発生する頻度も高いといわれ、安全性の点ではいまだ実験段階にある。したがって現実には未受精卵の凍結保存と解凍の臨床応用はわが国では一般的には行われていない。しかし、数年前に既にある医師が実行しており、現在の日本は法規がないために、必ずしも安全性が確認されていない処置が行われる可能性がある。動物実験の段階では採取した卵巣内の卵を培養して成熟させ、その卵子を体外受精させることが可能になりつつある。この方法を利用すると手術を受けた女性、死体、中絶胎児から採取した卵、卵巣を凍結保存し、その後に体外 (in vitro) で卵を培養・成熟させ、卵子を採取して体外受精に利用できる可能性がある。臓器提供の際に卵巣を提供するという意志があれば、それを冷凍保存しておき、後に解凍して卵子を成熟させ人工授精に使用することも将来は可能になるかもしれない。さらに本稿執筆中に、若い女性の卵子から核を除去し、その細胞質内に、中年女性の卵子の核を移植して癒合させることにより、卵子を若返らせて受精率を向上させるという研究が新聞で報じられた。細胞質内のミトコンドリアは他人のDNAを有する可能性があり、結果については慎重な考慮が必要であるが、現在のわが国はやりたい放題の面がある。

(3) 体外受精、胚移植 (In Vitro Fertilization-Embryo Transfer : IVF-ET)

　正常の性行為の後には精子が子宮腔内から卵管腔内を上昇し、一方排卵された卵子が子宮腔に向かって輸送され、途中で出会って受精が起きる。そのため炎症で卵管腔が閉鎖したり、卵管妊娠で卵管除去術を受けた場合などに不妊症になる。治療法としては卵巣から排卵直前の卵子を採取し、ペトリ皿の上で精子を加えて受精させ一定期間培養した後、胚の段階で子宮口から子宮内に移植して着床させる。この技術はわが国でも応用され1983年に初めて第一子が誕生した。その後急速に全国に広がり、2000年3月現在、「学会」に登録された体外受精・胚移植の臨床実施登録機関は約500施設に達している。1999年度

末の累積出生児数は約6万人と推定される。この治療法に関しては次のような問題が提起されている。

① 被実施者は婚姻した夫婦に限るとされる（「学会」会告）が、いわゆる内縁の夫婦でもよいのではないか。
② 夫婦以外のドナーの精子、卵子の使用による体外受精は不可か。「学会」が1997年に非配偶者間の人工授精を認める会告を発表して以来、ドナー精子による体外受精も認めるべきだという意見が強く出されるようになった。他の国々ではドイツ、スエーデンは禁止、フランスとスイスは体外受精そのものが不自然な方法だから卵子か精子のどちらかは夫婦のを使用すべきであるとし、英国、オーストラリアは認める立場をとっている。ちなみに米国では生殖補助医療に関して連邦政府の統一的法律はなく（AID児の身分法のみ）、各州が法律を定めることになっており、最も自由な状態にある。

しかし問題が起きる度に各州で裁判所に訴えて解決するという制度になっているため、トラブルも多い。

体外受精でドナー精子の使用を認めれば次の段階はドナーによる卵子提供が問題になる。一般の人々のなかには精子も卵子も同じ配偶子だから区別するのはおかしいという意見がある。しかし医学的には精子と卵子を同一に論じられないという説と、同じだとする説がある。少なくとも精子に比べてドナーからの卵子採取は排卵誘発剤の投与、超音波観察下の腹腔内穿刺による卵子採取など侵襲が大きく、精子採取と同一視はできない。したがって、ほかの不妊夫婦の治療で採取された未使用卵の提供に限るべきで、提供する目的だけで採卵するのは不可という意見もある。夫の精子とドナーの卵子を使用した体外受精の胚を妻の子宮に移植する場合に出産するのは妻であるが、妻の年齢の上限をどう定めるべきかも問題になる。閉経後の婦人にホルモン補充療法を行い、卵子の提供を受けて体外受精した胚を年齢を詐称した63歳の女性に移植し、無事に出産した症例報告がある（米国）。

(4) 代理母、代理懐胎

代理母、代理懐胎という言葉は混乱を招きやすいので、ここでは米国の生殖医学会（American Society of Reproductive Medicine：ASRM）の定義を紹介する。代理母（surroggate motherhood）は次の二つに分類される。

① 伝統的代理母（Traditional Surroggacy）

夫の精子で他の女性に人工授精し、その女性が妊娠・出産する場合で出生後依頼夫婦への養子手続きをする。卵子も子宮もドナー由来である。わが国の「学会」は認めていないが米国の職業的代理母斡旋協会の支部がわが国にあり、渡米して子どもをもうけた夫婦があると言われるが詳細は不明である。臓器移植でも同様のことが行われているが、生まれる子どもの人権や家族・社会への影響の点で臓器移植と同等に考えることはできない。このように国内で認められていない特殊な医療行為を海外で受けることを制限するのは不可能であろう。また職業的代理母は当然報酬を得るので、生殖医療に金銭の授受をともなうことから生命倫理学上問題がある。したがって米国のいくつかの州を除きほとんどすべての先進国で商業的代理母は禁止されている。

② 体外受精代理懐胎（Gestational Surroggacy またはIVF Surroggacy）

夫婦のいずれか、あるいはドナーの配偶子を用いて体外受精した胚を妻の子宮に移植する場合には代理懐胎ではなく、卵子提供による体外受精である。これに対し体外受精による胚を他の女性の子宮に移植する場合が代理懐胎（IVF）である。この場合には用いる卵子、精子、胚の由来と子宮の持ち主とが異なれば親子関係が極めて複雑になる。妻の卵子か夫の精子か、ドナーの卵子かドナーの精子かによって子どもの遺伝上の親が異なるうえに、ドナーの子宮が用いられるとその組み合わせは複雑になる。

わが国の社会慣習、家族観を考えると伝統的代理母の希望者や子宮を貸す女性、代理懐胎者（Gestational Carrier）が出現する可能性は少ないであろう。しかしわが国の現在の技術では、精子の冷凍保存、体外受精、胚の冷凍保存、胚移植のいずれも可能である。従来も親族の子を養子にすることが行われているから、不妊夫婦の姉妹が代理懐胎を志願する可能性はあり得るし、現実に学会のガイドラインを無視してドナー卵子の体外受精や代理懐胎

を実施した産婦人科医がいる。したがってこの方法に関して「学会」の会告だけでよいのか、なんらかの法的規制が必要なのかは現在厚生労働省の委員会で詳細に議論中である程度の案はまとまったが、いまだ結論は出されていない。

　以上述べたようなドナーの配偶子による体外受精と第三者の子宮使用の可否のみでなく、体外受精で生じたドナー胚の妻の子宮への移植の可否、すなわち第三者による胚の提供の可否も問題とされている。これは一種の子宮内への養子とも考えられるが、法律的にも親子関係上の問題になり得る。

　これらの問題を論ずる場合に、子どもを欲しいという夫婦の要求をかなえてあげるのが医師の義務である、とか子どもが得られないことは生死にかかわる問題である、などという意見（前者は医師から、後者は患者から）が出されることがある。しかし、生まれてくる子どもとその家族との関係が将来にわたって普通の状態のように続いていくのかよく考えて議論すべきであろうし、子どもの人権に関しても配慮すべきであろう。

9. 胎児手術

　超音波診断によって胎児の異常が診断された場合に、子宮を切開して胎児に直接手術操作を加え、術後胎児をもとに戻して妊娠を継続させることも行われるようになった。この手技はとくに米国で行われており、先天性横隔膜ヘルニア、胸腔内占拠病変、肺分画症、仙尾部奇形腫などで出生後の治療では生存させることができない疾患が対象とされている。

　また、疾患の種類によっては妊娠中に診断し、末期に外科的手術の準備を整えた上で、帝王切開手術で娩出させ直ちに手術治療を行うこともできる。尿道の先天的閉鎖症では羊水過少症などの症状で疑いを持ち、超音波診断で確定した場合に母体の腹壁・子宮壁を通してカテーテルを胎児の膀胱に挿入固定し尿を羊水中に排泄させることができる。またまれであるが双胎間輸血症候群の症例で、臍帯（さいたい）をクリップで止めて循環を停止させた報告もある。出生前診断では胎児の臍帯血を子宮内で直接採取する方法もあるがこれも一種の胎児手術であろう。

10. 多胎の減数（手）術

　前述（9）の胎児手術にはなお問題があるが、胎児への操作の中で最も倫理的問題があるのは減数術である。生殖補助医療の進歩普及により多胎妊娠が増加し、超音波診断装置の進歩で妊娠初期の多胎診断が容易となった。三（品）胎以上の多胎妊娠では、母児双方に対して多くの合併症が起こり得るため、多胎と診断されたらいくつかの胎児を人為的に死亡させる方法が行われるようになった。これを多胎の減数（手）術と呼ぶ。生殖補助医療における最初の報告は 1986 年にオランダの H.H.H. カンハイによるもので以後、多数の文献が報告されている。

① 多胎妊娠の流・早産の危険性

　双胎の平均妊娠週数は 36～37 週、三胎は 35 週、四胎は 29～31 週で五胎になればさらに短縮する。早産しやすいことに伴って生存し得た未熟児における心身障害（未熟性による網膜症、肺換気不全、脳室内出血による脳性麻痺など）の発症率も上昇する。すなわち双胎で 8 倍、三胎で 20 倍、四胎で 26 倍と言われ、未熟児の保育に要する費用、新生児集中治療室の需要増大など社会的影響も大きい。

② 多胎妊娠の母体に対する危険性

　前期破水を起こしやすい（15～20％）ために早産率の増加によって未熟児出産が増加する（66～99％）だけでなく、多胎妊娠の妊婦は貧血（20～35％）、妊娠中毒症（20～46％）、分娩後の弛緩出血（13～35％）、羊水過多症などの合併症を起こしやすくなる。妊娠中期以降は切迫早産のために入院安静を必要とする場合が多く、分娩方式も帝王切開手術を要する確率が高い。これらの異常は胎児数が多いほど起こりやすい。このように多胎妊娠は胎児ばかりではなく母体の健康とときには生命にとっても危険性が高い。以上の理由によって、現在は人工妊娠中絶が合法化されている国々では減数手術が容認されている場合が多い。

③ 減数術の方法

　妊娠の 10 週前後に超音波断層装置（経腹壁的が多いが経膣的もある）で子宮内胎嚢を観察しながら中絶しようとする胎児の心拍を目標にして針を挿

入し、2mEq/mLの塩化カリウム溶液を0.5～3mL注入する方法が最も一般的に用いられている。

④　多胎妊娠発症の予防は可能か？

多胎妊娠増加の原因は二つある。一つは体外受精後に妊娠成功率を高めるために多数の胚を子宮内に移植するからである。他の理由は排卵障害による不妊の治療に排卵誘発剤を投与するとしばしば多数の卵が同時に成熟して排卵され多胎妊娠が起きるからである。1998年米国で世界初の七胎児の無事出産・生存が報告されたがこれは誘発剤によるものである。

前者の場合に多胎妊娠の発生を防ぐために、いくつかの国では移植する受精卵の数を制限する法律あるいはガイドラインを設けるようになった。英国、ドイツ、オーストラリアの一部の州では三つまでに制限しており、ドイツの法律は罰則を有する。シンガポールでは女性が35歳以上か、過去2回体外受精が成功しなかった場合には四つでも可としている。イタリアは法律ではないが不妊学会がガイドラインで36歳未満は三つまで、36歳以上は四つまでとしている。わが国でも「学会」の会告では三つまでとしている。しかし厳密に守られているかどうかは保証の限りでない。

⑤　減数術の法的問題

英国では中絶法を改正して減数手術に対応できるような条文を付記した。他の国でも妊娠初期（大部分は12週以内）の中絶は女性が希望すれば実施できるので減数手術も合法的に可能である。しかし日本では上述の母体保護法の為に、解決困難で矛盾した状況が生じている。即ち同法第2条2項に「人工妊娠中絶とは、胎児が、母体外において、生命を保続することのできない時期に、人工的に、胎児及びその付属物を母体外に排出することをいう」（アンダーライン：筆者）とわざわざ方法論まで規定している。わが国における減数手術の実施は、新聞の報道が先行する形で世間に広まり、センセーショナルに取り上げられた。母体保護法指定医の団体である日本母性保護産婦人科医会（現：日本産婦人科医会）の当時の見解は「刑法に堕胎罪が存在しており、その違法性を阻却するものとして優性保護法（当時）がある。法律家の中には法を拡大解釈することで減数手術は施術可能であるとの意見を

述べるものもあるが、減数手術は上記の方法論に反するので、法的に施術可能との解釈がない限り、多胎減数手術は優生保護法違反である」というもので、会員に対して当面実施を禁止する勧告を出した。

その後、日本産婦人科医会は法制検討委員会を組織して検討し、方法論の部分を改正して減数術を可能にする案を作成した。また妊娠12週未満の中絶はリプロダクティブライツとしての女性の権利を認めて女性が要求すれば実施できるように母体保護法を改正すべきであるとしている。さらに12週以降の中絶の適応について「妊娠の継続・出産が女性の健康を障害する恐れのある場合」とし、「健康」の定義にWHOのそれを用いることを提案している。このような改正をすれば減数術は実施可能になる。

11. ヒトに関するクローン技術の利用

1996年7月に英国で羊の乳腺細胞から作成されたクローンのドリーが誕生し世界に衝撃を与えた。諸外国の生殖補助医療に関する法規では米国を除いてすべて、キメラ・ハイブリッド・クローン研究を禁止しており米国では大統領委員会がクローン研究に対する連邦政府の研究費支給禁止の方針を決定している。

わが国では科学技術庁（当時）の委員会が禁止の方向で検討し2000年11月30日に「ヒトに関するクローン技術等の規制に関する法律案」が国会で可決され成立した。この法律では人クローン胚、ヒト動物交雑胚、ヒト性融合胚、またはヒト性集合胚を人または動物の胎内に移植してはならないとしている。一方で研究は許可されている面があり、9種類の胚を「特定胚」と定義し、その作成や譲渡、輸入などは文部科学大臣の指針に従うことを義務づけた。

なぜ、クローン技術をヒトに利用してはいけないかの理由は、これによって「人間の尊厳の保持」と、「人の生命および身体の安全の確保」ならびに「社会秩序の維持」に重大な影響を与える可能性があるためとされている。

「学会」の会告では研究のための受精卵の使用は2週間以内に限っているから、クローン研究が会員によって勝手に行われる可能性は少ない。ここに述べた多くの問題点をそのままにしておいて、クローン技術のみを独立した法律で規制することはバランスを欠くという意見があり、筆者もその意見に賛成である。

12. ヒト胚、胚性幹細胞（ES細胞）を含む胎児組織の取り扱い

　クローン研究を禁止する方向で世論が動いている最中に、胚に由来する胚性幹細胞（ES細胞〔embryonic stem cell〕）には潜在的に多くの組織・臓器に分化する力が備わっているため、これを培養増殖させて組織を作り、例えば皮膚移植、骨移植ひいては臓器移植に用いる研究が進んでいる。現在はいまだ動物実験の段階であるが、ヒトに応用される可能性もあり、商業的に大きな利益が期待されるので産業界も注目していると言われている。

　ヒトの受精卵で研究を行う場合にはES細胞研究を目的に人工授精が行われる可能性もある。また現在は可能性の段階であるとはいえ、生殖補助医療に従事する医師の施設は余剰受精卵の供給源になり得るので慎重な対応が必要であろう。

●参考文献
1. 橳島次郎『先端医療のルール』講談社、2001年
2. 米本昌平・橳島次郎・松原洋子・市野川容孝『優生学と人間社会』講談社、2000年
3. 総合研究開発機構編、藤川忠広『生殖革命と法』日本経済評論社、2002年
4. 我妻堯『リプロダクティブヘルス』南江堂、2002年

第10章　老化とその防止

大内尉義、金木正夫

1. はじめに ── 高齢社会の到来 ──

　平均寿命が世界でもっとも長い[注]、わが国の65歳以上の高齢人口は約18%であり、2020年には25%、すなわち国民の4人に1人は高齢者という、かつて世界のどの国も経験しなかった高齢社会を迎えることが予想されている。

　老化することは、人間が動物である以上、誰しも避けられないことである。そうであるならば、健康に老い、充実した人生をおくって天寿を全うすることが理想の人生であろう。このことをサクセスフル・エイジング (successful aging) といい、これが老年医学あるいは老年学の究極の目標である。サクセスフル・エイジングを達成するためには、老化とはどのような生物学的現象であり、何によって規定されているのか？　どうしたら老化の過程を遅延させることができるのか？　老化を基盤に起こってくる老年疾患の本態は？　それを制御するにはどうしたらよいのか？……などの多くの疑問を解明することが必要である。そこで、本章では、「老化」の過程とその本態を医学がどのように捉えているか、老化を制御する方法、さらに老年疾患の成り立ちと対処など、臨床的な事柄について概説する。

2.「老」の意味するもの

　「老」という文字を使った熟語として思い浮かぶのは、例えば、「老廃」、「老衰」、「老朽」などであり、古くなって役に立たないという意味に用いられている。しかし、古来、「老中」、「大老」、「家老」、「元老」など、年齢に関係なく、閣僚級の役職をあらわす言葉には「老」の字が使われているし、「老練」という熟語からもわかるように、経験が豊富で頼りになる、という意味がこめられている。すなわち、「老」という文字には人生の先輩として尊敬すべき対象であるという本来的な意味があること、またこの点がともすれば忘れられがちであ

注）男性78.32歳、女性85.23歳（2002年簡易生命表による）

ることをまず強調しておきたい。

3. 老化の医学的概念

　医学の領域では老化はどのように捉えられているのだろうか。老化（senescence）とは、「成熟期以後、加齢とともに各臓器の機能あるいはそれらを統合する機能が低下し、個体の恒常性を維持することが不可能となり、ついには死に至る過程」をいう。この過程で起きるすべての現象を老化現象という。ここで強調されているのは、老化とは成熟期以降の過程であること、ヒトの生存に不利となる過程や現象をさすことである。これに対し、加齢（aging）とは、生後から時間経過とともに個体に起こる、良いことも悪いことも含めたすべての過程、現象をさす。老化の特徴としては、A. 普遍性（universality）、B. 内在性（intrinsicality）、C. 進行性（progressiveness）、D. 有害性（deleteriousness）があげられる。すなわち、老化は誰にでも例外なく起こる現象で、進行性で、個体の機能低下をもたらしてその個体の生存に有害に働き、その原因は主として内因性であることを意味している。

4. 老化学説

　従来、老化の原因に関する学説が、いくつか提唱されてきており、これを老化学説という。老化学説には、プログラム説、エラー説、クロスリンキング説、フリーラジカル説、免疫異常説、代謝調節説がある。

1) **プログラム説**：寿命は遺伝子によって制御されており、老化は遺伝子にプログラムされているという説。

　　これを支持する事実としては、①動物はその種によって最大寿命が異なる。②動物の交配により長命種、短命種、早老種などを作成しうる。③一卵性双生児の寿命の差は2年以内と短い、④人の細胞培養で胎児由来の繊維芽細胞は約50回分裂するが、成人由来の細胞では20回、ウェルナー症候群などの早老症の細胞では2回である、ことなどがあげられる。

2) **エラー説**：DNA－RNA－蛋白合成系が突然変異、化学修飾により変

異し、この集積によって細胞の機能障害、老化をもたらすという説。
3) **クロスリンキング説**：ある反応基を持つ物質が架橋となり相異なる複数の高分子と結合して新しい高分子を作ることをcross-linkingというが、こうした物質は分解されにくく細胞障害を起こす可能性があり、このような物質が老化の原因であるという説。たとえば、メイラード反応後期段階生成物であるAGE（advanced glycation end-products）は蛍光性を有し、cross-linkingを特徴とするが、糖尿病における組織障害の発症に重要な役割を果たし、さらに老化の原因物質の一つと考えられている。また、コラーゲンは加齢とともにクロスリンキングが増加し、不溶化する。これらは、皮膚、動脈、関節の硬化をきたす。
4) **フリーラジカル説**：遊離電子を持つ分子を遊離基（フリーラジカル）という（スーパーオキサイド、過酸化脂質など）。生体内では喫煙、紫外線、正常細胞の酸素反応の過程で作られる。このフリーラジカルが蛋白、核酸、脂肪などの生体構成成分に障害を与え、細胞機能を低下させ老化を引き起こすという説。
5) **免疫異常説**：加齢に伴い免疫担当細胞の機能低下により、自己抗体が増加する。こうして自己免疫反応が惹起され老化がもたらされるという説であるが、自己免疫疾患の多い女性が男性より長生きであるという矛盾が指摘されている。
6) **代謝調節説**：細胞の代謝回転が細胞分裂速度に影響して、老化や寿命を支配するという説。体重あたりの酸素消費量の多い動物ほど短命で、心拍数が毎分600ときわめて頻脈であるマウスの寿命は約2年である。しかし、象のように基礎代謝の低い動物は長命である。

現在では、老化の過程は生活習慣病と同じように、遺伝素因（老化遺伝子、抗老化遺伝子）と環境要因（食事、運動、ストレスなど）によって決定されると考えられているが、ヒトにおいて、老化あるいは抗老化遺伝子として確定的なものは見つかっていないし、また環境要因と老化の関係も必ずしも明らかではない。しかし、次項で述べるように、老化の機序を解明しようとする基礎老化学は、分子生物学、細胞生物学のめざましい進歩を背景に、近年、著しく進

展している。

5. 老化の分子細胞生物学的アプローチ

　老化に関する分子生物学的研究は、主として、老化や寿命に関わる遺伝子を同定し、その作用機序を研究することにより進められて来た。今日まで、老化あるいは寿命の制御に関与していることが明らかにされた遺伝子は、A. ヒトあるいはマウスにおいて早老症を起こす遺伝子、B. 酵母、線虫、ショウジョウバエにおいて寿命の延長を起こす遺伝子として同定された遺伝子群に大別できる。酵母、線虫、ショウジョウバエにおいては、老化に特徴的な生理的、病理学的変化が知られていないため、主に寿命の延長に関わる遺伝子について研究されている。

(1) 早老症

　早老症とは、老化の指標と考えられている白内障、白髪、脱毛症、皮膚硬化、動脈硬化、糖尿病などの所見や症状が早く現われる疾患で、平均寿命も短く、多くは遺伝病である。こういった早老症の原因遺伝子として、代表的な早老症であるウェルナー（Werner）症候群（常染色体劣性遺伝、罹患率は 3-45/100万人）の原因遺伝子であるWRNや、ブルーム（Bloom）症候群のBLM、ロスムント-トムソンRothmund-Thomson症候群のRTS（RecQ4）など、染色体の安定化に重要な役割を果たすと考えられているRecQ型DNAヘリケースhelicase（DNAの2本鎖を1本鎖にときほぐす酵素）の一群が同定されている。これらの遺伝子の構造はそれぞれ異なっているが、いずれもその中に共通のヘリケース・ドメインをもっている。これらの遺伝子に変異が生じヘリケースの機能が失われ、染色体の安定性が損なわれたときに早老症が生じると考えられており、これらのヘリケースの野生型は"老化抑制遺伝子"である。実際、早老症の患者では、悪性腫瘍が高頻度で見られ、患者細胞の染色体異常も増加している。WRNをはじめとするRecQ型DNAヘリケースは、DNAの修復に関与していることが知られているので、これらの知見は、老化や寿命の決定において、ゲノム（染色体）の安定性が重要性であることを示唆している。しかし、WRN遺伝子をノックアウトしたマウスにおいては、予想に反して、早老症の表現型は認められなかった。ヒトとマウスで表現型が異なっていたことの

理由としては、(1) ヒトとマウスで、WRN 遺伝子の役割が違う、(2) マウスの最大寿命は 3 年であり、数十年という絶対的な時間が必要、(3) ヒトで早老症を引き起こす WRN 遺伝子の変異は、単なる WRN 遺伝子の機能の欠損ではなく、ある機能を獲得した結果早老症を引き起こすためノックアウトマウスでは早老症が見られなかった、などのいくつかの解釈がある。

(2) 多彩な老化促進の徴候を示すクロトー klotho マウス

klotho マウスは、寿命の短縮、活動性の低下、低体重、骨量減少、血管の石灰化、肺気腫、パーキンソン様の歩行異常など、きわめて多彩な老化（様）の形質を有するマウスであり、黒尾らによって偶然発見された。klotho マウスにおける老化の徴候は、kl 遺伝子と名付けられた一つの遺伝子の異常によって引き起こされていることが証明されており、kl 遺伝子は抗老化遺伝子と考えられている。

このマウスの意義は次の 2 点にある。第一に、従来、適当なモデルがきわめて少なかった個体老化の研究のための有用な実験動物となり、この領域の研究におけるブレーク・スルーをもたらす可能性がある。しかも原因遺伝子はすでに同定されているので、今後、kl 遺伝子および KL 蛋白の機能と老化との関連が注目される。第二に、このマウスは老化に伴う多彩な徴候を呈するため、一つひとつの徴候に着目することにより、老化に伴って発症する疾患、病態の機序を研究する手段となり得る。例えば、このマウスは血管壁をはじめとする軟部組織に石灰化が存在する。加齢に伴って循環系に出現するもっとも特徴的な変化は石灰化であり、高齢者の循環器疾患の成り立ちに重要な役割を果たしていることがわかっているが、その機序に関する研究はあまり進んでいなかった。その他、中枢神経系の変化、肺気腫の発症機序などが期待されている。

一方、このマウスをヒト老化のモデルと考えるためには、本マウスに出現する"老化"の徴候が、ヒトの老化とどのように関連するのか、という問題が解決される必要がある。このためには、kl 遺伝子の機能解析、KL 蛋白が本当に抗老化物質であるのか、KL 蛋白受容体などその機能が発現する機構の検討、最終的にはヒトにおける発現と生理的老化、病的老化との関連、ヒトにおける欠損症の存在などを検討する必要がある。

(3) 線虫や酵母のエネルギー代謝に関わる遺伝子と寿命

　線虫 Caenorhabditis elegans や酵母を用いた研究により、さまざまな寿命に関わる遺伝子が同定されている。その中で最も詳しく解析されているのは、線虫の daf-2 – AGE-1 – daf-16 のシグナル伝達経路と、出芽酵母（Saccharomyces cerevisiae）における Sir2 についてである。

　線虫の daf-2 は哺乳類のインスリン／インスリン様成長因子（IGF）-I 受容体の、AGE-1 は phosphatidylinositol-3 kinase（PI-3 kinase）の、そして daf-16 はフォークヘッド（forkhead）転写因子のオルソロガス遺伝子[注]である。線虫は十分な餌が無い状態であったり、増え過ぎて十分な栄養が確保できないような状況においては、体内に脂肪を蓄積し、活動レベルを低下させ（dauer formation とよばれる）、十分な栄養が確保できるまで動かないで、言わば待機することが知られている。daf-2 – AGE-1 – daf-16 のシグナル伝達経路は、この dauer formation に必要な経路として知られていた。すなわち、栄養が不十分な状態や daf-2 遺伝子の欠損で daf-2 からのシグナルが欠乏すると、daf-16 が働いて線虫は dauer の状態に移行する。しかし、daf-2 や AGE-1 の部分的な変異によって、daf-2 からのシグナルの一部だけが欠けた場合には dauer には移行することなく、体全体のエネルギー代謝も変化しないまま、寿命が2倍まで延長する。また、正常では、AGE-1 は daf-16 の機能を抑制するが、AGE-1 によって抑制を受けなくなった daf-16 の変異体の寿命も同様に延長する。さらに、線虫ばかりでなく、ショウジョウバエにおいても、このシグナル伝達経路の変異によって寿命が延長することが報告されている。酵母、線虫、ショウジョウバエ、哺乳類に共通した、寿命延長のための確立された手段はカロリー制限であるが、線虫においては daf-2 – AGE-1 – daf-16 のシグナル伝達経路がカロリー制限による寿命延長に必要である。ヒトにおいても、この daf-2 – AGE-1 – daf-16 のシグナル伝達経路が寿命に関わっているのではないかと推測されている（図10.1）。

　Sir2 は出芽酵母で DNA の修復に重要な遺伝子として知られていたが、Sir2 を欠損した酵母の寿命が約50％に短縮してしまうのに対し、Sir2 を1コピー余分に持つ酵母の寿命は正常の30〜40％延長する。さらに、線虫、マウスに

　注）ある遺伝子が共通の祖先に由来し、進化の過程で分かれてできた複数の遺伝子。

第10章 老化とその防止

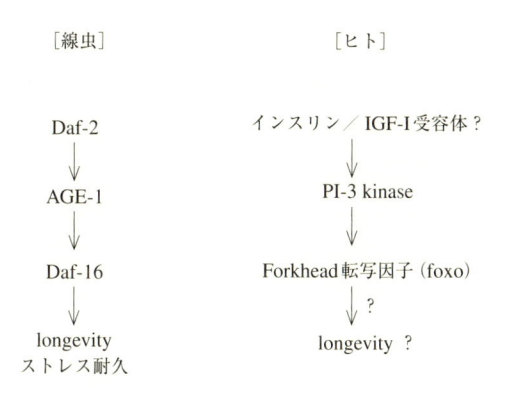

```
[線虫]                    [ヒト]

Daf-2              インスリン／IGF-I受容体？
 ↓                         ↓
AGE-1                  PI-3 kinase
 ↓                         ↓
Daf-16             Forkhead転写因子 (foxo)
 ↓                         ↓ ？
longevity              longevity ？
ストレス耐久

       →：促進    ⊣：阻害または抑制
```

図10.1 線虫およびヒトにおけるインスリン／インスリン様成長因子(IGF)-Iシグナル伝達系と長寿の関係。PI3 kinase: phosphatidylinositol-3 kinase。

おいてもSir2のホモログの過剰発現は寿命の延長を起こすことが知られている。Sir2の本態はnicotinamide adenine dinucleotide (NAD) 依存性ヒストン脱アセチル化酵素であるが、Sir2は栄養状態やエネルギー代謝状態のセンサーとして働いているのではないかと考えられている。また、栄養状態やエネルギー代謝と深く結びついているdaf-2 - AGE-1 - daf-16の経路との相互作用の有無に興味が持たれている。

これらの遺伝子変異により寿命の延長した線虫は、酸化ストレス、熱ショック、紫外線など、さまざまなストレスに対する抵抗性が増加していることが知られている。とくに、酸化ストレスについては、カロリー制限による寿命延長にも重要な役割を果たしていると考えられている。

(4) 細胞分裂能を決定する機構 ── テロメア (telomere) 構造とテロメレース (telomerase) ──

染色体の末端 (テロメア) のDNAには、5'-TTAGGG-3'という6塩基の繰り返し配列が、ヒト精子で約20kb、体細胞で10-15kb存在する (図10.2)。このテロメア構造はDNA末端構造の保護、DNAの安定化の他、DNAが複製

されるに必要なプライマーRNAの鋳型の役割を果たしている。RNAプライマーはDNAに翻訳されず、もとのDNAの3'端は二本鎖になれないのでエキソヌクレアーゼで切断されるため細胞が分裂する度にテロメアは約50-150塩基短くなる。テロメア長が5000塩基くらいに短くなると、もはや細胞分裂が起こらなくなると考えられており、このテロメアの短縮が細胞の分裂寿命を決定し、いわば分裂時計の役割を果たしているのではないかと考えられている。実際、早老症のヒトの皮膚線維芽細胞のテロメア長は同年齢の正常人より短縮しているし、末梢血リンパ球のテロメア長は供与者の年齢が高いほど短い。次に述べる"ヘイクリックの限界"もテロメア構造の短縮で説明できる。テロメ

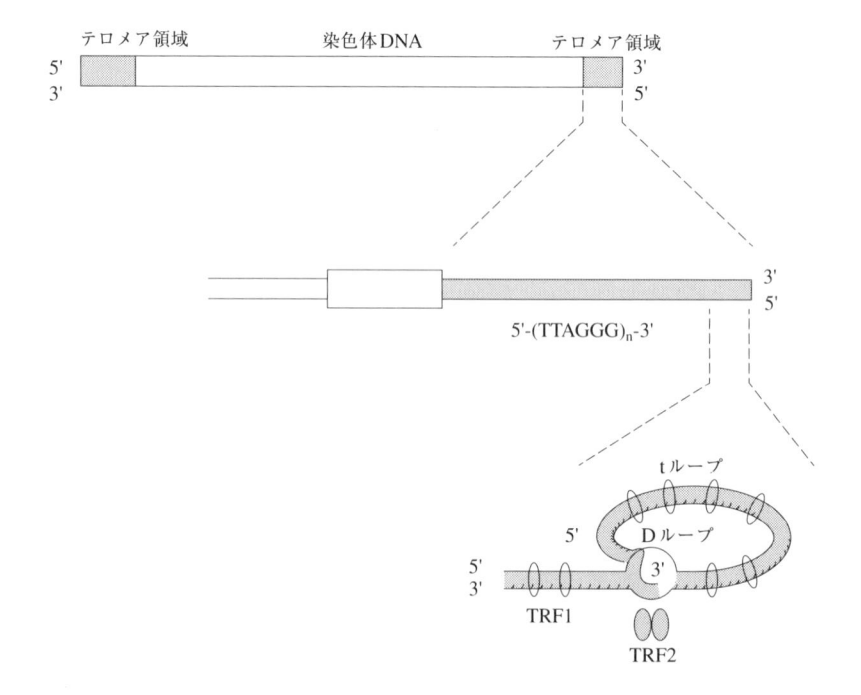

図10.2 染色体テロメアの構造。テロメアには5'-TTAGGG-3'の6塩基の繰り返し構造が存在する。テロメア末端はtループとよばれるリング構造をとっている。3'端は約100塩基が一本鎖であり、DNAの一部の二本鎖を解いてDループとよばれる構造を形成している。tループにはTRF1、DループにはTRF2とよばれるタンパクが結合しており、テロメア構造の安定化に寄与している。

アが短縮すると細胞の分裂が止まる機構としては、細胞周期を制御しているサイクリン依存性キナーゼを抑制する遺伝子群が発現するなどの機序が考えられている。ただ、テロメア構造の短縮がどこまで老化にかかわっているのかはよくわかっていない。

　がん細胞、不死化細胞は無限あるいはそれに近い分裂寿命を持っているが、これは、これらの細胞にテロメア合成酵素（テロメレース、一種の逆転写酵素）が存在するために、テロメアの短縮は起こらないためと考えられている。また、生殖細胞もテロメレース活性を有するために、親のテロメア長を受け継がず、いわばリセットされるのである。

(5)　プログラムされた細胞死（アポトーシス：apoptosis）と老化

　老化の過程では、いろいろな組織に細胞数の減少がみられることが多く、プログラムされた細胞死、すなわちアポトーシスが老化の機序に関与しているのではないかと考えられるようになった。しかし、老化の過程にアポトーシスが関与しているという証拠はなく、現在では関係ないとする研究者が多い。

6.　細胞老化と個体老化、老化と寿命

　ヒト培養線維芽細胞の分裂回数は胎児由来の細胞で平均約50回であり、それ以上細胞培養を続けてももはや分裂することはない。このように細胞の分裂可能回数（分裂寿命）に限界のあることは、1960年代にヘイフリックらによって発見された。この"ヘイフリックの限界"は由来する臓器によっても異なるが、動物種によってほぼ一定であること、また、その種の最大寿命と正相関することが知られている。さらに、細胞供与者の年齢とその細胞の分裂寿命には負の相関が認められる。また、代表的な早老症であるウェルナー症候群由来の細胞の分裂回数は同年代の正常人由来の細胞に比べて少ないことなどが発見されたことから、分裂回数が進むに伴って細胞に起こる種々の現象を解析することによって老化の本態が解明されると考えられるようになった。このような細胞レベルでの"老化"現象を「細胞老化cellular senescence」、試験管のなかで細胞分裂が進むことを加齢に見立てて「*in vitro* aging」と呼ぶ。このような細胞老化の研究は、本来、個体全体に起こるきわめて複雑な現象である老化にたいして、きわめて単純化した条件下でアプローチすることを可能にした点に意

義がある。

　一方、老化は個体全体に起こる現象である。老化現象は、(1) 白髪化、皮膚のしわの増加などの外観上の変化、(2) 心肺機能、腎機能、神経機能の低下などの個体の生存に必要な生理機能の低下、さらに (3) 免疫機能、内分泌系の変化などとして認められる。このような個体全体に起こる老化ないし老化現象を個体老化という。

　老化の基礎研究の多くは細胞老化の観点から行われ、その方向は細胞から個体老化を類推するという向きであった。しかし、先に述べたように、老化に伴う種々の形質の変化は個体全体に起こるものであり、細胞老化の研究と個体老化の研究の間に大きなギャップがあったことは否めない。この最大の原因は、従来、ヒト老化の適当なモデル動物が殆どなかったことである。したがって、ヒトの老化に類似した形質を示す動物である、老化促進マウス (SAM) の発見、先に述べた*klotho*マウスの開発は個体老化の研究にとってきわめて大きな意義を持っている。

　生物が誕生して死ぬまでの期間がいわゆる寿命であるが、寿命の延長が老化を遅延させることと同義で用いられることが多い。しかし、寿命と老化の関係は必ずしも明らかでない。確かに、老化の速度を遅くすると、その個体が長生きするであろうことは直感的に理解できるが、老化の速度を客観的に測定する指標がない以上、老化の遅速と寿命の長短がパラレルに相関するかどうかはわからないのである。老化は最終的に個体の死に至る過程であり、また30歳以降、死の確率は時間とともに指数関数的に増加するゴンペルツ (Gompertzの法則) が、老化と死の関係は必ずしも明らかでなく、両者は無関係であると考える研究者も多い。

7. 生理的老化と病的老化

　高齢者に多い、いわゆる老年疾患は各臓器機能の加齢変化を基盤として発症するものが多い。この事実を背景に、老化の過程は概念的に、生理的老化 (physiological aging) と病的老化 (pathological aging) の二つに分けることができる。生理的老化とは、加齢に伴う生理的な機能低下をさし、病的老化とはその生理的老化の過程が著しく加速され、病的状態を引き起こすものをいう。生理的老化は多かれ少なかれすべてのヒトに非可逆的に起こる（老化の普遍

性、進行性）が、病的老化は一部のヒトにしか起こらず、また治療によりある程度可逆的である。

　加齢に伴う骨量の変化を例にとると、一般に骨量は男女とも成熟期に増加し、20～40歳代前半で最大骨量に達するが、その後は直線的に低下する（図10.3）。骨量が若年成人平均値の70％を下回ると骨粗鬆症と診断する。成熟期以降の骨量の低下のスピードには個人差が大きく、年間3％以上骨量が低下する場合を骨量の易喪失者（fast loser）と呼んでいるが、このように骨量の低下速度の早いヒトは当然、骨粗鬆症の診断基準に早く達する。これは加齢に伴う生理的な骨量低下（骨の生理的老化）が何らかの病的な原因で加速された状態（骨の病的老化、すなわち骨粗鬆症）と考えることができ、骨粗鬆症の治療を行うことで可逆的である。また、脳の高次機能の加齢変化を例にとると、殆どのヒトが加齢とともに記銘力が低下するが、その進行は緩徐で、日常生活に大きく差し支えることはない。これを「年齢相応の記憶障害」という。これに対し、やはり脳の高次機能の低下を主徴とするアルツハイマー病の場合、記銘力低下の進行は急速で、早期に正常な日常生活をおくれない状態となる。したがって、アルツハイマー病の病因論はともかく、症状の経過からみるとアルツハイマー病は年齢相応の記憶障害が加速された状態と考えられるのである。

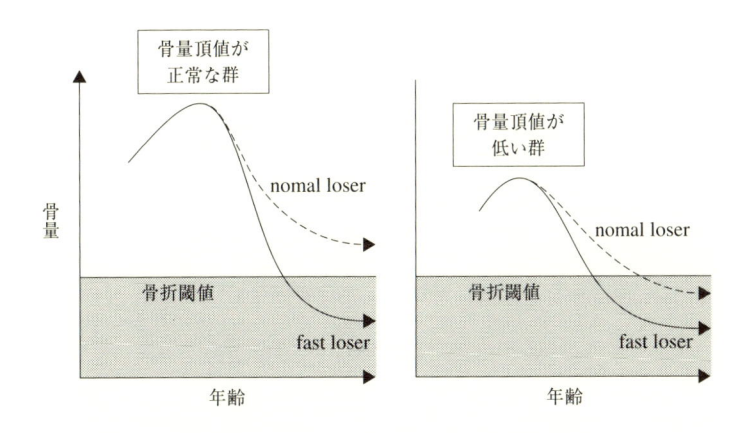

図 10.3　骨量減少の加齢変化を示す。骨量頂値が低い（右）かその後の骨量減少速度の速い者が早く骨粗鬆症を発症することがわかる。

しかし、生理的老化と病的老化の境界は曖昧であり、また生理的老化の原因と病的老化の原因が必ずしも同一ではないため、その区別は必ずしも明瞭ではない。そこで、臨床的には、顕著な臨床症状を呈さない場合を生理的老化、病的な臨床症状を呈するものを病的老化とするのが現実的な対応である。病的老化の早期診断法を開発することは臨床的にきわめて重要であり、そのためには生理的老化と病的老化の質の違いを見出すことが必要である。

8. 老化の制御

　老化の進行を人為的に制御することを「老化制御」という。老化の原因を研究する目的の一つはこの老化制御である。老化の過程が遺伝素因と環境要因によって規定されることはすでに述べたが、現在のところ、動物実験レベルでは環境要因である、食事（カロリー）摂取と運動量を変化させることによって寿命を動かすことができることが知られている。例えば、マッケイらの古典的な実験では、80％に食餌摂取を減らした（20％のカロリー制限をした）ラットの寿命は長いことが観察されている（図10.4）。この先駆的な実験結果は、日本古来の言い伝えである「腹八分目」の効用と軌を一にするものであり興味深い。これらの研究は、食餌制限により老化の過程そのものおよび老化の過程で認め

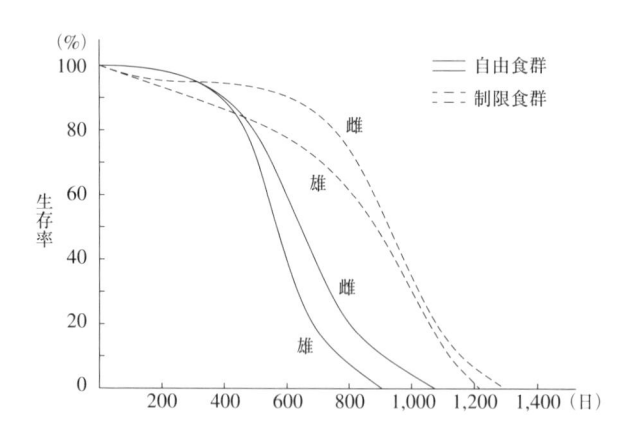

図10.4 80％にまでカロリーを減じたラットは普通に食事を与えた群よりも生存曲線が右にシフトしており、全体として寿命が延長している。（McKay, 1938による）

られる病的現象が抑制される可能性を示している。その機序は不明であるが、老化遺伝子の発現が個体のエネルギー代謝のレベルによって制御されている可能性もある。先に述べたように、線虫の寿命延長変異株の原因遺伝子であるdaf-2はインスリン受容体とよく似た構造をしており、糖代謝と寿命が密接な関連を持っていることが窺える。

　また、カロリー制限によってミトコンドリアにおける活性酸素の産生が低下することが関係するのかもしれない。最近、アメリカの国立老化研究所のロスらは長寿になる代謝マーカーとして、低体温、低インスリン血症、高硫酸デヒドロエピアンドロステロン（dehydroepiandrosterone sulfate：DHEA-S）をあげ、これらはいずれもカロリー制限をしたサルに認められることを報告し、カロリー制限がヒトの長寿にも有効である可能性を示した。

　運動に関しても、自発的な回転かご運動をさせたラットでは寿命が約10％延長するという研究が報告されている。ただ、運動には至適量があり、過激な運動は活性酸素の発生を増加させるので有害とする考え方もある。もう一つの方法は、フリーラジカルを消去する薬剤の投与であり、マウスの寿命を有意に延長したり、知的機能を改善するなどの成績が報告されている。

　食事や運動などのライフスタイルの改善がヒトの老化の過程や寿命に及ぼす影響については必ずしも証明されていない。したがって、具体的な食事、運動などのライフスタイルをどのようにすべきかについて定まった見解はない。しかし、食事についてはカロリー制限以外に、コレステロール、動物性脂肪、糖分、食塩などの摂取を制限し、高血圧、高脂血症、肥満を抑制し、動脈硬化を予防することは、おそらく老化を予防し長寿に結びつく可能性が高い。実際、血圧の高いヒトは正常血圧のヒトに比べて老化度（生物学的年齢[注]）が高いことが報告されている。運動はエネルギーを消費することによって、肥満の予防または改善、トリグリセリド（中性脂肪）の低下、抗動脈硬化作用を有するHDL-コレステロールの上昇、高血圧の改善、インスリン抵抗性の改善や糖尿病の予防などの多彩な作用があり、動脈硬化の抑制効果、ひいては長寿が期待できよう。福岡大学の提唱する運動療法ガイドラインでは、最大酸素摂取量の

注）　生物学的年齢 biological age：そのヒトが生物学的にどの程度老化しているかという意味での年齢。老化度と同意。暦年齢（choronological age）に対することば。

50％の強度の運動（心拍数が［138－年齢/2］程度となる運動）を毎日30分以上、または1回60分以上の運動を週3回以上を継続的に行うことを推奨している。運動の種類としては、短距離走やウェートリフティングなど瞬発力が必要な運動よりも、速歩、ジョギング、水泳、サイクリングなどの持続的な有酸素運動を行う方がエネルギー消費に効果的であり推奨される。その他、嗜好品については、禁煙、適度なアルコール摂取（アルコールとして20-30ml／日）は結果的に長寿に結びつく可能性が高い。

9. 高齢者に関する臨床医学の知識

(1) 高齢者の定義と高齢期の区分

一般的に、高齢者あるいは老年期は65歳以上の人をさす。なぜ65歳なのかについてははっきりとした根拠はない。

しかし、1960年代頃から、65歳以上を高齢者とする考え方が一般的であり、またその根拠は、老化現象が明瞭になるという医学的な観点もさることながら、退職、年金といった社会的要因の大きいことがいくつかの著作（例えばシモーヌ・ド・ボーヴォワール：『老い』上巻、朝吹三吉訳、20頁、人文書院、1972年）からわかる。いずれにせよ、今日では、65歳以上を高齢者とするのは世界的なコンセンサスである。

さて、65歳以上の高齢者の人口が先進国に引き続き、発展途上国においても爆発的に増加している。社会の高齢化は先進国だけの現象ではなく、今やグローバルな現象といってよい。このように寿命が著しく延長し、高齢者が増加した現在、一口に高齢者といってもきわめて幅が広く、一つにまとめて扱うのは無理がある。このため、老年期をどのように区分するかが提唱されてきたが、現在では老年期を3期に区分し、

A. 65～74歳：前期高齢者 young-old（老年前期）
B. 75～89歳：後期高齢者 old-old（老年後期）
C. 90歳以上：超高齢者 extremely old または super-old

とする考えが一般的である。

老年前期では個体の老化の徴候は明瞭になってきており、いわゆる老年疾

患に罹患する人の数も増えてくるが、日常生活に大きく差し支える機能障害を有する率はまだ低く、元気で活動的な人が多い。もちろん、個人差があるので個々に全身機能をよくチェックする必要があるが、臨床的な対処も若・中年者と同様な考え方で臨んで誤ることは少ない。また、社会的にもまだまだ活躍を続けることが可能な年代である。英語で"young-old"とよばれる所以である。ただ、実際には社会的な活動の場からリタイアしていく年代であり、活動の場をいかに確保するかが問題となる。

　老年後期以降になると高齢者特有の対処の仕方が必要となってくることが多い。老化の徴候はさらに明瞭となり、複数の疾病を抱える高齢者が著しく増加する。日常生活に関連した機能が低下し、個々の疾病に対する診断と治療と同様に、あるいはそれ以上に全身的機能の保持に対する注意が必要となる。高齢者の総合機能評価をcomprehensive geriatric assessment（CGA）というが、これについては後で述べる。

(2) 老年疾患の成り立ち

　高齢者の疾患の成り立ちは複雑であるが、若い頃からの病気が加齢に伴う臓器機能の変化による修飾を受けて病態が変化するものと、加齢とともに著しく増加し高齢者に比較的特有なものとの二つに大別される。

　前者の例としては高血圧があり、高齢者における高血圧のコントロールには若い人の高血圧とは異なる考え方が必要である。すなわち血圧のコントロール基準も異なるし、また、用いる薬剤の選択についても個々の患者の有する条件によって降圧療法のメリットが最大となるような薬剤を選ばなければならない。それには、やはり降圧療法を開始するための基準と薬剤を選択する根拠となるエビデンスが必要となる。

　後者に属する疾患を一般に「老年病」または「老年疾患」と呼んでいる。「老年病」とは高齢者に多い、あるいは高齢者に特徴的な疾患と定義される。もちろん若くして老年病に罹患する人もいるわけで「老年病＝高齢者が罹患する疾患」というわけではない。いわゆる老年病に属する疾患としては、骨粗鬆症、痴呆、動脈硬化性疾患（特に脳血管障害）などが代表的である。悪性腫瘍、肺炎などの感染症も高齢者で著しく増加するが、必ずしも老年病とはいい難い。老年病は、高齢者の生命予後を規定するという点も重要であるが、機能障害

(impairment)を起こして生活機能障害(disability)あるいは要介護状態を作り、本人および周囲の人間のquality of life（QOL）を著しく障害する点が臨床的に重要である。高齢者は加齢に伴う生理機能の変化を基盤に機能障害を起こしやすい点が若年者と著しく異なる点であり、残存した身体機能を保持し、社会復帰をはかることを主眼においた医療がとくに必要となるのである。

(3) 高齢者の総合機能評価

　高齢者は日常の生活に関連した機能が低下していることが多く、このことが高齢者の介護度を決定する要因の一つとなる。そこで、高齢者の診療にあたっては高齢者のもつ機能を客観的に評価し、機能低下を防ぐ、あるいは機能を向上させることを目標とすることが重要である。評価すべき項目には、基本的日常生活動作(basic activities of daily living：BADL)、手段的日常生活動作(instrumental activities of daily living：IADL)、知的機能、抑うつ状態の有無、QOLまたは主観的幸福度、意欲の指標であるバイタリティ・インデックス(Vitality Index)などがある（表10.1）。このような指標による高齢者の機能評価をCGAとよぶ。CGAは高齢者の全身管理にきわめて有効であり、しかも生命予後だけでなく機能も改善することが示されている。CGAで行うことは、患者の医学的背景、全体の機能、社会経済的背景を基礎データとし、医師、看護師、メディカルソーシャルワーカー（medical social worker：MSW)、薬剤師、理学療法士、言語療法士などリハビリテーション関係の職種、栄養士など、多くの職種が一同に会し、定期的に患者の病態、治療方針、ケアの方針についてカンファレンスを持ち、医療面からだけでなく、リハビリ、介護、福祉という視点からも方針の決定に参画し、また、退院前には適切な退院援助を行う、という考えてみれば当然な作業である。つまり、今までばらばらにしか行っていなかったことを組織的に行う点が重要である。すなわち、CGAとは機能評価をキーワードとしたチーム医療であるといえる。高齢者心不全の管理にCGAを応用した場合、従来の管理法に比べ、その後の入院回数、入院期間とも1/3から1/4に減り、それに伴い医療費も半減し、CGAが高齢者の疾患の管理だけでなく医療経済的にもきわめて有効であることが示されている。

第10章 老化とその防止

表10.1 CGAに用いられる高齢者の主な機能評価項目と評価法（詳細は参考文献1を参照のこと）

- 基本的日常生活動作（B）ADL: (basic) activities of daily living
    摂食、入浴、更衣、移動、トイレ歩行、排泄管理
        →*Barthel Index*
        →*Katz Index*
- 手段的日常生活動作 IADL: instrumental activities of daily living
    電話、買い物、家事（食事の支度、洗濯）、外出・移動、服薬管理、金銭管理
        →*Lawton & Brody*（主として女性用）
        →*Lawton IADL-5*（男性用）
- 認知機能 cognitive function
        →*MMSE*（*Mini-mental state examination*）
        →*HDS-R*（*Hasegawa's dementia scale-revised*）
        →*DSM-IV*
- 情緒傾向 mood
        →*GDS*（*Geriatric depression scale*）
        →*GDS15*
- 生活の質（QOL: quality of life）
        →*Philadelphia Morale Scale*（主観的幸福度）
        →*Medical Outcome Study – Short Form 36*（*MOS-SF36*）
- 意欲 →*Vitality Index*

（4）老年症候群とは

　臨床医学においては疾患の原因の究明とそれによる原因治療が重要であることに間違いはない。しかし、高齢者においては、原因の究明ももちろん大切であるがそれをうまくコントロールすることがより重要である一連の症候が存在する。このように、老年期に多い臨床徴候であって、種々の原因で起こるが、原因の如何を問わずその徴候そのものに対する対処（対症的なアプローチ）が必要なものを老年症候群（geriatric syndrome）という。誤嚥、転倒、痴呆、尿流障害などが代表的な老年症候群である。

　例えば、誤嚥（嚥下機能障害）は脳血管障害をはじめとし、意識障害、パーキンソン病、痴呆症などの神経筋疾患、悪性疾患の末期やADLの低下した長期臥床患者、胃切術後など消化器疾患などさまざまな病態において生じ、高率に嚥下性肺炎やびまん性嚥下性細気管支炎を引き起こす。嚥下性肺炎を繰り

返す例では経口摂取ができないことからQOLが著しく阻害され、また長期入院の原因ともなる。したがって、誤嚥の予防、嚥下機能障害の改善が、高齢者の予後の改善ならびに経口摂取を通してのQOLの改善につながると考えられる。これら多彩な病態によって生じる嚥下機能障害に対しては、その原因疾患の治療とともに、医師、看護師、理学療法士、言語療法士、栄養士、歯科衛生士などによるチーム医療によるケアとリハビリテーションがきわめて重要である。転倒を例にとると、その原因としては、脳血管障害後遺症や骨関節疾患などによる歩行障害のほか、起立性低血圧、精神安定剤の副作用など多くのものがある。転倒は外傷だけでなく、脳出血、大腿骨頸部骨折などを起こし寝たきりの原因となることが重要である。そこで、転倒を防ぐためには原因療法はもちろんのこと、転倒を予防する住環境の整備、歩行時の介助、転倒の衝撃をやわらげ骨折を予防する防具の装着などが重要となる。

味覚障害、聴覚障害、視力障害などの感覚器の障害、また咀嚼機能のコントロールも重要である。これらの感覚器障害、咀嚼機能障害は生命予後にはあまり大きな影響を与えないために、従来なおざりにされてきた面がある。しかし、これらの障害は高齢者のQOLに対する影響が深刻であり、老年医学がきちんと対応しなければならないものである。

10. おわりに

図10.5は、ヒトの一生における健康度（あるいは身体機能またはQOL）の推移と生理的老化、病的老化、そして寿命との関係を模式的に表したものである。健康度／身体機能／QOLは成長、発達とともに増加し、成熟期を迎えて、人生のうちで最大となるが、その後はゆっくりと直線的に下降してくる。これが生理的老化であり、疾病閾値を下回ることなく、臨床的に問題となることはない。しかし、一部のヒトは急速に健康度／身体機能／QOLが低下し、疾病閾値を下回る。これが病的老化であり、老年臨床医学の知識と技術でまた疾病閾値より上にあげることができる。介護／福祉は老年臨床医学を補完する技術として重要である。

老年疾患の成因と病態を解明することは老年臨床医学の役割であるが、それらを制御することにより、老年疾患を予防する方向性が重要である。老年疾患の成り立ちには加齢に伴う臓器機能の低下が基盤にあるので、老化の成因その

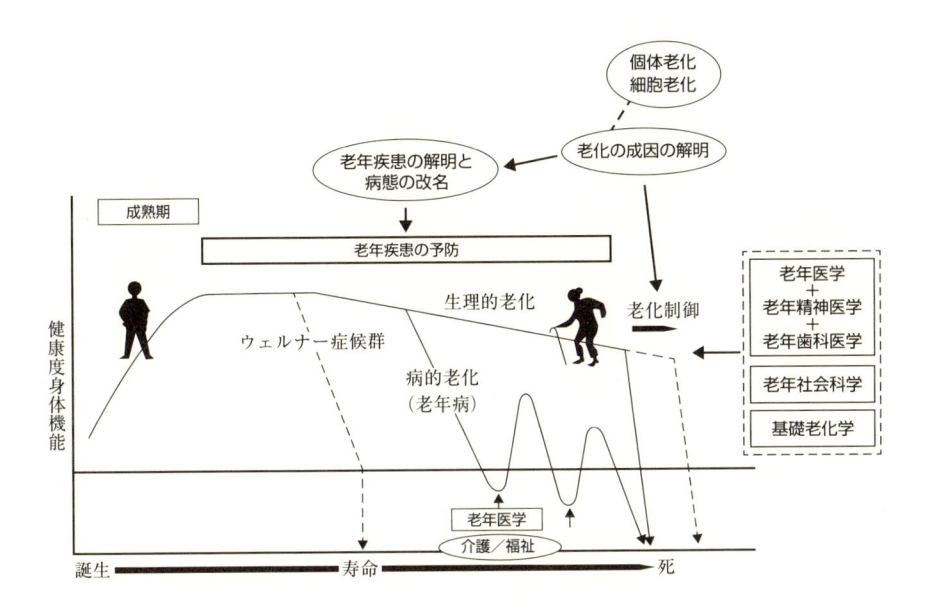

図 10.5 ヒトの一生における健康度（あるいは身体機能またはQOL）の推移と生理的老化、病的老化、そして寿命との関係を模式的に表したもの。説明本文。

ものを解明することは、老年疾患の発症を予防する上で有力な武器となる。一方、老化の成因を解明することにより、老化を制御し、寿命を延長することが可能となる。しかし、この図から、健康度／身体機能／QOLが伴わない単なる寿命の延長は意味がないことがおわかり頂けると思う。すなわち、老化に関する総合的な学問体系である加齢科学の主目的は、単なる寿命の延長ではなく、病的老化を予防し、健康度／身体機能／QOLを維持して天寿を全うする、いわゆるサクセスフル・エイジングを実現することであることを最後にもう一度強調しておきたい。

● 参考文献

1. 鳥羽研二「高齢者の機能評価」『標準理学療法学・作業療法学—老年学』（大内尉義編）、医学書院、2001年

2. 西永正典「総合機能評価 (CGA) の臨床応用とその意義」『日老医誌』**37**: 859-865、2000 年
3. 折茂 肇編『新老年学 (改訂版)』東京大学出版会、1999 年
4. 日本老年医学会編『老年医学テキスト (改訂版)』メジカルビュー社、2002 年
5. 大内尉義編「エイジングの分子細胞生物学」『現代医療』1998 年 2 月号、現代医療社
6. 井出利憲、大内尉義、古市泰宏編「老化研究の新たな挑戦 — 分子機構と疾患解明へのアプローチ」『実験医学』1998 年増刊号、羊土社
7. 井出利憲編『老化研究がわかる』羊土社、2002 年
8. 日本老年医学会雑誌編集委員会編集『老年医学 Update 2002』メジカルビュー社、2002 年
9. 日本老年医学会雑誌編集委員会編集『老年医学 Update 2003 - 2004』メジカルビュー社、2003 年
10. 大内尉義編『老年病のとらえかた』文光堂、2002 年

第11章　死に行く人、臨死患者の医療

森　岡　恭　彦

1. 単なる延命治療よりも患者の生活・生命の質（QOL）の尊重へ

　20世紀後半になって医学・医療についての倫理的考えが大きく変わってきた。一つはこれまでの医師任せの医療から患者中心の医療への転換、そして患者の自己決定権、インフォームド・コンセントの尊重といったことが強調されるようになってきたこと、もう一つは医師はなんとしても患者の生命の延長に努力すべきであるとするこれまでの考えから、不治の病で苦しんでいる患者では、単なる延命治療よりも**患者の生活・生命の質**（QOL［Quality of Life］）を尊重した**ケア**（care）を行うべきであり、ときには安楽死も容認しようとする考えが強くなってきたことである。

　しかし、延命治療の放棄やさらに患者の苦痛を取るための安楽死といった行為は、患者の命を縮め死に至らしめるもので、殺人行為として咎められかねない行為であるだけに、医師は慎重に行動すべきである。

　また患者の中にはあくまで延命を望む人もあって、治療の放棄や安楽死ということには患者の意思を尊重すべきだということを医師は十分に理解しておく必要がある。

　ともあれ、これまで医師は患者の生命の維持に尽くすことがその使命であったが、患者の死に方にも配慮すべきであるという時代になって来たといえよう。

2. 安楽死～初期の法制化運動

　不治の病で苦しんでいる人を何とかして救えないだろうかということは古くからの問題であった。16～17世紀のイギリスの思想家、フランシス・ベーコン（1561～1626）はその著書のなかで、「医者の任務は患者の健康を回復させるだけでなく、回復不能の患者の痛みや苦しみを取り、どうしても苦痛が取れないようなら命を縮めてやるのも任務であると思う」として、苦痛に悩む患者の命をとり苦痛を終わらせる行為を「**安楽死**」（euthanasia）と呼んだ。

　しかし、このような行為は殺人に等しいもので、医師にとってとても加担で

きるものではない。20世紀になると、イギリスやアメリカにおいて、これを法律で認めさせようという運動が起こり、法案が議会にかけられたが成立しなかった。第二次世界大戦が起こると、しばらくは安楽死の問題は影を潜めていたが1960年代になると再び安楽死への関心が高まるようになり、アメリカなどの国で安楽死協会が設立され、法制化運動が再び活発化してきた。1969年、イギリスでも安楽死法案が議会にかけられたがこの時も成立しなかった。

3. 安楽死から延命治療の中止、尊厳死へ

ところで1960年代後半になると、人工呼吸器の発達、普及にともなって脳死という新たな死が問題となってきた。また、脳死とまで行かないが回復の望みのない患者が意識もなく、ただ漫然と人工呼吸器の助けを借りて命を永らえているような状況が目立つようになってきた。そしてこのような患者の治療は無駄であるばかりでなく、人間としての尊厳を毀損するもので、治療を中止すべきであるとする考えが強調されるようになった。人間は人間らしさ、尊厳を保ち、死ぬべきであるという「尊厳死」(death with dignity)の出現である。

しかし、回復の見込みがないということを診断することは必ずしも易しいことではない。治療はやってみなければ分からないところもあり、また患者によっては延命治療を求める人もいる。このような処置はあくまで患者の意思によるべきであることは当然で、とくにこのころから医療における患者の自己決定権の尊重ということが欧米で強調され、これをもとに治療行為の中止を容認しようという声が強くなった。

しかし、このような患者ではすでに意識も薄れ、自分の意思を表明できないことも多い。そこで、正常の判断力のあるときにあらかじめこのような事態を想定して、「意識もなく回復不能な状態になり死期が近いという状態になったら、一切の延命治療を差し控えてほしい」とする意思を示す宣言書を作成しておき、事態にそなえようという社会運動がアメリカなどの国で起こってきた。この宣言書は「生前発効の遺言書」(living will リビング・ウィル)あるいは「事前の指示書」(advance directive)と呼ばれている。

このような社会の動きのなかで、1975年、アメリカのニュージャージ州でカレン・クインランという当時21歳の女子学生が、アルコールと覚せい薬を飲んだ後に意識を失い重篤な状態になって病院に運ばれた。人工呼吸器が装着

され治療されていたが、その後も意識は回復せず、見るに見かねた親が病院に対して人工呼吸器の取り外しを要求した。病院側はこれを断ったため親は裁判所に取り外しを求める訴えを起こした。裁判所は初めはその訴えを却下したが、その後結局、親の言い分を認め、その決定を親に認める裁決を下し話題となった（カレン・クインラン事件）。これは回復の見込みのない患者に対しての延命治療の中止を認めた判決として画期的なものである。しかし、本件では本人の事前の意思は判っきりしておらず、本人の命を親の意思に任せてよいのかという問題を残した。

その後、カレン・クインランの人工呼吸器は取り外されたが、彼女は正常の呼吸を取り戻し、意識の回復のないままいわゆる持続性植物状態で10年近く生存した。

4. 延命医療の差し控え、中止と患者の意思

この判決のあったその年、1976年、アメリカのカリフォルニア州で、回復の見込みのない終末期患者では本人の意思、事前の意思があれば人工呼吸器などの生命維持装置を取り外してもよいとする「**自然死法案**」が成立した。以来アメリカでは各州で同様の法案が成立している。

わが国ではこのような法律はないが、1995年のいわゆる東海大学の安楽死事件の判決文では、治療不可能な病気で回復の見込みがなく、死が避けられない終末期状態の患者に対する医療行為の中止に触れている。ここでは、中止を求める患者の意思表示があれば、薬物投与、化学療法、人工透析、人工呼吸器、輸血、栄養・水分補給などの治療措置、生命維持措置の中止も許されるとしている。また患者の意思は事前の文書によるもの（リビング・ウィルないしは事前の指示書［advance directive］）や家族などからの口頭により推定されるものでもよいとしており、患者の意思の確認には曖昧さを残している。またわが国では患者の家族の関与が大きく、家族が強く望めば医師も治療に手心を加えるのが現実で、患者の意思が不明確な場合、その認定についてはグレーゾーンを残しており、難しい問題となっている。ともあれ、今日ではわが国でも単なる延命医療の中止を容認しようとする考えが強くなっている。

しかし、延命治療を停止させ患者を死なせる行為は殺人に繋がる行為で、わが国でも特に人工呼吸器を取り外し死にいたらしめたことで医師が告発される

事件が起こっている。また前述の東海大学の事件や、特に昏睡状態の患者の気管内チューブを抜去し筋弛緩を投与し患者を死亡させたというK協同組合事件についての2007年の東京高裁判決文をみると、現行の法律ではその善悪を判断することは困難であるが、あえて言えば、終末期患者の延命治療の中止は① 治療の限界（どんな治療をしても回復の見込みがない）と②患者の意思の存在があれば容認しうるとの判断を下している。

こういった情勢の下、厚生労働省は平成19年（2007年）5月「終末期医療の決定プロセスに関するガイドライン」を示した。それによると、安楽死を除き終末期医療のあり方として、まず主治医は1人で方針決定をすることなく、**医療・ケアチームの判断で決定すること**を強調している。また、決定手続きでは患者の判断能力のある場合は、当然のことながらその意思を尊重し方針を決定するわけであるが、患者が意識障害などのために正常の判断力がなく、患者の意思の確認ができない場合については次のような手順により、医療・ケアチームの中で慎重な判断を行う必要があるとしている。

① 家族等の話等から患者の意思が推定できる場合には、その推定意思を尊重し、患者にとっての最善の治療方針をとることを基本とする。
② 患者の意思が推定できない場合には、家族等の助言を参考にして、患者にとっての最善の治療方針をとることを基本とする。
③ 家族や家族に準ずる者がいない場合、家族等が判断を示さない場合、家族等の中で意見がまとまらない場合等には、患者にとっての最善の治療方針をとることを基本とする。

5. DNR (Do Not Resuscitate) Order

なんらかの基礎疾患をもつ患者に、心停止や呼吸停止が起こったとき、心肺蘇生術を施しても救命が難しい、または完全に病状が回復する可能性が低いといった場合には医師は余計な蘇生術を行わないという指示をあらかじめ病歴に書いておき、いざという場合に人工呼吸や心臓マッサージなどの治療をしない、ということが行われている。これには、あらかじめ患者の了承と家族の同意を得ておくことが必要である。

6. 持続性植物状態の患者の治療の中止

　持続性植物状態（Persistent Vegetable State ［PVS］）は大脳半球の著しい障害に基づくもので、脳外傷、脳血管障害、乏血性の脳障害などによる重篤な昏睡状態の後に起こる遷延性の意識障害、精神機能・認知機能の消失を伴う状態でいわば生きた屍、植物と同じような状態が長期にわたり持続することからこう呼ばれている。大便や尿の失禁を伴うが、生命の根源を司る脳幹の機能は保たれ、循環・呼吸機能、消化器機能などは保たれる。鼻管あるいは胃瘻からの人工栄養や全身の看護を十分に行えば、患者は長期にわたる生存が可能で、そのままの状態で41年間生存したという例も報告されている。ごくまれには1年後に回復した例も報告されているが、一般には3～6カ月間この状態が続くと、回復することはまずないものとされている。このような状態ではもはや人間としての人格や尊厳はなく、人工栄養などの治療は無駄で、中止すべきであるとの意見が強い。そしてこのような患者ではリビング・ウィルなどの事前の意思表示があれば家族と相談の上で治療の中止を考えるべきであろうが、とくに若い患者ではそのような意思表示がないことが多く、家族が治療の中止を求めてきた場合、医師はその判断に悩まされる。

　この持続性植物状態の患者では、必ずしも死期が迫っているわけでなく、患者に苦痛があるとも言い難く、水分、栄養補給といった生命維持の基本的治療を中止することには反対者も多い。さらに本人の意思が不確かなまま、家族や周囲の人の同情心や意向で患者の命を奪ってよいのかという問題が残されている。最近では治療の中止を容認する傾向が強いとはいえ、医師にはなお慎重な判断が求められていて難しい問題といえる。

7. 終末期患者のケア～ターミナル・ケア（terminal care）

（1） 終末期患者のケアとは

　終末期患者とは不治の病で症状が進行性で死期が迫っている、あるいは死期が近い患者ということで、かつては終末期がんやエイズ患者が主な対象とされ死亡前6カ月ほどの間のケアが問題視されてきたが、最近では予測される余命のより長い脳損傷による持続性植物状態患者や、脳卒中後の後遺症、高度の認知症、慢性の神経疾患・呼吸障害・腎障害患者なども対象とされ、とくに

正常の判断力のない患者の延命治療が問題になってきた。また末期患者というより終末期患者という言葉がより広く使用される傾向にあり、本書では主に終末期患者という言葉を使用しておく。

　これまで述べてきたように、回復の望めない終末期患者では患者の意思を尊重し、生きている間の生活の質あるいは生命の質（QOL）を重視した医療、ケアを行い、ときには延命治療を差し控え、中止することも考えるべきであろう。またとくにがんの終末期患者での治療、ケアが問題で、まずこれについて述べることにする。

　終末期のがん患者では、ごく終末期にならない限り患者の意識は判っきりしていて、それだけに次第に進行していく病状の経過のなかで苦痛も大きい。また、根治療法として抗がん薬の投与や放射線の照射が行われ、その副作用で悩まされることも多い。そのため、あまり効果が期待できないのなら、このような治療をせずに、患者のQOLに配慮したケアを行ったほうがよいという考えもあって、がん終末期医療の重要性が強調されるようになった。

　1967年、イギリスのシシリー・ソンダースがロンドン郊外にがん終末期患者専用の施設「ホスピス」（hospice）を創り、以来世界各国でこのような終末期患者のケアが注目されるようになった。

　わが国では1980年後半になりこの問題についての関心が高まり、政府も政策的援助をしてきた。

(2)　がん終末期患者の苦みとその緩和

　がん終末期患者（余命およそ6カ月ぐらいを想定する）の痛み、苦痛には次のようなものが考えられ、それに対する対策が講じられる。

　とくに終末期医療ではケア（care）という言葉が用いられているがケアは治療（cure）に対する言葉で医師の治療行為だけでなく看護、あるいは患者の精神的、社会的問題への配慮などの全体的対応を指すものと言える。

① 　身体的痛み（physical pain）

　終末期がん患者ではしばしば身体の疼痛を伴い、これには各種の鎮痛薬や神経ブロックなどの疼痛緩和手段を上手に使うことが大切である。頑固な疼痛に対しては麻薬を積極的に使用することも必要である。最近ではわが国においても麻薬の経口徐放薬がしばしば使われている。

またこの他に体のだるさ（倦怠感）、吐き気、嘔吐などの症状についても薬物療法が行われている。

② 精神的痛み（psychological pain）
　患者にはいろいろの精神的苦痛が伴うもので、薬物療法の他に医師以外の看護師、心理療法士、宗教家、家族などが協力してその緩和に尽くすことが必要である。

③ 霊的痛み（spiritual pain）
　この言葉はわれわれ日本人には分かりにくい言葉であるが、西洋の人はよく口にする。霊性という言葉はspirituality（英）、spiritualité（仏）の訳語で、17世紀にフランスのサロンで使用されるようになった言葉とされ神聖な超自然的現象の内面的知識を指示することに言及するものであったとされるが、とくにキリスト教ではキリスト教の基本的な考え方と信仰の基礎として重視されキリスト教信仰の基礎と枠組の中での人生の全ての経験とを統合させるものとされている。
　それはそれとして、そもそもspiritは息とか活力、精神といった意味で、終末期医療で問題になるのは、死に基づく喪失感への恐怖、死後の世界への不安、生甲斐の喪失といったような問題で、霊的痛みの解消には信仰が重要な役割を占めている（第8章参照）。

④ 社会的痛み（social pain）
　これには経済的な問題、家庭、仕事の悩みなどがあり、ソーシャルワーカーや宗教家、家族などが共に相談にのり、その解消に努めることが大切である。

　このように患者の痛みはさまざまで、これらの痛みの緩和には医師のみならず看護師をはじめとするいろいろな職種の人たちが協力してあたることが大切である。いわばチーム医療としての力を必要とするわけで、これがターミナル・ケア（末期医療）で最も大切なことと言えよう。

(3) 終末期患者のケアについての問題点
　① 終末期がん患者への病状の告知
　　かつてはがんは不治の病で、医師は患者への精神的打撃に配慮して、がんという病名ですら患者には言うべきでないとされていたが、最近では治るがんも増え、またインフォームド・コンセントという考えの普及によって、がんであるといった病名のみならず病状までも正しく患者に知らせるべきであるとの考えが強くなってきた。

　　しかし進行がんや終末期状態の患者にその不吉な予後まで知らせて患者の生きる希望まで奪ってよいものかという問題があり、今日でも論議されている。とくに終末期患者のケアでは患者に正しい病状を知らせておくことが望ましいことは言うまでもないが進行がんで根治の見込みのないことを知れば患者は一時的にショックを受けることは確かである。それでも長い目で見れば患者はその運命を受容し、かえってより有意義な生活を営むことができることが多い。

　　アメリカの精神科医、キューブラー・ロスは病状の告知を受けた多数の終末期患者の精神的反応を調べ、1969 年に『On Death and Dying』(邦訳『死ぬ瞬間』川口正吉訳、読売新聞社、1971 年) という著書を発行し、この書は多くの人に示唆を与えた。キューブラー・ロスは告知後の患者は死に直面し、(A) 否認と隔離→ (B) 怒り→ (C) 取り引き→ (D) 抑鬱→ (E) 受容という段階を経て、希望を取り戻し立ち直ることが多いことを示し、**患者に病状を告げるべきかということが問題でなく、告知後の患者の精神的ケアを行うことがより重要である**とした。簡単に言うと、人間は回復の見込みがなく死期が迫っているといったことを知ると大きな精神的打撃を受け、頭のなかが真空になり茫然自失の状況に陥る。そして本当にそうなのか疑いを持ち、孤独感に襲われ、こんなことに苦しまされることへの不当感や怒りが起こり、なんとかすれば助かる余地があるのではと考え始める。やがて喪失感が強くなり、うつ状態になるが、次第に新たな希望が芽生えて立ち直っていくもので、それぞれの段階で精神的な支援をすることが大切であるというわけである。

　　もちろん患者にはいろいろな人がいて、告知後の反応もさまざまである。すべての人に告知すべきであるとは言えないが、最近では患者の状況に応じ、できれば正しい病状を知らせるほうがよいという考えが強くなってきている。

がん告知をめぐっては、特に患者は告知されなかったために受けた損害賠償を医師に要求するという訴訟が起こっており、その代表的事例として、平成10年（1998年）3月の仙台高裁秋田支部の判決がある。この判決文では「**がん患者といえども原則として本人に病状を正しく説明すべきで、患者に対して告知が不適当であると思われる時には告知を控えることも許されるが、その場合、家族に知らせておくべきである。また告知の適否の判断については医師は十分に検討し慎重に判断すべきである**」としている。病状について本人に知らせずに家族に知らせるということは、本人の人権無視ともいえるが、家族は一体であり、その絆を重視しているわが国の現状ではこの判決文は妥当な考えといえよう。また医療関係者はこの判例を熟知しておく必要がある。

② 鎮静薬、鎮痛薬の使い方

すでに述べたように、患者の苦痛を取るために麻薬を含む鎮静・鎮痛薬が積極的に使われるようになってきた。しかし、このような薬の投与により患者の意識は薄れ、また生命が短縮する恐れもある。医師はいろいろの苦情や訴えに悩まされるために、薬の過剰な投与により患者を問答無用の状況に追い込みがちだが、過量な薬の使用に当たっては十分な注意が必要である。できれば患者の意識が損なわれない程度に投与量を加減することが望まれる。

また、このような処置については患者や家族の意思をも尊重すべきで、とくに過量な薬の投与は患者の命の短縮につながる可能性があり、医師は安易に行うべきでない。これは間接的安楽死としてしばしば問題視されているので、後でもう一度触れることにする。

(3) 緩和ケア病棟、ホスピス

すでに述べたように、イギリスのソンダースが設立した末期患者のためのホスピスに刺激され、世界各国にこのような施設が設けられるようになった。わが国でもこのようなホスピスは、1900年の頃より**緩和ケア病棟**（palliative care unite）として次から次に創設されるようになって、基準を満たす緩和ケア病棟は今日ではほぼ200カ所に及んでいる。

しかし、このような施設だけで終末期患者のケアが行われるわけでなく、一般病棟や在宅でも同じようなケアがなされるべきで、とくに緩和ケア病棟では

教育や研究が重視されねばならないであろう。また在宅におけるケアを望む患者も多く、政府もその推進を図っているが、わが国では住宅の事情や少子社会など難しい障壁がある。

(4) 終末期患者のケア（ターミナル・ケア）の心構え

一言で終末期患者のケアと言っても、多くの医師や医療関係者にとっては患者の病気が治ることが最大の喜びであり、死に行く人のケアをすることは大変なことで、それなりに苦労も多いと言わざるを得ない。

ソンダースはその心構えとして「be there !」（患者のところにいる）要するに患者を孤独に放置しないことを強調しており、ドイツ語では「Sterbebegleitung」（死と付き合う）、フランス語では「soigner jusqu'au bout」（最後まで診る）、日本語では「看取る」ということが最も大切である。

8. 安楽死

(1) 安楽死とは

安楽死（euthanasia）という言葉はeu（良い）とthanasia（死）の合成語で前述したように17～18世紀のイギリスのベーコンが述べた言葉である。彼は回復の見込みがなく苦痛の強い患者では、その苦痛を終わらせるために人為的に命を絶ってあげるのも医師の務めであろうとして、euthanasiaという言葉を使い、以後この言葉はその語感の良さから広く使われてきた。

しかしその内容はさまざまで、例えば第二次世界大戦時にナチスが行った心身障害者やユダヤ人などに対する虐殺や、部落の経済上の制約のため老いた人は山で死ななければならないという「姥捨て山」の風習までも安楽死として扱っている人もいる。

また安楽死をその行為、意図により「直接的安楽死」と「間接的安楽死」に分けたり、「積極的安楽死」と「消極的安楽死」に分けたりもしている。さらに患者の意思の有無により「自発的安楽死」（voluntary euthanasia）と「非自発的安楽死」（non-voluntary euthanasia）さらに「反自発的安楽死」（involuntary euthanasia）に分けて論議している人もいる。とくに最近では本人の意思の有無が問題とされており、これがない場合には安楽死ではなく「慈悲殺」（mercy killing)、すなわち殺人として区別すべきであるとする人もあり、用語の使い方はまちまちで注意すべきである。

ここでは1995年の東海大学の安楽死事件についての横浜地裁の判決文により安楽死を「間接的安楽死」と「積極的安楽死」に分けて述べることとする。

(2) 間接的安楽死[注]

すでに述べたように死が避けられず、死期が迫っていて耐え難い肉体的苦痛に悩まされている患者では、疼痛・苦痛を緩和するために大量の麻薬などが投与されることがある。これにより患者の命が短縮される可能性があっても、これは苦痛の除去、緩和のための治療に付随することで、このいわば治療型の安楽死を間接的安楽死と呼んでおり、この行為は患者が望むのなら許されるというのが最近の考え方である。すなわち、これには患者の意思が尊重されねばならないということである。しかし、臨床の現場ではすでに患者の意識が障害され、患者の意思決定が不能な状況にあることも多く、この場合、患者の意思の認定についての問題が起こる。

前述した東海大事件の判決文では患者の意思は患者本人の意思（事前の指示書を含む）のみならず、家族の意思表示から推定される意思でも足りるとしており、前述した延命医療の差控え・中止の場合と同様に曖昧さを残している。ともあれ医師は患者の家族と十分相談の上で、何が患者にとって最善かということを考え、しかるべき他の医師らの判断や医療・ケアチームも交えて対処することが大切である。

(3) 積極的安楽死

積極的安楽死は回復困難な病気で苦痛が激しく、他の方法では苦痛が取れないような終末期患者に対して、致死薬を投与するなどして患者の命を奪い苦痛を終らせる行為で、いわば殺人と同じことで最も難しい問題として論議されている。この積極的安楽死では直接、医師が致死薬を投与するなどして患者を死亡させる行為のほかに、患者に致死薬を処方し、それを服用するかどうかは患者に任せる方法、いわば「自殺幇助」とがあるが問題は同様である。

注） 治療の二次的結果であって、あえて安楽死とすべきでないという意見もある。

① 欧米での積極的安楽死容認への動き

　欧米諸国では積極的安楽死を認めさせようとする社会運動が続いており、また積極的安楽死を行ったことで医師が法廷で裁かれ、話題になってきた。また公然と致死薬を投与し、安楽死を支援する団体などの存在も報じられている。また訴訟の場でも安楽死を認める法律がないにもかかわらず、緊急避難を理由に被告は無罪か軽い罪に問われる程度で、社会は安楽死事件には同情的であったと言えよう。

② オランダ、アメリカの安楽死法案

　このような状況の中で1993年、オランダで死体埋葬法の改正案が議会で可決され、積極的安楽死が事実上、法的に容認されるようになったことで話題になった。もともとオランダでは日常的に積極的安楽死が行われていて、社会的にも容認の空気があったと言われている。そこでこのような行為を行った医師には報告させ、一定の条件を満たせば追訴しないというのがこの法律の狙いである。その条件とは次のようなものである。

一、患者の自由な意思が確認される
二、患者の病状が改善の見込みがなく、また精神的、身体的に耐え難い苦痛がある
三、患者の苦痛を緩和する他の方法がない
四、安楽死は医師が行う。その場合、安楽死の経験のある他の医師に相談する必要がある

　しかし、この法案の成立後も報告しない医師が多く、さらに2001年には安楽死法が可決され積極的安楽死が合法化された。このオランダの法案では患者の死期が迫っていることは条件とされていない。また、精神的苦痛や不治の慢性神経疾患にも安楽死が許容されており、ともかくオランダは世界でも最も安楽死を受け入れている国と言える。

　アメリカでは、1991年ワシントン州で、1992年カリフォルニア州で、患者の要請に基づき医師が致死薬を処方すること（自殺幇助）を認める法案が住民投票にかけられたが成立しなかった。ところが1994年に行われたオレ

ゴン州の住民投票では、同様な法案が小差ながら賛成多数で可決され、話題になった。その後この法案は連邦裁判所で差し止められ、審査されたが、1997年に再び住民投票が行われ可決され、翌年3月にはこの法律に基づく最初の合法的な安楽死が行われたとされている。

このように欧米を中心に一定の条件の下で積極的安楽死を容認しようとする傾向があって、オランダの他にベルギーなどの国でも安楽死を容認する法案が成立している。

③　わが国での取り組み

わが国で積極的安楽死の問題を紹介した最初の人は森鷗外で、著書「高瀬舟」の中でこの問題を採り上げている。

また1976年、太田典礼氏らは欧米での社会運動に触発され日本安楽死協会を設立しその後、この協会は1988年に尊厳死協会と改名されたが、とくに過剰な治療の中止を求めるリビング・ウィル署名運動を展開している。

ところで、わが国では尊厳死や安楽死を認める法律はないが、1962年、脳溢血のため半身不随で苦しんでいた父親に、農薬を飲ませて殺害した息子に対する名古屋高裁の判決、また1995年、多発性骨髄腫で昏睡状態にあった終末期患者に対し塩化カリウムを静注して死亡させた東海大学の医師についての横浜地裁の判決があり、いずれも一定の要件があれば積極的安楽死も容認しうるとし、話題になった。2件ともこの要件を満たしておらず、被告は有罪となったが軽い刑罰にとどまっている。

これらの判決における積極的安楽死容認の要件は先に述べたオランダのものと同様のものと言えようが、後者の判決文の要件は次のようなものである。

一、患者が耐え難い肉体的苦痛に苦しんでいること
二、患者は死が避けられず、その死期が迫っていること
三、患者の肉体的苦痛を除去、緩和するために方法を尽くし、代替手段がないこと
四、生命の短縮を承諾する患者の明示の意思表示があること

これは今日、積極的安楽死を考えるときの重要な事項で、医師はこれを十

分に理解しておく必要がある。またここでは患者の苦痛は肉体的なものに限っており、また死期が迫っていることが要件になっている。また**患者の意思は間接的安楽死と異なり、明示のものでなければならないとしている点は重要である**。

　この判決文についてはいろいろな意見もあり、そもそも末期患者について十分なケアをすることが先決で肉体的苦痛の除去に限れば積極的安楽死の必要性はないのではないか、あるいは、回復不能とか死期が迫っているということを医師は正確に判断できるのか、といった疑問も出されている。また基本的に人には「死ぬ権利」があるのかといった問題もある。

　もちろん積極的安楽死が考慮されるようなことは例外的なことで、またわが国ではこのような判例があるからといって積極的安楽死に手を貸すという医師は例外であると思われるが、その後も安易にこのような行為を行ったために事件となるケースも後を絶たず、残念なことである。

　今日でも「死ぬ権利」や「安楽死」を認めてよいのか倫理上の議論がなされているが、少なくとも医師や医療従事者は安楽死についての判例上の考え方やこれが許される要件を十分に理解しておく必要がある。もっとも、日本医師会を初めとして世界各国の医師団体は積極的安楽死に反対の態度を示している。

9. まとめ

　これまで回復不能の病で苦しんでいる終末期患者の医療について問題点を述べてきたが、このような患者には単なる延命治療の中止あるいは、患者のQOLを重視したケアを考えることも大切で、医師は患者の病気の回復ばかりでなく、その死に方についても十分の配慮をすべきである。しかし、回復不能とか終末期であるといった判断は難しいところもありその判断には慎重さが必要で、また治療の方針についてはあくまで患者の意思を尊重すべきである。とくに治療の放棄や安楽死では、患者の意思、自己決定権の尊重がその基本にあることを忘れてはならない。

　ところで、実際に助かる見込みがない疾患で苦しんでいる患者、あるいは哀れな姿をしている患者を目の前にして、患者の意思が判っきりしていないからといって手をこまねいているわけにはいかない。とくに家族や周囲の人にとっ

ては、つらい思いをさせられることも多く、その結果生かしておいても仕方がないという周囲の人たちの意思がどうしても働く。ここに難しい問題があるが、すでに述べたように終末期患者や持続性植物状態の患者の治療の中止、あるいは間接的安楽死では患者の意思がうやむやにされる傾向もあり、一度患者の意思、自己決定権の尊重といういわば歯止めが無視されてくると、さらに深刻な問題が起こり得る危険性もある。死に関することだけに難しいところがあると言わざるを得ない。

ともあれ医師は、このような臨死についての医療の問題について日ごろからよく学び、また現場においては独りよがりをせずに周囲の人と相談し、何が患者にとって最善かを考え慎重に対処することが必要である。

●参考文献
1. フランソワ・サルダ（森岡恭彦訳）『生きる権利と死ぬ権利』みすず書房、1988年
2. 町野朔他『安楽死・尊厳死・末期医療』信山社、1997年
3. 山崎章郎『ホスピスハンドブック』講談社、2000年
4. 厚生省健康政策局総務課監修、末期医療に関する意識調査等検討会報告書『21世紀の末期医療』中央法規出版、2000年
5. 森岡恭彦『死にゆく人のための医療』生活人新書、日本放送出版協会、2003年

第12章　医療と安全

村上陽一郎

　医療の世界での独特な言葉づかいに、「侵襲」というものがある。「観血的侵襲」という恐ろしげな表現もある。患者の身体にメスを入れること、平たく言えば外科的手術を指す。内視鏡を挿入することも、一種の「侵襲」である。もっとも最近ではPET（ポシトロン断層撮影法）などのように、患者の外部から、身体の内部の状態を調べることができる器具や装置が開発されているが、それらは「非侵襲的」と呼ばれたりする。しかし、患者への「侵襲」は実は何もそうした場面ばかりではない。心臓マッサージはもとより、注射や点滴、あるいは打診や投薬でさえ、ある意味では「侵襲」である。それは医療以外の場面で、他人にそうした行為をしたときには、「傷害罪」で訴えられかねないということを考えただけで判るだろう。言い換えれば、医療とは多かれ少なかれ他人に対する「侵襲」によって成り立っていることを、医療者は心に刻んでおかなければならない。

　「侵襲」とは「安全を脅かすこと」である。つまり医療の本質は、他人の安全を脅かす行為なのである。それが概ね許され、あるいはときに賞賛され、あるいは感謝されるのは、その「安全を脅かす行為」が、より大きな危険を除去し、あるいは防ぎ、あるいは遅らせる「可能性」があるからであり、そしてときにその「可能性」が「現実」になるからである。

　医療者はしばしば錯覚する。自分たちは患者に「恩恵」を施している、と。そうではない。もちろん患者にとって医療は「恩恵」と感じられるには違いないが、客観的に見れば、それは、伴う「危険」や「侵襲」と天秤にかけて、僅かにそれを上回るメリットがあるかもしれない、という推定のうえに成り立つ相対的で極めて脆弱な「正の結果」に過ぎない。

　しかし、現代の医療は、しばしば医療者の間に上の錯覚を極端に肥大化させ、医療消費者の側も、医療の本質を忘れた過度の期待を抱きがちになる。その点が、現代医療が、安全の追求に極めて消極的であることの背景にある。この章では、医療と安全の問題を、患者と医療者に分けて、議論することにした

い。当然力点は前者に置かれることになる。

1. 患者と安全

(1)「おう、出ちゃったか」

　一つの実話から始めよう。母がいまから15年以上前の82歳のとき、転倒して右の肘の部分を骨折した。ある大学の付属病院に入院し、整形外科の主任教授が主治医になった。執刀医は若い助教授だったが、手術そのものはとりあえず成功して、ピンが入ったまま、退院し、リハビリに通い始めて間もなく、朝包帯の交換の際、患部が発赤し、何だかピンの頭が皮膚の外に出ているようなので、慌てて病院に行き診察を仰いだ。幸い（！）主治医の診察日で、例によって永らく待つ間に漸く順番が廻ってきた。呼び入れられて、前の患者さんと入れ違いに入る。看護師に包帯を解かせ、一目見るなり「おう、出ちゃったか」と一言、あっと言う間もなく無造作に、そして手も洗わずに指でピンを押し込み、絆創膏で固定し、あとは看護師に包帯をさせて終わり。この間数分。まことに能率のよい診療ではあった。

　案の定、翌日から高熱を発し、抗生物質を処方してもらうが一向によくならない。熱のある身を再び診察へ、今度は若い助教授の担当で、検査の結果MRSAが検出され再入院へ。1カ月ほどの余分な入院を経て、幸運なことに、何とかバンコマイシンも使わずに菌が見つからなくなり、容態もまあまあの状態で退院できた。ちなみに隔離的な意味で個室を使った分も含めて、費用は一切当方の負担になった。もちろん、主治医の処置とMRSA感染との因果関係を立証しようとすれば、感染菌のDNA分析なども含めて、とてつもない時間と費用がかかるだろうし、それでも立証は不可能かもしれない。それを訴訟で争う気にはなれなかったので、私は病院の請求を黙って受け入れるしかなかったのである。

　かつて、化膿が大敵だったころ、医師や看護師は、手指の清拭、消毒に、必要以上と思われるほど神経を使った。病院のいたるところに昇汞水(しょうこうすい)を入れた洗面器が置いてあり、医療者ばかりでなく、患者や家族もまた、それを常用した。アルコールを染ました脱脂綿ケースは、常に医師の座右にあった。それはI. F. ゼンメルヴァイス (1815-65) が、産じょく熱での死者が病院内で余りに

も多いのに心を痛め、医師や看護師によってその病気が伝えられていると推定し、狂人扱いをされるほどの犠牲を払いながら、手指の消毒を説いて以来、医療界が鉄則として守ってきたことであった。父親が医師であった私は、医師とはならなかったが、その鉄則は充分承知をしていたから、例の主任教授の不用意な処置に文字通りそのとき心のなかで「あっ」と思った。しかし、一患者の付き添いである私が、「先生、手を洗ってください」と言えたであろうか。いや、仮に言えたとしても、物理的な暇がなかったことも事実である。

　ある統計によれば、院内での手指の消毒を充分に励行しただけで、MRSAの感染を七割抑制することができたという。現在医療界には消毒を軽視する風潮がある。一つには、注射器などが「使い捨て」(ディスポーザブル)になって、医療の日常面から執拗な煮沸を主体とする消毒という行為が後退していることによる。さらに抗生物質の普及で、化膿に対する恐怖心が希薄になっていることもあるのだろう。MRSAだけでなく院内感染が跡を絶たないことに象徴されるように、医療の世界には安全に関して、どこか構造的な欠陥があるのではなかろうか。

(2) 「10年の遅れ」

　アメリカの大統領諮問のために造られた「医療の質」を検討する委員会が、先ごろ二つの報告書を公表した。一つは「安全」の問題に特化した報告書であり、もう一つはより一般的な性格のものである。どちらも相継いで邦訳されているが、前者のなかに次のような件りがある。「安全に関しては、医療界は、他の現場に比べて10年は遅れている」。この文章は、日本のみならず、医療の世界に構造的な問題があることを示唆している。私は、日本の医療界の、他の現場からの遅れは、とても「10年」では済まない、という印象を持っている。

　そのことを最もよく示すのが、最近ようやく日本の医療機関で普及を見せ始めた「インシデント・リポート」という制度である。言うまでもなく、医療機関内で起こった「事故・ニアミス」などを各部局から報告するという制度である。この制度は、製造、運輸、建設などの業界では、すでに30年以上前から、いわゆる「ヒヤリ・ハット体験」という言葉などともに取り入れられてきた。5年ほど前、ある医療機関にこの制度の必要性を説き、それが実現して1年ほど経ったある日、その院長と出会った際、「あなたは酷い人だ、お陰で私は不

眠症になった」と言われた。自分の病院でこれほど事故、あるいは未発の事故が起こっているとは夢にも思わなかった、と言うのである。

これが他の業界であれば、明らかに管理責任者として失格であろう。それが一向に不思議でないところに、医療界の問題が横たわっている。もちろんインシデント・リポートの制度は、単に報告が義務化され、データが収集されるだけでは、目的の半分も達成されない。問題は、それらの報告やデータが、「フェイル・セーフ」あるいは「フール・プルーフ」の精神に裏付けられ、常に制度的な「改善・改良」へと繋げられるかどうか、である。

例えば、これはある医療機関で起こった実例であるが、新生児の体重を測定しようと、看護師が分娩台から赤ちゃんを取り上げて、体重計に運ぶ途中で取り落とした、という事故があった。幸い赤ちゃんには何事もなかった。さて、これまでの医療機関の対応ならどうなるか。上司に報告されることはまずないであろう。当の看護師は現場の直截の上司に「もっと注意して仕事をしなさい」と叱られ、看護師は「反省」して、それで終わる、というのが一般ではなかったか。

インシデント・リポートの制度があれば、当然この「事故」は報告されるだろう。そのとき、決定的に重要なことは、この事故が起こったときの詳細なデータである。分娩台から体重計までの距離、その動作線に、物理的、心理的障害物はなかったか、看護師は素手だったか、ガーゼで包んでいたか、などなど。そして、それらのデータの収集、分析の結果は、多分次のようになるだろう。今後新生児の体重測定に当たっては、赤ちゃんを体重計に運ぶのではなく、体重計を分娩台に運ぶことを原則とする、もしそれが不可能な場合には、動作線の自由を充分に確保するとともに、その距離を可能な限り短くする、またその場合でも赤ちゃんは素手では扱わない。

この実例から何が判るのだろうか。もちろん、医療の現場ではどんなミスも許されない。その原則は崩されてはならない。しかし、一方神様でない人間には、ミスは付き物であることも認めなければならない。上に述べたアメリカの委員会の安全に関する報告書のタイトルが《To err is human》つまり、「間違えることは人間的だ」というものであることは示唆的である。ちなみにこの句は、イギリスの詩人ポープ(A.Pope,1688－1744)の造った警句として知られる"To err is human, to forgive divine"（人間は過ちを犯すが、許すのは神であ

る)からとられたものである。

　すなわち、想定され得る限りのあらゆる事故やミスを仮定し、それぞれの場合に、結果として、被害をできる限り減らすためにあらかじめ何ができるか、という点を徹底的に議論し、かつその成果を実行する、という手続きこそ、インシデント・リポートの本質なのである。

(3) 「免責」の必要性

　したがって、そのためには、すでに述べたように、ことが起こったときの状況についての情報を細部まで集める必要が生じる。そしてそのためには、当事者を道徳的に責め、責任を追及することはむしろ有害になる。

　飛行機事故を例にとろう。とくに最近国際的な場面で目立つのは、パイロット・ミスが明らかな場合でも、当事者の刑事責任は不問に付される判例が多いという点である。もともと、航空機事故には、警察とは別個に、事故調査委員会が情報の収集に当たることが制度化されている。警察は、刑事、民事に関して当事者の責任を追及することを目的として調査をする。しかし、それではなかなか当事者から最細部に至るまで正直で率直な証言を集めることが難しい。したがって「免責」に等しい状況で、事故調査委員会が当事者の聞き取りに当たることが定められている。さらに、コックピット内でのクルーのやり取りが自動的に録音されるヴォイス・レコーダーが取り付けられているのも、同じ趣旨である。不幸にしてクルーも亡くなり、実際の聞き取りが行えない場合でも、なにが起こっていたかをできる限り詳細に理解するための一つの便法が、ヴォイス・レコーダーである。こうした配慮が、飛行機事故に関しては、刑事責任の免責という、国際法曹界の暗黙の共通了解を造り出していると考えられる。

　これはドイツの場合だが、ドイツでは、交通事故にも、同様の配慮が進んでいる。もちろん、交通事故の場合に、個人の刑事責任の免責には直接つながらないが、高速道路で起きた事故に関しては、警察とは別個に事故調査委員会が事故の状況の詳細な情報収集が行えるようになっている。

　アメリカには司法取引も含めて「免責」という社会習慣が定着しているが、日本ではそうではない。しかし、その精神には学ぶところがある。

　すでに述べたように、フール・プルーフ、フェイル・セーフというのは、起こり得るミスを能う限りの想像力を働かせて推測することから始まる。管

理責任者には、想定され得たミスの一つひとつに対して、結果が致命的にならないように充分な対応策を立てる義務と責任が生じる。推測し得た事故が起こり、充分な対応策を立てることを怠っていたために、結果が致命的になった場合には、当然管理責任者はその責任を問われることになる。

一方、それでもミスは起こる、思いがけない形で。事故後の当事者のコメントに「予想もできない」、「思いもかけない」という句がしばしば登場することを思い出そう。それは責任逃れの遁辞であることもあるだろうが、しかし、真実である場合も多い。人間である以上、すべての可能性をあらかじめ推定することは不可能である。そうだとすれば、「思いがけない」形で起こった事故は、そのものとしては不幸なことではあるが、人間の想像力の限界を広げてくれる貴重な宝物でもある。「人間はときにこんなミスを犯すこともあるのか」ということを思い知らせてくれ、想像力の限界から推定し得なかったという不備を補ってくれる、まことに得難い情報の宝庫が、「思いがけない事故」なのである。これを徹底的に利用しないことは、大きな怠慢につながる。その意味で、事故情報は細大漏らさず収集し、貴重な財産として活用しなければならない。「免責」の精神が重要な理由は、そこにある。

翻って、医療の現場を考えてみると、明らかに、こうした精神の浸透度は極めて弱い、と言わざるを得ない。そもそもインシデント・リポートが制度化されるようになったのも、ごく最近のことである。フール・プルーフ、フェイル・セーフもまた、縁がないような姿勢で終始してきた。高度職能者である医療従事者には、本来「プルーフ」しなければならない「フール」（愚行）もなければ、「セーフ」を図らなければならない「フェイル」（失敗）もないと言わんばかりである。例えばある医療機関のある部局の責任者が、プライベートに私に打ち明けた述懐が印象的であった。

「自分の部局で起こっていることを眺めても、病院全体としてインシデント・リポートや、フール・プルーフが不可欠であることはよく判っているつもりだ、しかし、自分の病院のなかで、そのことを言い出すということは、自分の部局がことのほか志気が低く、程度の悪い部局であることを認めることになる、それは一所懸命務めている部下のためにもできないことなのだ」。

「フール」や「フェイル」があってはならないことは、その通りである。しかし、人間の社会である限り、いかに高度に訓練された職能者集団であれ、必ず

「フール」も「フェイル」もある。そのことを率直に認め、それらが致命的な結果を導かないように対策を立てることは、恥ずべきことでも、忌避すべきことでもない。いや、それをしないことこそ、恥ずべきことであり、忌避すべきことなのである。このことを医療人は銘記しなければならない。

(4)「人違い」

数年前、横浜市立大学付属病院で手術患者の取り違え事件が世間を騒がせた。ところで、これはソースを明らかにしないという約束で打ち明けられたある統計によると、医療機関で起こる事故、ミスのうちで最も多いのは「人違い」である。もとより手術患者の取り違えは極端にしても、大きな病院で、薬剤部での薬の渡し違えなどは、ほとんど日常的に起こっているという。

姓を呼ばれて、たまたま同姓の別人に渡るべきものを、受取ってしまった、というような事例は決して珍しくない。怖いのは、それに気付かなかった場合である。結果が致命的でない場合は、かえっていつまでも気付かれないという難点がある。そこで、一部の病院では姓名をすべて呼ぶようにしたところもある。しかし患者の立場になれば、名前まで呼ばれるのを嫌う場合も出てくるだろう。あるいは点滴や輸血、輸液などで、使う相手を間違うのも、決して少なくない。

こうしたミスを防ぐには、個人のIDを確実に行える手段を講じることである。恐らく最も確実なのは、IDカードとして個人のDNA情報を組み込んだチップをもち、薬を受取るにも、輸血をするにも、必ず照合するようにすることだろう。

実は、この措置は、人間の側だけでなく、薬や点滴用の袋などにも施されなければ意味がない。医薬品に関しては、製造、卸、病院内での管理、投薬、エンドユーザーとしての患者の元まで、すべて一元管理ができるようにすべきである。現在家庭電化製品などでは、ほとんどすべての場合に、エンドユーザーから流通経路をさかのぼって、製造工場や製造年月日までつきとめることができるようになっている。現在の技術ではバーコードなどがそのために使われているが、近い将来は、いわゆる「ユビキタス・コンピュータ」の開発によって、より簡単で、より確実なIDの方法が実現されるはずである。

この手続きは、例えば薬を間違えることの防護にも活用できる。現在、医薬

品のなかには、名前の紛らわしいもの、包装の紛らわしいものなどが多々あって、医師の処方箋、あるいは薬剤師の投薬などに当たって、錯誤が起こる。ひどい例になると、自社製品のイメージを強化すると称して、すべての医薬品に同じ色、同じロゴ、同じデザインの包装を使う製薬会社さえある。これなどは事故やミスを起こしてくれ、と頼んでいるようなものであることを自覚すべきである。

　また電子カルテ、電子処方箋の採用と、警報ソフトの併用で、重複投薬や、配合禁忌なども防ぐことができる。こうしたシステムは、現在わずかな数の医療機関で、実験的に採用されているようだが、標準化されて、普遍的に利用されるようになれば、メリットも増大すると考えられる。

　同じID手続きは、手術器具にも応用できる。いまでも、手術中に使った器具やガーゼなどが、患者の体内に置き忘れられる事故が跡を絶たない。しかし、すべてをID化し、それをスキャニングする方法さえ採用すれば、この種の事故もおおかた防ぐことができる。

　いずれにしても、人間と言わず、ものにと言わず、「取り違え」事故を減らし、あるいは起こっても結果が致命的にならないような措置を講じるだけで、医療における事故は確実に、しかも目に見える規模で、減らすことができるのであり、これを実行するか否かは、技術の水準の問題を除けば、一にかかって管理責任者の決断によるものである。

(5) 情報の共有

　もう一つ大切なことに、事故情報の共有と、措置に関する情報の共有という点がある。一つの医療機関の体験には限りがあるが、そうした個々の体験を、多くの医療機関で相互に共有するシステムができれば、先に触れた想像力の限界をそれだけで大幅に拡大することができるし、またミスに対する措置についても衆知を集めることが可能になる。

　さらに、このような情報の共有は、他の業種との間にも広げて考えることができるだろう。しかし、現在の医療界は、それでなくとも、「閉鎖的」であり、まして、自分に都合の悪い情報は隠蔽したがる傾向を強くはらんでいる。これでは、状況の改善はおよそ望めないと言わなければならない。

　例えば日本医療機能評価機構のような団体が、そうした情報の収集、分析

の労をとり、かつ措置についても、情報を集約するような方向に進むことが期待される。この際最も望ましいのは、良い点も悪い点も、医療消費者に公表されるということである（最近医療法の改定によって、広告規制が緩和された結果、医療機関が公表してよい情報のなかに、評価の結果が含められているが、こうした形では、自分に都合の悪い評価結果を自ら公表することは考えられない）。

いずれにしても、こうした努力は、事故の防止や、フェイル・セーフに役立つばかりではなく、医療界が本質的、かつ構造的に保ち続けてきた悪しき「密室性」を崩すためにも、重要な役割を果たすことになるだろう。

2. 医療者の安全

患者の安全について書くべきことはまだ多いが、ここで医療者の安全についても一言を費やす必要があるだろう。

医療行為はしばしば医療者自身を危険にさらす。その最も頻繁に起こるのは、患者からの感染である。最近歯科医師は処置に当たって手術用の手袋をするように指導されているが、それはHIV感染症の患者が、それと知らさずに治療を求める可能性が増えたことがきっかけである。こうした感染の危険は、いたるところに転がっている。注射をした後、注射器を処理しようとして、うっかり自分の指先を刺してしまい、肝炎などに罹患する事例も少なくない。こうした事故は、患者の事故ほど世間に報じられないし、医療者は、そうした危険は職業的危険として当然予期しているとも言えるが、しかしすでに述べた意味で、防げる事故は防がなければならないし、また不注意によるミスが起こったとしてもなお、結果を最悪から救うために、なすべき対応策は、すべて行うべきなのである。

例えば注射器針の危険は、ディスポーザブルな注射器でも、先ず針を外す前に、使ったら直ぐになにを置いても消毒液槽か煮沸槽に放り込む、というだけで、かなりな程度軽減できるはずである。

しかし医療者の安全が問題になるのは、こうした局面ばかりではない。もともと医療の現場は、死と常に隣り合わせである。そして医療者は、人間の死に慣れている一方で、しかし、患者の死が医療にとって敗北と映る以上、ときに重なる死に精神的に耐えきれなくなることがある。看護師の「燃え尽き」現象

はそれでも話題になることがあるが、医師自身に関しては、ほとんど論じられてこなかった。しかし、「医師も人の子」である。さまざまな日常の出来事のなかで、医師の精神的な危機を未然に察知し、適切な措置を講じることは、当の医師にとっても、また、診療を受ける患者にとっても、極めて重要なことである。

最近は「リエゾン・ドクター」というような形で、そうした役割を担う精神科医を、制度的に病院内に配置するところもわずかではあるが、見られるようになってきた。

付け加えるが、こうした「ショート・ストップ」的な医師の存在は、患者の治療にも有益である。例えばがん患者が発症しがちな「うつ病」もしくは「うつ状態」を、正確に診断している内科医、あるいは外科医は、先進諸国に比べて日本では非常に少ないという報告がある。こうした事態は、「リエゾン・ドクター」の活用によって改善される可能性が生まれる。医師の専門が細分化されればされるほど、こうした「横断的」な役割を果たす医師の存在が有意義となってくる。これも一つの危機管理と言うことができよう。

繰り返し述べてきたように、医療界は、構造的に安全に対する対応が遅れてきた。いまやその遅れを解消する絶好の機会である。これは医療の世界ばかりではないが、安全は、いわば達成されていて当然であり、当り前であるという感覚がある。事故が「当然」であったり、「当り前」であったりしたら、それはとても信頼できる状態ではないからである。しかしこの感覚は非常に危険だと言わなければならない。なぜなら、この感覚は、ともすれば安全を求めてつねに最善かつ最大の努力を重ね続けようとする意欲を減退させ、インセンティヴを弱体化させるからである。

安全を求めて、なりふり構わず、やれることはなんでもやる。そして、その気構えを常時緩めずにもち続ける。そのために、再び私たちは、メタの段階での「フール・プルーフ」あるいは「フェイル・セーフ」の機構を案出していかなければならない、というのが、さし当たっての本章での結論である。

なお、日本医師会の医療安全対策委員会は、1998年に『医療におけるリスク・マネジメントについて』という答申報告書を発表し、さらに患者に関する部分を詳細化した報告『患者の安全を確保するための諸対策について』をも2001

年に公表している。さらに2002年世界医師会総会がワシントンで開かれ、そこではWMA宣言が採択された。その序文の一部に次のような件りがある。

> 臨床医学は本来的にリスクを内包している。現代医学の発達によって、新たな、そして、可避的、不可避的を問わず、より大きなリスクが生み出された。医師はこれらのリスクを予見し、患者の治療において、そうしたリスクを制御するよう努めなければならない。

そして各国医師会に対して、患者の安全を図るためのあらゆる制度的対応を強く勧め、かつマイナスの情報をも隠蔽することなく共有し合い、「学んだ教訓」を交換し合うよう勧告している。

●参考文献
1. 米国医療の質委員会・医学研究所（医学ジャーナリスト協会訳）『人は誰でも間違える』日本評論社、2000年
2. 村上陽一郎『安全学』青土社、1998年
3. 村上陽一郎『安全学の現在』青土社、2003年

第13章　看護とは

樋口康子

1. 21世紀を展望する看護の理念

(1) そもそも看護とは何か

　1970年頃まで、アメリカ合衆国では「ケア (care)」「ケアリング (caring)」「ナーシング (nursing)」という三つの言葉は、同意語として使われていた。しかし、ミルトン・メイヤロフ著『ケアの本質』によると、「ケア」あるいは「ケアリング」という概念は、看護の領域だけが独占するものでないことがわかってきた。また、ヒューマン・ケアリングの概念や看護の哲学は、当然のことながら、その社会の変化や文脈の中で考えていかなければならない。

　1993年1月5日の『読売新聞・夕刊』に「潮流20・21」と題して、村上陽一郎氏ほか2名による対談が掲載された。この記事は、20世紀から21世紀に向けて、自然科学の進歩が地球資源の枯渇と地球破壊を招来させ、老化が激しく進む地球とそのなかに住む人類を共存させるためにはどうすればよいのかを議論している。

　ここで展開された議論を筆者の視点で大別すると、次の三つの内容となる。

① 20世紀が直面した課題
② 21世紀の世界への展望
③ 西洋思想一辺倒から、東洋思想を受け入れる思想への転換

　ヒューマン・ケアリングの概念も、この大きな社会変化の中で翻弄されているように思われる。以上三つのそれぞれの議論に沿って、ヒューマン・ケアリングの概念を考えてみたい。

(2) 20世紀が直面した課題

　大昔から、人間の世界には自然現象を追求する試みがなされてきた。そのことを、10～11世紀頃までは、自然哲学と称していた。そして、12～13世紀頃

から、自然現象を明らかにしようとする人間の業は一層巧みとなり、一つの分野を深く追求し始めたのである。村上氏によると、自然科学の概念は15〜16世紀の間に完成されたと言う。20世紀は、この自然科学の概念を基礎として科学技術によって支えられていた時代と言えよう。

この自然科学の概念では、主観と客観とを明確に切り離して、誰から見ても同じように見えるもの、同じように測定すれば同じ結果が何回でも観測されるものを求めた。その結果、いくつかの現象を集めて、一つの法則や枠組みで括るといった研究方法を思考の中心において、そのような結果を得ることが最も価値あることと信じていた。これに対して、その法則や枠組みにとって例外的な現象や、いわゆる自然科学的方法によって測定可能でないものは、学問的にも研究的にも価値の低いものと見なされ、人間社会の中心的存在から外されていった。

歴史的流れの中で、このような自然科学による進歩を近代化として捉えていたのである。言い換えれば、人間の思考過程のなかに、もっと多くの可能性を見出そうとせず、逆に秘められているであろう可能性を抑えて、いわゆる自然科学的思考や自然科学的方法を取ることが、唯一の進歩であり近代化していくことであると、かたくなに信じていたのではないだろうか。

人類社会を自然科学的価値観によって包み込むことが進歩であり文明であるという一元的な発想、このような考え方が、これまで発展させてきた個々の文化遺産を強力な自然科学の波によって洗い流してしまってきたことに気付かなかったのである。この事実は非常に恐ろしい現象で、自然科学的な発想のもとに全世界を収斂させてしまったのである。もしくは、知らず知らずのなかに、人間の自由を奪う世の中を作り出してしまったのである。

これは、あたかも、医療の世界における医学と看護学の対比にも例えることができる。

医学の研究は自然科学的な方法のもとに、見えるもの、測定可能なものを対象にした上に成立してきた。例えば、人間の身体組織、臓器や血液などが対象であり、いずれも客観的に測定したり証明したりできることを中心としている。極論すれば、伝統的な医学の体系は客観的に測定できるものだけを集めて作られたと言えるかも知れない。

自然科学的思考や方法によって、研究や証明できる医学の領域はどんどんと

発展し、いまや人間臓器移植やクローン技術の成功、あるいは遺伝子組みかえ治療という成果をもたらしている。

これとは反対に看護の領域は、生活しつつある人間の現象のなかで、自然科学の方法では測定や証明が不可能なものの上に成り立っている。例えば、「気持ちがいい」「何となく体の調子が悪い」「苦しい」「晴々しない」「何となくおちつかない」というような看護対象者の全体的な気分や、感情についての研究を進めている。これらの現象は客観的には見えないし、その時々、当事者一人ひとりその人の周囲の環境と諸条件によって、変化したり、消え失せたりするものである。そして、個別性が強いため、自然科学的方法によってその量や質や持続性などについて、測定不可能なことも多い。同じ医療の仲間である看護学の領域は、20世紀後半になって医学で面倒見きれないような急増する老人ケアや慢性疾患の苦しみを背負ったまま生きている人々のケアが社会的に問題化して、ようやく認められるようになってきた。しかし、まだ十分には社会的な支援が得られていないのが現状である。

ヒューマン・ケアリング、すなわち対象となる人を複雑な社会のなかでより健康に生きる人として育むような関わりをしていくことを目的とする看護学は、いままで近代化の主流から外され、放置されていた状態であり、発展の度合いはますます遅れをとっていた。

(3) 21世紀の世界への展望

まず、20世紀後半には、大国であったソヴィエト連邦が崩壊し、ロシア連邦など数カ国の国々に分裂した事実があった。また、ユーゴスラビアでは、民族間の争いが表面化し、殺戮や戦闘が続いている。このような状況が示すように、今日の国際社会を見ると、一つの大きな社会的枠組みが、異なった価値観を持つ、さまざまな人間をまとめていく機能を果たさなくなってきたことがわかる。

おそらく、21世紀には、社会的にも学問的にも、あらゆる所で、なにか一つの価値観が他の価値観より優れているとして優位に立つような世界は、存在し得なくなるであろう。一つの価値観だけではなく、多くの価値観が同時に認められ、共存していくような多元主義が大勢を占めるようになるのであろう。そして、いま必要なことは、そのときに発生する多くの問題に対して、いかに

対処したらよいか考えていくことである。

医療の現場では、いま盛んに生命倫理の重要性が問われ、人権の尊重、QOL（生活の質）の向上、インフォームド・コンセントなどが課題となり、看護の現場においても、これらの多くの知識を学ばざるを得なくなっている。

他方、前述したように、人間の住むところである地球が、自然科学の影響によって老化の一途をたどっていることに気付き、地球に優しい生き方が求められている。その考え方の原則となる拠り所として、環境倫理という概念も導入されつつある。

生命倫理は患者の人権を守るために重要な価値観であり、他方、環境倫理は環境を守るために重要な価値観である。問題は、この二つの価値観が相克する場面が起こるという点である。

加藤尚武著『環境倫理学のすすめ』より要約すれば、生命倫理（バイオエシックス）の根本原理は自己決定にある。たとえば、自己決定のない安楽死は殺人となる。

加藤氏によれば、生命倫理的判断の原点は、以下の３点に要約されるようだ。

① 現在をどう生きるか。「今ここで」のQOLの追求に主眼が置かれ、未来について心配する必要はない。
② 生命権をもつものを人格と限定し、動物や植物などを非人格とする二元論の上に立っている。
③ 自己生存権や自己アイデンティティに生命の基盤を置く徹底した個人主義がある。自己決定するときは多少理性を失っても、普通に対応力のある成人であれば決定権があるものと見なす。他者に危険を及ぼさない限り、自分に何をしてもよいと考える。

加藤氏の著書から、環境倫理学的判断の原点として、以下の３項目を見出すことができる。

① 未来の世代にも地球を保護して残すことが現在の人々に要求されていると考える。言い換えれば、現在生きている人の価値観を未来の世界に生きる人々へ及ぼすことになる。
② 生存の権利を人間以外の動物や植物にも拡張して考える。
③ 人間個人の存在というより、地球の生態系の存在が優先する。

これらに関連して思い起こされるのは、モンゴル人の話である。モンゴルの掟によると、狼が家畜を襲うので狼狩りをする場合でも、狼の数を減らすことはするが全滅させてはならないとされている。しかし、銃によって狼を撃ち殺すことはしない。そのかわり、何週間かけて狼の巣を探し、親狼の留守を狙って子供を連れだす作戦をとる。その時も1匹は必ず巣のなかに残しておくという。このようなモンゴル人の行動規範には、狼を通して自然に対する尊敬と畏敬の念が込められている、と言えよう。
　生命倫理と環境倫理という二つの価値体系は、倫理的には、対立することが多い。医療の現場で、これら二つの倫理的価値観が相克する場面に直面したとき、どのように判断し解決していくことが賢明なことなのか、少なくとも両者の価値観を認めながら、問題の対応を考えていかなければならない。
　看護研究において看護の現象を追求するとき、結論を急いで一つの枠組みのみに執着して導き出そうとする研究者が多い。また、看護ケアリングの現象を研究する目的をもちながら、安易に他の学問領域の理論枠組みを用い、看護におけるケアリング現象を測定するのに適切でない尺度を用いて結果を出そうとする研究者も多い。
　看護ケアリングの現象は、個別的な生活背景を多元的な立場から究明する必要があろう。この点について、看護学はまったく新しい研究方法を開発していかなければならないという課題を背負っている。

2. 看護学とは

　看護学によって立つ人間観は、看護が対象とする人間を、それ以上分割できない全体として捉える。その人の身体、精神、心、感情など、すべてを同時に対応するものとして考える。この点について、医学では、身体と精神を分割して取り扱い、その人の病気を部分ごとの問題として、あるいは部分と部分の総和として対応している。このような医学とは対照的に、看護学は看護の対象となる人とその環境に対して多次元的・全体論的アプローチをとる。この探究は、開始されたばかりなので概念化がいまだ明確な形でなされていない段階ではあるが、看護学の理念となっている人間観を中心に、以下説明してみたいと思う。

(1) 人間学の課題 —— 二元論をこえて ——

　看護学における人間観は、看護学が対象とする人間を「それ以上分割できない全体としてみる」人間観に集約される。看護師の一人であったM. ロジャーズは、主著『ロジャーズ看護論（1969年）』において彼女の人間観を明らかにした。M. ロジャーズは、そのなかで「看護の科学的価値は、人間を説明しようとする人類の絶え間ない努力の延長線上にあるものに過ぎない」と述べている。

　M. ロジャーズのこの言葉が意味するように、看護は人間をケアすることを使命とするため、対象となる人間全体について強い関心とつきない興味をもっている。そして、人間についての課題は、看護の領域においてばかりではなく、歴史が始まって以来、人間自身にとっての問題であり、課題であり、研究の対象であった。

　人間についての学問は、人間学と呼ばれ、哲学や科学の中心課題として長い間とり組まれてきた。この膨大な人間の歴史を概観することはほとんど不可能と言えるが、本題のテーマである「人間を一つの分割することのできない全体」として見る考え方をとり扱う上で、必要最小限のことだけを指摘しておきたい。

　キリスト教神学によると、神は人間を創造し、物的な身体と精神的な魂とを結合した。このような神の創造物としての人間は、全体として統一された存在として考えられてきた。

　しかし、17世紀にデカルトは、人間観について神学からの解放を前進させ、人間の身体を他の物体と同様に解釈し、人間は一つの機械であり、それが精神によって生かされているという二元論に到達した。すなわち、デカルトは「人間は機械であって、そのなかに不死の魂が住んでいる」という二元論的な見解に道を開いたのであった。

　このデカルトの二元論の枠組みを基礎にして、近代の自然科学はその発達を可能にし、人間についての内界のことは心理学や精神科学の領域となった。一方身体の方は医学、生理学などの領域に委ねられた。

　このようにして、科学の世界が二元論的な図式の上に専門化されたのである。すなわち人間は、その生物学的・生理学的現象と心理的・精神的意識とに二分されるに至ったのである。人間についてのこのような二元論的枠組みのなかにあって、近代医学もまた、人間を「これ以上分割できない全体」としてではなく、細胞、組織、臓器、器官の集合体として長い間扱ってきたのである。

「人間は全体として認識され、全体として行動するもの」であるとM.ロジャーズは言う。

人間が1人の全体として実在していることを示す興味深い例を、ロバート・コールズ著『エリク・H・エリクソン』から引用してみよう。著者のコールズは、患者の一般的な訴えを、ユダヤ系の一老人の言葉に託して次のように表現している。

「先生、私のお腹はおかしいし、足は痛むし、心臓がドキドキして調子が悪いんです。だけれどねえ先生、どうも私は、まるごと自分がおかしいのです」

ここに語られているエピソードは、私たち看護師が日々体験する臨床のなかで、患者が自分の体の具合を表現したくても言い出せないでいることを素直に表現している。

この例から明らかなように、部分から全体を代表して表現することは難しい。看護の対象者に対する基本的な姿勢は、その人をより人間らしく、その人らしく生きることができるようにケアすることである。言い換えるならば、ケアの対象者がもつその人らしさ、その人の可能性などを最高に生かすことができるように、看護師自身が生き甲斐を感じ、自分らしさを最高に生かすことができるように生きるのである。

ここで「より人間らしく生きる」という問いかけは倫理学の課題であって、長い間その道で研究されてきた。しかし、看護の専門職では、そこにいる患者一人ひとりについて、「その人がその人らしく生きる」ということを課題にするのであって、倫理学のように人間全体や人間一般について考えるのではない。看護の現象は、すでに看護の実践の場において長い間繰り広げられている実践科学の立場から、生活者としての人間がもつ個別性を究明していくことが必要なのである。

(2)「分割できない全体」としての人間

実践の科学である看護学は、現象として現れる人間の全体としての動きに注目するが、そのとき、現象すべてに及ぶケアが志向される。そのため看護は、実践の場において捉えた現象から、一人の人間を全体として可能な限り適切に理解しようと試みる。

例えば、入院患者の場合、患者の日常的な事実（環境を含む）や現象からそ

の人がもつ特徴や一人の人間としての全体像を見いだしながら、その人全体としての回復へ導こうとする。

以下、筆者がボストン大学大学院修士課程で精神看護学を専攻したときに出会ったAさんとの関わりについての事例を示す。

実習の第1日目に、われわれ学生グループは、担当のF教授とともに、マサチューセッツ州立病院の表門に到着した。そこは、大きなキャンパスをもつ精神科専門の州立病院だった。

F教授は、私たち学生にスケジュールの上で必要なことを言い渡した後、その場を去った。私たちは、今までまったく足を踏み入れたことのない広いキャンパスに入り、患者さんがいるであろう建物をめがけて歩き始めた。一緒に来ていた級友とは、いつの間にか離ればなれになっていた。

私は、ある建物のなかに入った。そのなかは、ガランとしていて、長椅子が2つ、その1つには患者が寝そべっていた。私はしばらくじっと立ったまま周囲を見回した。5分程たったとき、私の後方から音はしないが、ドブの様な異臭が迫ってくる気配がして、それは私の背後で止まった。一瞬、緊張感が全身を走った。くるりと振り向いたら、そこには1人の患者が立っていた。そして「わたしは、どうですか？」と私に問いかけた。ボストン大学から学生が実習に来ると、必ず1人の患者さんと話し合っていることを知っていたのであろう。確かに男性の声はするものの、髭か頭髪か見分けがつかず、垢が顔を覆っている。周りに漂う異臭は、主として彼の口から発しているようだった。

「私はボストン大学の学生の樋口です。お名前は？」

と聞いた。その途端にくるりと後ろを向いて足早に去っていった。私は、彼に一生懸命に追いつこうとしたが、とうとう見失ってしまった。

その日、私はキャンパスのなかを知っておこうと歩きまわったものの、次の週からは、同じ場所に必ず居ることにした。周囲を見回しながら立っていたつもりだったが、4週間、彼と出会うことはなかった。私は、この間、F教授に面接していないことが心配になってきた。5週間目、今日こそ彼と出会わなければと決意して、キャンパスの建物のなかに入り、そこから門の方に視線を移した。門の周囲には、何人かの患者がウロウロしていた。するとそこに座り込んだままこちらを見ている彼がいた。私はドキドキしながら、彼のところへ急ぎ足で近づいていった。彼はそこから逃げようとはしなかった。

A氏と私の対話は、そのときから始まったのである。しかし、A氏の心と私の心は5週間前に出会ったときからつながっていたのである。
　次の週からA氏はいつも同じ場所にいた。そして、途切れとぎれではあるが、彼と私の対話が始まったのである。彼は、当病院に入院して30年以上になるという。
　あるときは、指をけがしたといって痛がっていたので、その手当をしてあげた。あるときは朝食をとりそこねてお腹がすいたと泣きそうにしていたので、病院の食堂に連れていき、どうにか空腹を満たすことができた。そのうち、彼の入院したきっかけや、彼の今の気持ち、家族のことなどを話してくれるようになった。私は、彼の心のうちを理解しようとひたすら耳を傾けた。彼が話すなかで理解できなかったことを、再度説明してくれるように促し、そのたびに彼自身の気持ちや考えたことなどを確認しながら、彼が自分自身のレベルで自分自身を理解でき、解決してゆけるように丁寧に素直に反応した。
　そのうち、彼の姿が徐々に変化してきたことに気づいた。頭髪にブラシがとおり、口臭がそれ程ひどくなくなった。また、ズボンにはベルトが通り、腰の周りにたれ下がっていたシャツはどうにかズボンのなかに収まっていた。そして、じつは顔の皮膚が白いこともわかった。
　私の実習期間が終了するころには、「自分も仕事が欲しい」と言い出した。私も、さすがにこれには驚いた。
　ここで、初めて私は彼のチャートに目を通した。彼の病名は、「分裂症」で、22歳のときに入院して当年52歳であることがわかった。私は、病院実習が始まって5週目にようやくF教授に面接を求めることができた。私たちの実習場所には、一度も来られたことがないと思っていたF教授に、いきなり「あなたの受け持ちのA氏の姿、表情、振る舞いが、随分変わってきましたね」と言われた。
　当精神病院での実習は、合計13週で終了となる。12週目には、受持の患者にそのことを告げなければならない。
　専門職たる看護師にどれだけ人間を全体として理解できる力が準備されているかどうかは、その人の看護行為に決定的な影響を及ぼすものと思われる。
　数年前『ロジャーズ看護論』の著者M. ロジャーズと直接話す機会があった。そして「看護の専門家を育成するにはどうすればよいのか」その基本的な姿勢

についてうかがうことができた。

　M.ロジャーズいわく「これ以上分割することのできない全体」として人をケアする看護者は、まず対象となる人を理解するために必要な知識や技術をできるだけ多く学びとり自分のうちに蓄えておく、そして自分の前に現れた対象者が最も必要とするケアの形に合成して提供するのである。

　要するに看護師の側に、専門職としてあらゆる対象者に向けて対応することのできる準備が必要なのだ。また、その場合、「一人ひとり異なった対象者」に対して、共通した看護ケアを行うための、ある種の方法論的な枠組みをつくることが賢明なことなのかどうかについて、疑問をなげかけてもいる。

　人は誰でも自分を中心に、自分のまわりを観るので、観る人自身の観察能力に左右される。すなわち、観察される患者の生命現象は、それを観る看護者が観ることのできる限界のなかにしかあらわれないのであり、観る看護者の背景、能力、訓練などが観る範囲や内容を決定づけてしまうのである。

　また、対象（患者）のある特定の生命現象は、客観的な事実なのか、観る看護者の主観的な解釈なのか迷うことがある。現実には、観る看護者と観られる対象者とは、相互に交流し、変化しあう。看護者は、このような交流の中で、患者の反応のなかに自己の姿を再発見したり、対象者をかけがえのない一人の人間として統合的に観てゆくことを学び、人間理解を深化させていくのではないだろうか。

　看護者の対象を観る視点や認識が、対象の客観的な客体と一致し、看護の実践によって好ましい変化が見られたとき、看護者は、自己の観点の充実とともに、その人をよりその人らしく生かすための看護に従事する喜びを味わうのである。このとき、対象を「それ以上分割することのできない全体」として観る看護の視点と、その人をよりその人らしくケアすることが一致するのである。

(3) 看護学を構築する重要な概念

　「看護学は学として成立するのか」という疑問が幾度となく筆者を悩ませ、その重圧に押しつぶされそうになったこともあった。

　これは、専門学校や短期大学が4年制の大学へ移行・昇格を申請するときに申請者自身が問い続けた難問でもある。そのため、看護大学院研究科の開設は、慎重にこの難問をクリアしながら進めてきたのである。このような困難な

状況のなかで、ここ17年の間にそれまで9大学しかなかった看護学科が、その後2003年4月現在で105大学となり、看護学の大学院研究科も次々と増設され始めてきた。

　看護学は、学問として体系化されつつある新しい分野である。看護実践者と看護研究者は、現在必死になって看護学という新しい学問の分野を構築しつつある。

　看護の対象者は、人間そのものであり、しかも生きている人間である。そして、生活を営んでいる。看護は、継続して生きている人間がその死に至るまでの変化の過程に関わり続けるのである（図13.1）。

　看護を学問として体系化するためには、全体として変化し続けながら生きている人間の一生を対象として、ケア行為の影響度を探究し、そこに何らかの法則性が存在していないかを究明する作業が要請される。

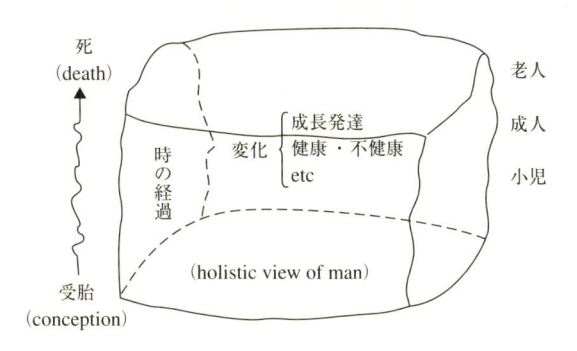

図13.1　人の一生と看護が関わる位置づけ

　この構造図を組み立てている骨格は、当事者の人間、環境（このなかには、看護専門職も看護方法も含まれる）、常に変化する現象である。これら三つの骨格（いわゆる概念）について考えてみよう。

　まず全体論的人間観（Holistic View of Man）と呼ばれる人間は、精子と卵子の癒合から始まる。そのときから人間は、複雑で多様性を含む分割することの

できない統合された全体論的な存在となる。これを、M. ロジャーズは、「ユニタリー・マン」と呼び、部分の寄せ集めからなる総体とは区別している。

　二番目にあげたい概念は環境である。人間は開放系のエンティティ（実在）であるため、常に環境と相互に作用し合いながら変化している。この場合、人間の環境には、生物的エンティティ（微生物、動物、本人以外の人間など）が含まれる。また、物理的エンティティ（水、酸素、熱、光など）が含まれる。更に、社会・文化的エンティティ（社会組織、風俗、習慣、価値体系、言葉など）が含まれる。人間は時間・空間のエンティティの中で、彼をとり囲む環境と相互に作用し合いながら変化の過程をたどっている。

　三番目にあげたい概念は、人が生きていく変化の現象である。この「変化する現象」は、われわれが俗にいう成長と発達の過程、教育と学習の過程、健康・不健康の過程、あるいは単純から複雑への過程などすべてが一つの変化として総合的に表現されたものである。看護とは、その人の過程において、ある時点に、その人の環境のエンティティの一つとして、その人に最適と考えられる看護方法を用いてその人に関与することである。

　ここで、議論を展開するうえで重要な言葉について以下のような定義をしておくことにする。

　　人間とは：全体論的なBeing（存在）であり、その受胎から死にいたるまで、環境と相互作用しながら、常に全体として変化してゆく過程にあるエンティティである。
　　看護とは：その対象とする人が個人であれ集団であれ、人の受胎から死にいたる変化の過程を通して、その人を全体論的にとらえながら、その人がより健康的なBeingとなることを目指して、あるいは、その人ができるだけ自分で自分の生き方を決定していけるように、看護方法を用いて関与することである。

●参考文献
1. Martha E. Rogers（樋口康子・中西睦子訳）『ロジャーズ看護論』医学書院、2001年

2. ミルトン・メイアロフ（田村真・向野宜之訳）『ケアの本質』ゆるみ出版、1987年
3. フリッチョフ・カプラ（吉福伸之・田中三彦・上野圭一・管野靖彦訳）『新ターニング・ポイント』工作舎、1995年
4. 村上陽一郎『新しい科学論 ——「事実」は理論をたおせるか』講談社、1999年

第14章　医療の経済原理

広井　良典

1．はじめに

　「医療の経済原理」というテーマは、この本の読者の多くにとっては、かなり聞き慣れない、あるいは縁遠い印象を与える話題ではないかと思う。もしも医療という分野が、「経済的な配慮」とは独立に、あるいは少なくとも「営利追求」といったこととは無関係に行われるべきサービス分野であるとすれば、「医療」と「経済」という二つはほとんど対極にある概念ということになる。ある意味でこうした発想は健全なものと言えるし、妥当な見方でもある。

　しかし他方において、近年の新聞やテレビでの報道を想起すれば明らかなように、とくに高齢化が着実に進むなか、また経済全体の低成長とも相まって、医療費の規模あるいはそれが経済全体に占める割合は急速に大きなものになっている。また、現在の医療の大部分は、かつての時代とは異なり、公的な医療保険（一部は介護保険）という枠組みのなかで行われており、そうした医療保険制度や、ひいては社会保障全体の方向を離れてこれからの医療を考えることはほとんど不可能になってきている。さらによりミクロのレベルでは、日本の医療保険制度の場合、個々の医療行為の値段（価格）は診療報酬（保険点数）によって細かく決められており、これは医師や看護師など医療従事者の所得水準を最終的に規定するものであるとともに、医療機関の経営や存続ということを大きく左右するものとなっている。

　このように、現代においては、「医療」と「経済」ということは深いかたちで結びついており、したがって、経済という視点、あるいは医療保険システムや（介護や年金などを含む）社会保障という観点から医療というものをとらえな直すとで、これからの医療についての新しい理解が得られることが多くなっている。本章では、こうした問題関心をベースにしながら、医療と経済との関わりについてさまざまな角度から見ていくことにしよう。

2. 医療費の現状と医療保険

　現在、医療技術の進歩や高齢化の急速な進展などを背景に、人々が直接にあるいは医療保険などの公的な制度を通じて「医療」という分野に使う費用は多大なものになってきている。日本の場合、政府の発表する国民医療費は2000年度（平成12年度）で約30.4兆円に達し、なお着実に増加を続けている（参考までに、農業生産額は約11兆円）。ちなみに、国際的に見ると、医療費が経済全体（GDP）に占める割合はアメリカにおいて際立って高く14.0％（98年）、同年においてほかはドイツ10.6％、フランス9.6％、日本7.4％、スウェーデン8.6％、イギリス6.9％となっている（OECDデータ）。

　こうした医療費の中身をもう少し追ってみよう。（図14.1）は日本の医療費の全体像を、医療保険のカバー範囲との関連を含めて示したものである。医療には、その中心的部分と言える「診断・治療」に関する部分と、A. 高度医療、B. 予防・健康増進、C. 生活サービス、アメニティ（快適さ）、D. 介護・福祉という、それに付帯する重要な部分からなっている。日本の場合、これらのほとんどは公的な医療保険によってカバーされており、つまり"保険がきく"サービスとなっている。

　ここで先に触れた、政府が「国民医療費」として発表している日本の医療費は、この図での「保険給付」の部分と実質的に一致している（ただし患者の一部負担部分を含む）。裏を返せば、保険給付に該当しない部分はわが国の「医療費」にはカウントされていない。具体的には、例えばいわゆる差額ベッド——個室や一定の条件を備えた4人部屋などの場合に、保険とは別に病室代を医療機関が請求できる仕組み——の費用や、薬局で買われる大衆薬、研究段階の先端的医療、さらには医師への謝礼や老人病院などでの"お世話料"的な費用は、医療費のなかには含まれていない。実はそうした医療費は、筆者の推計では国民医療費の10～15％に相当する額となる。日本の医療費が先に見たように必ずしも国際的には高い水準ではない割には、国民の間にある種の「負担感」の大きさがある理由の一つは、こうした点に求められるのではなかろうか。

　こうした「保険外」の医療の部分を、とりわけ医療の周辺部分（アメニティや高次医療など）に関してもっと拡大し、医療を自由化していくべきではないか、という意見がある。しかし筆者自身は、①医療は人間の最もベーシックなニーズであり、公平性ということがとくに求められる分野であると思われる

図 14.1 に関する概念図：

```
                    A. 高度医療
                         ↑
                    ┌─────────────┐
                    │   研究開発    │
                    ├─────────────┤
                    │保険給付以外の高度医療│
         3億円 ─────┤高度先進医療 26億円│
┌──────────┬──────┴──┬──────┬────────┐
│検診・人間ドック等│        │ 室料  │個室等特別料金│  C.
│ 6,000億円  │        │9,300億円│ 2,100億円 │  生活
├──────┬────┤ 診断・  ├──────┼────────┤  サー
│柔道整復・あんま・│ 治療等  │      │歯科自由診療等│  ビス
│はり・灸等   │        │      │ 4,300億円 │  ・
│2,600億円│2,400億円│      │      │         │ アメ
├──────┼────┤        ├──────┼────────┤ ニティ
│ 大衆薬   │        │老人保健施│ 利用料  │
│(生産ベース)│(約23兆5,000億円)│設療養費 │ 430億円 │
│8,940億円│        │1,516億円│         │
└──────┴────┼──────┴──────┼────────┘
              │   一部負担金    │
              │  2兆4,058億円  │
              ├──────────────┤
              │         現金給付 3,100億円│
              │交通事故医療費等全額自費3,658億円│(分娩費・傷病手当金等)│
              ├──────────────┤
              │1,400億円 付添看護 1,000億円│
              ├──────────────┤
              │  介 護(福祉的なもの)  │
              └──────────────┘
                         ↓
                  D. 介護・福祉
```

B. 予防・健康増進 ←

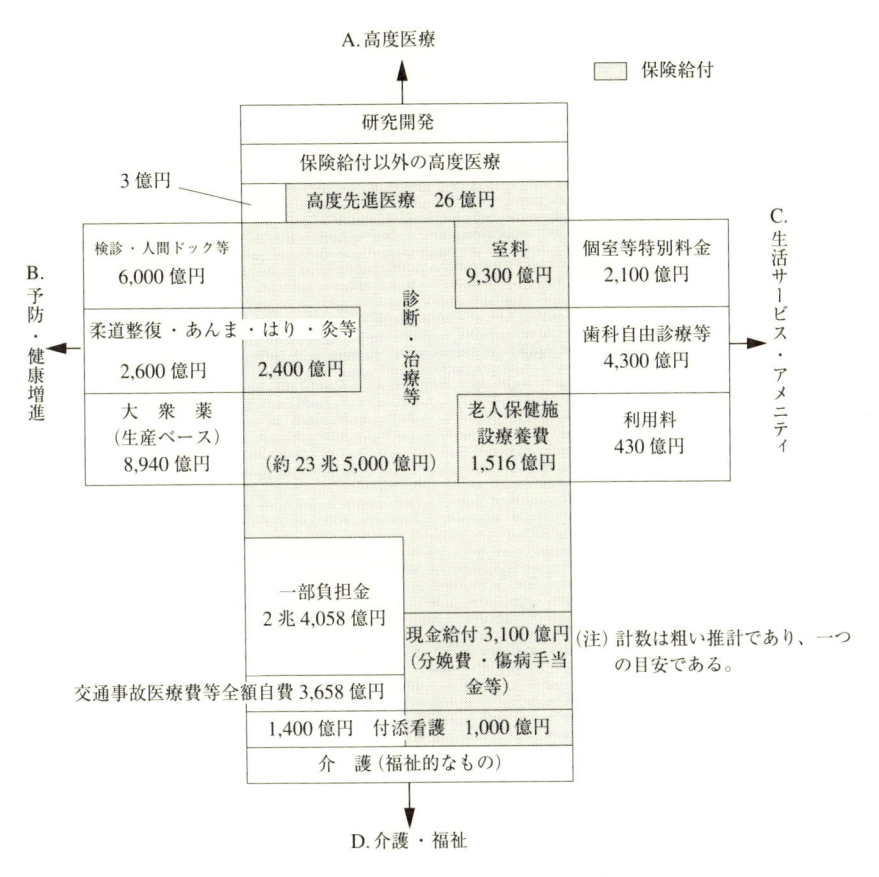

保険給付 □

(注) 計数は粗い推計であり、一つの目安である。

図 14.1 保険給付と国民医療費の関係（概念図）
（平成4年度ベース推計）

こと、②医療の場合、ほかの分野に比べてサービスについての「情報の非対称性」が大きく ── 医師と患者の間で情報や知識のギャップが大きく、患者が医療サービスの質や値段について評価することが困難な面が大きい ── これをそのまま市場に委ねるとさまざまな歪みが生じることなどの理由から、こうした「保険外」の部分の拡大の方向には疑問をもっているが、読者はどのように思われるであろうか。

　以上は保険との関連で医療サービスを概観したものであるが、このほか日本

の医療を欧米諸国と比較すると、

(a) 病院のうち私立病院の占める割合が非常に大きい
(b) 国民皆保険の仕組みを採っていることもあり、外来の「受診率」が非常に高い（医療へのアクセス（かかりやすさ）が容易である）
(c) 入院した場合の平均在院日数が際立って長い
(d) 医療費に占める入院医療費の割合が最も低く、いわば「外来主導型」の医療となっている
(e) 人口当たりの病床数が際立って多い（とくに中小病院）

といった点が指摘できる。紙面の都合もあり詳細は省くが、このうち(a)の「アクセス」のよさは、戦後日本の医療の目に見えにくいが最もポジティブに評価すべき点であり、今後も維持していくべき点であろう。日本の医療のこれからの課題は、こうしたアクセスや「量」の面での長所は生かしながら、患者の権利や情報開示、高次医療といった側面を含めて、医療の「質」の面での充実をいかに図っていくかという点にあるといってよい。また、(c)のいわゆる"社会的入院"の問題は、とくに高齢者に関する福祉サービスの整備の遅れからきている面が大きいため、今後は医療と福祉の両方を視野に入れた対応が求められている。

3. 医療の「値段」── 診療報酬の特徴と問題点 ──

わが国の医療保険制度においては、医療サービスの価格が診療行為の細目にわたって1点10円の「点数」のかたちで公定される、という診療報酬制度が採られている。また、上記のように、現在の医療保険制度において研究段階の医療技術など保険給付の対象となっていないものも存在するが、こうした意味ではこの保険点数は、実質において医療保険においてカバーされる医療行為の範囲を決める機能を一部担うものともなっている。

現行の診療報酬は、歴史的には「診療所（開業医）」を基本的なモデルとして作られ、1958年にいったん新医療費体系として整理された後、改定を重ね今日に至っている。1958年前後といった時代は、なお開業医が日本の医師の圧倒的多数を占めており ── 開業医と勤務医の数が逆転するのが1970年代の後半である ── 、いわば"「赤ひげ」的な開業医が、往診などをしながら、若干の

診断を行いつつ薬を渡す"といった医療のイメージが一般的な時代であった。現行の診療報酬体系はこうした時代に骨格ができたものであるため、その都度その都度の改定で改善が図られてきているものの、次のような構造的な問題をもつものともなっている。

① 「病院とりわけ入院部門」の評価が薄い —— これはまさに「診療所を基本的なモデル」としていることから直接に帰結するものである。この結果、現在の医療機関の収支を部門別に見ると、「入院部門が大きな赤字であり、これを外来の薬と検査で補填する」という構造が顕著であり、いびつな経営構造や医療を生む一因となっている。
② 「チーム医療」への評価という視点が弱い —— 上に指摘した「診療所がモデル」ということは、言い換えれば「医師（開業医）が一対一で患者を診療する」形態がモデルであるということであり、現在の医療が大きくチーム医療へと変容している状況に必ずしも十分対応しきれていない。この結果、医師以外のスタッフ（看護職、OT・PT、ソーシャルワーカー、検査関連職種など）に対する体系的な評価が弱く、病院がこれらの部門を厚くするには採算を度外視しなければならない構造となっている。
③ 「高次医療」への評価が弱い —— これまでの診療報酬においては、開業医や小病院に有利な配分が行われた半面、研究的な領域を含め、高次医療に対する評価が十分でない。
④ 「医療の質の評価（ないし対費用効果へのインセンティブ）」という視点が弱い

こうした診療報酬をめぐる構造的な問題の背景には、「政治的な」レベルでは、"一医療機関一票説"とも呼ぶべき政治力学 —— つまり、医師数では勤務医が七割を占めるものの、"経営単位"である医療機関の数で見ればなお診療所（約8万）がなお病院（約1万）よりはるかに多数派であるため、自ずとそちらの発言力が大きくなる、という力学 —— が働いている。また診療報酬を決める場である、厚生大臣の諮問機関である中央社会保険医療協議会（中医協）における委員構成をめぐる問題や、より根本的には、医療の構造変化のなかで医師が「開業医、勤務医、研究医」と構造的に分極していくなかで、これまで開業医中心に発展してきた日本の医師会が今後どうあるべきか、という基本問題と

も深く関わっている。

　戦後日本の医療政策は、端的に言えば"質は二の次でよいから、国民だれもが安い値段で医療サービスを受けられる"こと、言い換えれば「量とアクセス」に一次目標を置いた政策であった（途上国型の医療政策）。今後はこうした医療政策の基本を「質とコスト」に重点を置いた「成熟経済型」ともいうべき構造に大きく転換していく必要があるが、ここにおいて、診療報酬を通じた「医療費の資源配分」の修正はその最大の柱の一つとなるものと考えられる。

4. 健康転換と高齢者ケア

　さて、医療費の増加や負担への対応を考えるに当って、大きな要素となるのがやはり高齢化の問題である。データから見ると、2000年度の国民医療費のうち、65歳以上の高齢者の医療費の占める割合は48.1％であり（70歳以上で見ると37.2％）、ほぼ医療費の半分を占めつつあると同時に、なお拡大の傾向にある。この背景には、高齢者の一人当たりの年間医療費が高齢者以外の約5倍に相当する事実がある）。この結果、医療保険というものが、事実上"高齢者の医療費を若年者が負担する"制度へと変質しつつあり（「医療保険の長期保険化」と呼ばれる）、制度の枠組みについての基本的な見直しが必要になってきている。筆者は、こうした状況に「保険」というフレームで対応するのは限界があり、高齢者医療については、むしろ税を主財源とする制度で対応するのが妥当ではないかと考えている。いずれにしても医療費をだれがどのように負担すべきかについての基本的な議論が必要になっている。

　ところで、こうした高齢者ケアの今後のあり方については、次のような「健康転換」という概念を基礎に据えた見方がもっとも有効な視点を与えてくれる。

　「健康転換（health transition）」とは、公衆衛生や国際保健の分野で近年唱えられるようになったコンセプトであり、疾病構造の転換を、人口構造や就業構造、産業構造といった社会経済システムの転換と一体のものとして、総合的かつダイナミックにとらえていこうという考え方である。そこでは基本的に次のような三つの段階が区別される。

　まず、健康転換第1相は（飢餓・疫病から）感染症への段階、同第2相は（感染症から）慢性疾患への段階であり、日本にあてはめると、この第2相が起こったのは、死因の1位が結核から脳卒中に代わった1951年（昭和26年）、ない

し死因のベスト3として現在に続く「がん、心臓病、脳卒中」の3者が出そろった1960年前後(ただし当時は「脳卒中、がん、心臓病」の順)と考えられる。最後の健康転換第3相は、(慢性疾患から)老人退行性疾患への段階である。

ここで、重要なことは、慢性疾患から老人退行性疾患への変化を、感染症から慢性疾患への変化と同等に大きなものとして位置づけているという点である。言い換えると、通常の慢性疾患と老人退行性疾患との間には、感染症と慢性疾患の違いと同等の違いが存在する、という理解であり、そのため、老人のケアについては従来の疾病の治療、延命といった医療のあり方や医学のパラダイムでは対応できない「新しい質」の問題が含まれているという認識である。

では通常の慢性疾患と老人退行性疾患とではなにが違うのか。老人の場合、身体の生理的な機能は、生物本来のメカニズムとして「不可逆的に」低下していくものである。したがって若い人(ないし通常の慢性疾患)に想定されるような「治療」は本来的に困難であり、やみくもに治療を図ろうとすることはかえってその生活の質を低めることになる。つまり、「医療モデル」に対する「生活モデル」、あるいは「疾病」ではなく「障害」ととらえたうえでの対応が求められる(表14.1)。こうしてこの健康転換第3相はそのまま高齢者介護問題ともつながることになる。

このように、通常の慢性疾患から老人退行性疾患への変化(健康転換第3相)には質的に大きな違いがあるため、ケアのあり方だけでなく、それに対応する医療・福祉システムないし制度としても新しい枠組みが必要となってくる。

表14.1 医療モデルと生活モデルの対比

	医療モデル	生活モデル
目的	疾病の治癒、救命	生活の質(QOL)の向上
目標	健康	自立
主たるターゲット	疾患 (生理的正常状態の維持)	障害 (日常生活動作能力の維持)
主たる場所	病院	在宅、地域
チーム	医療従事者	異職種

(出所) 長谷川敏彦「日本の健康転換のこれからの展望」、武藤正樹編『健康転換の国際比較分析とQOLに関する研究』ファイザーヘルスリサーチ財団、1993年

ところが、各国ともにこの変化に対して、従来の健康転換第2相の「慢性疾患」のフレームの「延長線上」で対応しようとし、さまざまな混乱が生まれた。ここに高齢者介護問題（ないし「長期ケア long-term care」問題）の実質的な背景がある。

つまり、健康転換という疾病構造の変化のそれぞれの段階に対応して、それにふさわしいシステム（財源および医療福祉供給システム）というものがある。その大まかな構図は（表14.2）のようなものとなろう。

このうち健康転換第1相の感染症の段階では、原因は個々人の生活というよりは病原菌そのものや、都市環境の衛生といった、個人を超えた要素にあるため、予防接種や衛生水準の向上といった公衆衛生施策がキーとなる。経済学的に言えば、これはいわゆる「公共財」の提供であり、市場で提供されるのは困難であって、政府が「税」を財源に提供しなければならない。今では想像が困難であるが、昭和の初めまでの医療対策といえばこれらが中心であった。

ところが第2相の慢性疾患の段階になると、こうした公衆衛生施策は表舞台から退く。なぜなら、慢性疾患が「生活習慣病」と呼ばれるように、ここに来て"病気は「個人」の問題となる"からである。したがって個々人が一定の保険料を支払い病気に備えるという、個人をベースに据えた、「保険」というシステムが有効になるのであり、こうして各国で公的医療保険制度が整備されていったのである（わが国の国民皆保険成立が1961年であることを再び想起されたい）。また、感染症の場合と比べ、慢性疾患の治療にははるかに高度な医療技術が必要であり、また「慢性」疾患の言葉が示すように治療にも一定以

表14.2 健康転換と対応システム

健康転換	対応システム	（参考）供給体制
第1相　感染症 ↓	公衆衛生施策（←税）	（開業医中心）
第2相　慢性疾患 ↓	医療保険制度	病院中心／医療と施設
第3相　老人退行性疾患	高齢者の医療・福祉を統合した独立のシステム	福祉と在宅

上の期間が必要となることから、一定以上の機器およびスタッフをある場所に集中的に投入して対応するほうが有効かつ効率的である。こうして供給面では「病院」というシステム中心の医療が浸透していった。つまり、機能的に言えば、この第2相においては「医療と施設」中心の対応が一般的となったのである。日本でいえば1960年代〜70年代の高度成長期がこの基本的な整備期であり、それほど昔のことではない。端的に言えば、「病院と医療保険」、これがこの健康転換第2相の象徴である。

そして、慢性疾患から老人退行性疾患への「健康転換第3相」は、上記のように質的な変化を含むものであり、対応システムについても供給面についても新しいフレームが求められているのである。

5. 社会保障制度との関係

このように、高齢者ケアのことを考えていくと、議論は決して「医療」だけでは完結せず、少なくとも「福祉」——「医療サービス」に対して「社会サービス」という言葉が使われることもある——の領域を視野に収めて考えていくことが不可欠になってくる。そしてこの延長線上で見ていくと、医療をめぐる議論はどうしても「社会保障」制度全体に及んでいくことになる。

そもそも「社会保障」とは英語のsocial securityの訳であり、ここでの「保障 security」とは、語源的に（ラテン語の）「secura（英語で表すとwithout care）」、つまり「ケアがないこと」という意味の語である。想像されるように、ここでの「ケア」とは、現在一般的に使われる「世話、配慮」といった意味でのケアではなく、むしろその原義としての「不安、心配、憂い」という意味である。つまり「security」とは「不安、心配がないこと」という意味の言葉であり、したがって「社会保障 social security」とは、「社会的な、または社会的な原因から生じる不安や心配のない状態」を実現させるものと言ってよい。

医療、福祉、年金等幅広い範囲にわたる社会保障制度全般について、ここで十分な議論を展開することはできないが、これからの社会保障全体のあり方について、筆者は次のような考え方から、「医療・福祉重点型の社会保障」とも呼ぶべき姿が望ましいものと考えている。

そもそも社会保障というものが果たすべき機能を考えてみると、それは大きく「所得再分配」（所得の移転を通じてすべての人に一定以上の生活ないし

給付を保障する）と「リスクの分散」（起こりうる将来のリスクに対して保険料を出し合って共同で備える）とに分けられる。いわゆる生活保護や、年金の基礎年金部分、老人医療などは前者の性格が強く、これらは基本的に「税」を通じて賄われるべきものである。他方、後者の「リスクの分散」については、「保険」制度としての対応が適当であり、これはさらに「強制加入、平均保険料方式」を特徴とする社会保険と、「任意加入、個人のリスクに応じた保険料」を特徴とする民間保険とに分かれる。この場合、「逆選択」（リスクの低い者が保険から離脱していく現象）のような"市場の失敗"が起きやすい分野については、民間保険ではなく、強制加入の公的保険つまり社会保険とする必要性が大きく、医療についてはとくにこのことがあてはまる。

このような基本的な整理を踏まえると、今後の社会保障の全体像としては、（図14.2）に示したような姿がもっとも妥当ではないかと考えられる。つまり、①医療や福祉については、市場の失敗が起こりやすい分野であることから、公的な給付範囲そのものを削減する方向（患者の窓口負担や保険外診療の拡大）での改革は妥当ではなく、公的な給付範囲はしっかりと維持したうえで、そのなかで「選択と競争」原理の積極的導入（たとえば保険者による医療機関の評

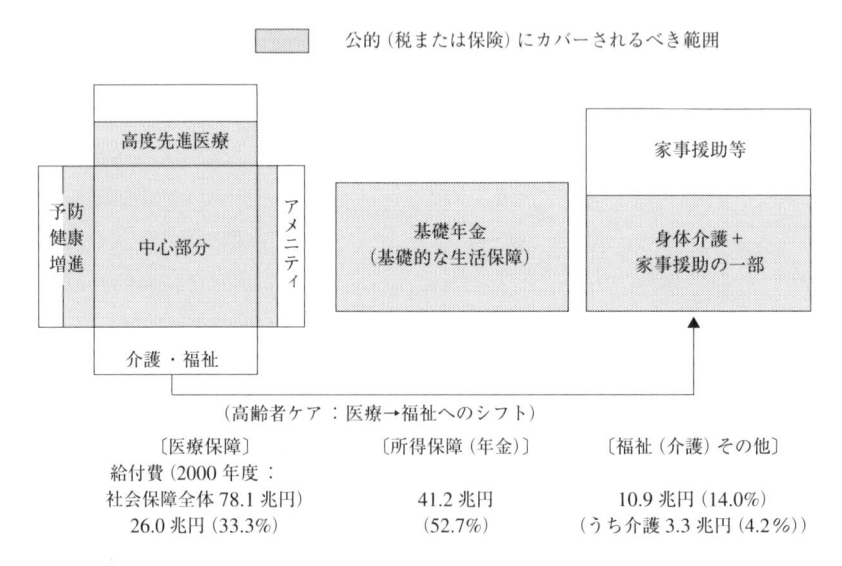

図14.2 社会保障（医療・福祉・年金）の公私の役割分担の具体的イメージ

〔医療保障〕
給付費（2000年度：
社会保障全体78.1兆円）
26.0兆円（33.3％）

〔所得保障（年金）〕
41.2兆円
（52.7％）

〔福祉（介護）その他〕
10.9兆円（14.0％）
（うち介護3.3兆円（4.2％））

価・選別など)を通じた効率化を図っていくべきである。②年金については、「所得再分配」機能と「保険(ないし貯蓄)」機能をはっきり区別し、公的な制度としては、前者の機能を担う厚めの基礎年金制度を中心とする制度(財源は税)へのスリム化を図っていくべきである。

このように、今後の社会保障の姿としては、こうした「医療・福祉重点型の社会保障」という方向が公私の役割分担のあり方として望ましいものと考えられる。逆にいえば、現在進められているような、将来の社会保障の全体像が見えないままの、なし崩し的な医療保険の窓口負担や"混合診療"(医療サービスのうち、基本的なものについては公的な保険の対象としつつ、高次医療や快適さのためのサービス(個室など)については個人の負担とする仕組み)の拡大といった方向は妥当ではないのではなかろうか。

6. 医療技術と医療の資源配分

最後に、これからの医療経済に関する基本的な問いとして、「医療のどの部分にお金を重点的に使うのが妥当か」というテーマについて考えてみよう。これは言い換えれば、「医療費(医療資源)の配分」のあり方に関する問いであり、例えば、「予防」こそもっと充実させるべきではないか、「看護」やいわゆる「ケア」の部分に重点的にお金を使うべきではないか、医学・生命科学の「(基礎)研究」こそ長期的な観点からみればもっとも重要ではないかなど、さまざまな考えがあり得、医療や健康に対する人々の関心が高まる今後の成熟社会において、とくに重要となるテーマであると思われる。

まず、基本的な問いとして、医療技術の進歩との関係について見てみよう。そもそも医療技術の進歩と医療費とはどのような関係にあるのだろうか。これについては、大きく次のような二つの対立する見方がある。第一は、「逆U字カーブ仮説」と呼ばれるもので、アメリカの医学研究者であったルイス・トマスの考えに代表されるものである。ルイス・トマスは、医療技術の発展を「非技術−途上的技術−純粋技術」の3段階としてとらえた。このうち「途上的技術」は、病気のメカニズムを解明したうえでそれを根治する技術ではないが、一種の対症療法としてあるもので、彼は臓器移植をその例として挙げる。そして、病気の完全な解明と根治技術に至ったものが「純粋技術」であり、感染症に対する各種ワクチンや抗生物質などがそうした典型例である。そして、「逆

「U字カーブ仮説」の名が示すように、こうした段階に達すると、まさに病気は撲滅されていくのであるから、医療費そのものも減少していく（日本の結核医療費はまさにこのパターンをたどった）。したがって、彼の見方によれば、「基礎研究への投資こそが、長期的に見てもっとも医療費を節約する最良の方法」ということになる（図14.3）。

これに対し、「効果逓減説」とも呼び得る、まったく逆の第二の見解がある。それは端的に言えば、「感染症に対するワクチンなど、初期段階の医療技術革新は大きな費用対効果をもつが、慢性疾患ないし（老人）退行性疾患になると、医療技術革新の効果は著しく減少する」とするものであり、むしろ資源配分を予防や福祉的なケアにシフトしていくことこそが、全体としてより効果の大きい医療を実現するものと考える。アメリカの生命倫理学者ダニエル・キャラハンの「急性疾患と交換に慢性疾患を手に入れてしまった医学は、死との戦いを至上命令とする自己規定をもて余している」という言葉は、こうした問題意識の一端をよく表している。

おそらく、こうした見解の対立が生じる背景には、医療技術というものを、その「シーズ」（新しい科学や研究の芽）の側からとらえるか、むしろ（患者サイドの）「ニーズ」の側に比重を置いてとらえるかの違いがあると思われる。前者の視点を中心に見る限り医学・生命科学は先にも述べたように、まさに現代の科学の展開のフロンティアに位置する分野であり、今後の数十年はその臨床応用の大きなブレークスルーの時期となる可能性を秘めている。実際、アメリカは、医学・生命科学研究を今後の「経済成長のエンジン」であるとし、「情報」の次なる"21世紀のリーディング・インダストリー"として位置づけたう

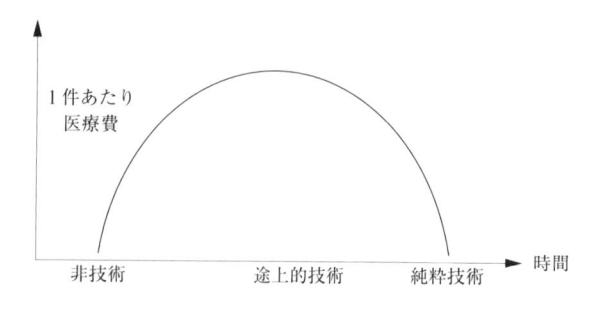

図14.3 医療技術の発展段階と医療費用（Lewis Thomasのモデル）

えで積極的な研究支援を行っている。ところが他方、「ニーズ」の側の変化に視点を移すと、感染症から慢性疾患、さらには老人のケアへと「疾病構造」は大きく変化しており、少なくとも従来のような直線的な「診断→治療→解決」といった図式が成り立たなくなっていることもまた確実なのである。

　こうした問題を私たちはどう考えればよいのか。まず次のことは言えるだろう。それは、基礎研究に代表される「サイエンス」としての医療を今後さらに追求すべきであるということ。2002年度、アメリカ政府の医学・生命科学研究費は224億ドル（約3兆円）に達している。しかし、日本のそれは2500億円程度に過ぎない。これと同時に、慢性疾患や老人医療中心の時代にはそうした考えだけでは立ちゆかないことを十分認識し、病気や障害を受容していく「ケア」としての医療という視点や政策を充実していくことも大切である。この二つは決して矛盾するものではない。とくに後者について、わが国の場合、入退院の際のソーシャル・ワーク的機能や、治療に伴う「心理・社会的」なサポートに対する経済評価が大きく不足している。

　そして、医学・生命科学研究のあり方そのものについても新たな視点が求められていることを最後に指摘しておきたい。戦後の医学研究は、圧倒的にアメリカがリードしてきたが、それは現在進行中の「ヒトゲノム・プロジェクト」に象徴されるように、分子生物学的な手法をベースにいわば「ミクロ」の方法で病気のメカニズムを解明、治療すること、言い換えれば要素還元主義的な「バイオメディカル・モデル」と呼べる方向を目指すものであった。

　しかし、疾病構造の大きな変化のなかで、果してそうした方法論のみで十分な成果が上がるのかという疑問もまた生じてきている。ここで重要となってくるのは、そうしたミクロの視点のみならず、人間と環境との関係をよりマクロな視点からとらえ、メンタルな要素も含めて病気というものをよりトータルな視点でとらえていく、「エコロジカル・モデル」とも呼べる方向である。こうした視点では、病気というものは、人間のつくり上げてきたさまざまな文化、とくに産業化以降の急速な生活や環境の変化、新たな化学物質などが、数千年前に形成されたものとほぼ不変とも言われる。人間の遺伝子に対してあまりにも急速に変化したために生じていると理解される。そして、科学史的に見ても、今後はこうした「エコロジカル・モデル」のような視点と、ミクロ的な「バイオメディカル・モデル」の方法とが接近していく可能性があるように筆者に

は思われる。さらに、こうしたパラダイムは、臨床疫学をベースとし、病気を統計学的・確率論的な視点でとらえていくいわゆるEBMの考えとも実はつながるのである。こうした文脈のなかで、今後医療問題と環境問題とは大きくクロス・オーヴァーしていくであろうし、また政策的な面においても、例えば予防給付や東洋医学の医療保険への積極的取り込み、医療保険と公衆衛生の連続化など、新たな視点での対応が重要になってくる。

「サイエンス」と「ケア」という視点と共に、人間の「病い」や「健康」というものをひと回り大きな視野でとらえた医療の姿が求められている。そして、そうした医学や医療を社会において実際に実現していくための通路として、「医療と経済」をめぐる課題を考えていくことが求められているのではなかろうか。

● 参考文献
1. 池上直己・J. キャンベル『日本の医療』中公新書、1996年
2. 西村周三『医療と福祉の経済システム』ちくま新書、1997年
3. 広井良典『医療の経済学』日本経済新聞社、1994年
4. 広井良典『日本の社会保障』岩波新書、1999年
5. 広井良典『ケア学』医学書院、2001年

第15章　医療と法律

塚本　泰

1. 法と道徳

　現代人はなんらかの形で他人、広く言えば社会と関係をもって生活せざるを得ない。そして社会の一員として共存し生活していくためには、個人が自分の利益、幸福を追求するだけでなく、その行動になんらかの制約が必要になる。これが社会規範と呼ばれるものである。

　社会規範には、道徳（倫理）、法律、宗教、習慣といったものがある。例えば旧約聖書の「モーゼの十戒」。これは宗教規範の一種と一般に考えられるが、国家による法律などの存在しなかった当時には、社会規範として人々の行動を律していたと考えられ、今日でいうところの道徳規範、法律規範を含んでいる。

　その内容を見てみよう。

① 他の神を拝むな
② 偶像を作るな
③ みだりにエホバの名をあげるな
④ 安息日を守れ
⑤ 父母を敬え
⑥ 姦淫するな
⑦ 隣人の所有をむさぼるな
⑧ 殺すな
⑨ 盗むな
⑩ 偽証するな

となっており、このうち①〜④は今日で言う宗教規範、⑤〜⑦は道徳規範、⑧〜⑩は法律規範といってよかろう。

　この中で①②③④の宗教規範はキリスト教に特有な規範であり、これを守るかは個人の自由であるが、それ以外のものは道徳、法律規範として今日に

も通ずる規範である。⑤⑥⑦に見られるような道徳規範に反する行動をした場合には、自分自身の内心の呵責(カシャク)を感じ、または他人から非難されるかもしれないが国家から処罰されることはない。これに対し⑧⑨⑩にみられるような法律規範は今日では法律、とくに刑法で定められており、他人から非難されるだけでなくこれに違反すると懲役、罰金などの刑が国によって命令される。すなわち、法律規範はこれに背くと他人に対する害が大きく、そのため国家権力によって強制されるという特徴をもっており、これが他の規範との大きな違いである。

多くの法律はその根底に道徳があると考えられ、「法律は道徳のうち必要最低限のものである」と言われている。一般にはその通りであるが、まれには道徳とはまったく関係ない法律も存在する。例えば道路交通法は人の右側通行を定めているが、これは道徳とはなんの関係もない、便宜上の約束ごとである。

法律というとまず、憲法、刑法、民法を思い浮かべるであろう。確かにこの三つの法律が基本になっていると考えてよく、これに、これらの法律の適用方法を定めた民事訴訟法、刑事訴訟法、それに商法を含めたものを、六法と言い、「六法全書」といった言葉で一般にもなじみ深いと思う。

憲法というのは、すべての法律群のなかでも最も上位にあるものであり、たとえほかの法律に規定があっても、その規定が憲法違反であるとの司法判断がでれば、その法律は無効とされる。日本国憲法は第二次大戦後、新憲法として施行され、その日が憲法発布の日として定められているのは周知の通り。憲法のなかでは、第11条：基本的人権、第13条：個人の尊重、第14条：法の下の平等、第25条：生存権、などが医療者としては、もっとも心しておくべき基本条項である。

刑法というのは、国家が個人の行動を制約するものであり、これに反すると禁固、懲役、罰金といった罰が科せられる。刑法の規定は国家が強制するものであるから、明らかにこれを侵せば社会に重大な障害になる行動に限られ、その規範の内容は、例えば「人を殺した者は、死刑又は無期もしくは3年以上の懲役（刑法199条）」といったように国家により成文法として示されているものでなければならない（罪刑法定主義：憲法第31条）。

それに対し民法というのは国家に属する個人対個人の間の紛争を解決するための規範である。したがって罰則としては、被害者に対する賠償金を支払う

という制裁であり、これを国家がバックアップするものである。皆さんに関係の深い医療訴訟は、ほとんど民法によって判断される民事訴訟であり、この場合は被害者に対する賠償金が問題とされる。しかし患者が死亡した場合などでは、医療者の行為に重大な過失（ウッカリ）があるときや故意に（ワザト）行った場合には、同時に罰金、懲役といった刑事制裁を受けることがある。

2. 医療の関連法規

　医療に関する法としては、刑法、民法以外の諸法のうち健康政策六法に載っているものだけでも 100 以上存在する。しかし、医療関係者だからと言ってこれらのすべてに精通している必要はない。医療者として基本的なことを押さえておけば、医師法、医療法、それに看護師ならば保健師助産師看護師法（保助看法）、救急救命士であれば救急救命士法といった各々が属する職種ごとの個別法に精通している程度で十分であろう。そのほかは自分の道徳観に従って行動すればまず問題はない。問題が起こったときには、図書館などにある健康政策六法などをすぐ参照することが望ましい。

　医療の関連法規は大きくわけて、医療者に関する資格、業務を定めるものと、医療施設、行政などに関するものとがある。ここでは医療者がわきまえておくべき基本的なものとして、前者に属する医師法と後者に属する医療法について、ざっと見ておくことにする。

(1) 医師法

　医師法に限らず、保助看法、臨床工学士法などの個別法は、主に個々の職種の資格、およびその業務内容を規定している。

① 資格規定

　医師になるには、高校卒業後 6 年間医学部で学び、医師国家試験に合格することが必要である（2 条など）。またその他にも、成年被後見人、被保佐人などには免許が与えられない（絶対的欠格事由：3 条）。麻薬中毒者、罰金刑以上を受けた刑事犯罪人、業務上の不正行為のあった者には免許が与えられないことがある（相対的欠格事由：4 条）、といった規定がある（平成 13 年 7 月改正）。また免許を与えられた後でも、これらの欠格事由に該当す

ることが生じた場合には、厚生労働大臣から免許停止ないし取り消しの処分を受けることがある (7条)。

医療者になるために要求される各職種の要件について、一覧表をあげておく (表15.1)。欠格事由などについては、職種で多少異なるので、各々自分の属する職種について、健康政策六法などで確かめておく必要がある。

② 業務規定

医師法1条は「医師は、医療および保健指導を掌（つかさど）ることによって公衆衛生の向上及び増進に寄与し、もって国民の健康な生活を確保するもの」とする。17条には「医師でなければ、医業をなしてはならない」とある。すなわち医師は国から免許を授かることにより、医業を独占し、そのかわりに国民の健康を確保する、という業務を国家に対し負っている。

他の職種についても第一条に「医療および公衆衛生の向上に寄与」をすることを定めており各々の業務を独占するが、この独占は医師には解除される。例えば、診療放射線技師はX線など放射線の取扱いを独占するが、医師、歯科医師もこれを扱うことができる (診療放射線技師法24条)。

先に「医師でなければ、医業をなしてはならない」と17条の規定を述べたが、この「医業」とはなにか、というのがときに問題となる。例えば、耳にピアスの穴を開ける、永久脱毛のためレザー光線を当てる、といった行為は医師だけに許されるものであろうか。判例は医業の定義を「医師の医学的判断及び技術をもってするのでなければ人体に危害を及ぼし、または危険を及ぼすおそれのある『医行為』を反復して行うこと」としており、報酬を得なくとも医師でない者が反復して「医行為」を行ったときには、2年以下の懲役または罰金刑が科せられる。実際、戦時中に戦地で衛生士として活動していた人が、帰国後、善意で報酬を取らずに白衣をきて患者を診ていたケース、歯科技工士が歯形の印象を採取したケース、無資格の職員が、見よう見真似で超音波検査を行ったケースなどで、有罪とされた判例がある。

次に医師法で注意を要する業務規定を幾つか上げておく。

A. 応招義務

「診療に従事する医師は、診療治療の求めがあった場合には、正当な事由がなければ、これを拒んではならない」(医師法19条1項)。

第15章 医療と法律

表15.1

名称	法令	学校養成施設入学(所)資格	就業期間	免許付与者	絶対的欠格事由	相対的欠格事由
医師	医師法	高校卒	6年	厚生労働大臣	①②③	①②③④
歯科医師	歯科医師法	高校卒	6年	同上	同上	同上
薬剤師	薬剤師法	高校卒	4年	同上	同上	同上
保健師	保健師助産師看護師法(保助看法)	看護師国家試験受験資格者	6カ月以上	同上		同上
助産師	同上	同上	6カ月以上	同上		同上
看護師	同上	高校卒	3年*	同上		同上
準看護師	同上	中学校	2年	都道府県知事		同上
診療放射線技師	診療放射線技師法(放射線法)	高校卒	3年	厚生労働大臣		①④
臨床検査技師	臨床検査技師、衛生検査技師などに関する法律(検査法)	高校卒	3年	同上		①②④
衛生検査技師	同上	同上	3年	同上		同上
理学療法士	理学療法士及び作業療法士法(療法士法)	高校卒	3年	同上		同上
作業療法士	同上	同上	3年	同上		同上
視能訓練士	視能訓練士法(視能法)	高校卒	3年	同上		同上
言語聴覚士	言語聴覚士法	高校卒	3年	同上		同上
臨床工学技士	臨床工学技士法(工学法)	高校卒	3年	同上		同上
義肢装具士	義肢装具士法(義肢法)	高校卒	3年	同上		同上
救急救命士	救急救命士法(救急法)	高校卒*	2年、1年**	同上		同上
歯科衛生士	歯科衛生士法	高校卒	2年	同上		同上
歯科技工士	歯科技工士法	高校卒	2年	同上		①②④

絶対的欠格事由 ①未成年者 ②成年被後見人 ③被保佐人
相対的欠格事由 ①心身障害により業務を適正に行うことができない者として厚生労働省令で定めるもの ②麻薬、大麻若しくはアヘンの中毒者 ③罰金刑以上の刑に処せられた者 ④当該業務に関して犯罪又は不正行為のあった者
(平成13年7月改正)
*準看護師業務を3年以上経験した者については2年。**救急救命士については消防士経験者のための特別規定がある。

医師は医業を独占していることから、診療の求めには応じなければならない。患者の態度が気に入らないといった拒否は論外だが、診療報酬を支払わないから、といった理由でも拒否はできない。拒否の正当な事由というのは、自分が病気であるとか、手術中である、とかいった場合を指す。よく救急患者のたらい回しといったことを聞くが、自分の専門でなくても、患者が他の専門医に診てもらえる可能性が時間的、地域的にない場合には、とにかく診察だけでもしなければならない。その場合は自分の能力の範囲で診断及び治療をすればよい。ベッドが満床であっても同じことである。もっとも医師法はこの応招義務については罰則を定めてはいない。しかし診療拒否の結果、患者が死亡した場合などには民事上の賠償責任を問われる原因となり、それでなくとも拒否の程度が甚だしい場合には、医道審議会にかけられ、免許停止の可能性がある（7条‐2）。

B. 守秘義務

守秘義務は医師法には文言上の規定がないが重要なものであり、刑法134条に具体的な規定がある。すなわち「医師、薬剤師、医薬品販売業者、助産婦、弁護士、公証人又はこれらの職にあった者が、正当な理由がないのに、その業務上知り得たひとの秘密を漏らしたときには、6月以下の懲役又は罰金」という条文である。患者は、堕胎の経験、性病の経験といった普段は他人には話したくない自分のことを、診療の場では話さざるを得ない。このような個人の秘密を、これを聞いた産婦人科医や看護師が他人に広言するようなことがあれば、患者は正確な情報を医療の現場で話さなくなってしまう。医療者の間でもこのような患者の秘密を安易に話の種にすることは刑法で禁じられている、ということを十分承知しておくことが必要である。さらに裁判の場で証言を求められた場合でも、業務上知った事実については事実を話すことが患者のためにならないと考える場合には、証言を拒むことも医療者には認められている（刑事訴訟法149条）。

医療者は患者の治療以外にも社会に対して公共的な意味で義務を負っている。

C. 診断書交付義務

　患者の診断、出産、死亡に立ち会った医師は、種々の診断書を書くことが義務となる（医師法19条2項）。死亡、出生証明書は戸籍の維持に必須なものであり、正確に記す必要がある。遺産の相続などにからんで死亡時刻をずらしてくれ、といった要求が遺族からときにあったりするが、このような要求に応じて死亡診断書の死亡時刻を変更したりすることは虚偽診断書等作成罪（刑法160条）にあたる。交通事故などの患者を診た場合には、診断書が求められた場合には作成しなければならない。救急の場合などで正確な診断ができないときでも、その時点での診断を書き、あとで訂正してももちろん構わない。

D. 異状死体などの届け出義務

　傷害事件などでは医師は最初に当事者に接することが多い。被害者が死亡しその原因が不明であるとか犯罪に関係する可能性がある場合には、24時間以内に警察に届けなければならない（21条）。届け出があると、警察の判断で検視、場合によっては司法解剖が行われ、死亡診断書もその解剖医が書くことになる。このような届け出も犯罪の究明に協力するという医療者が社会に負っている義務の一つである。

　その他にも、無診療治療の禁止（20条）、診療録の5年間保存義務（24条）などの規定がある。

　ここで述べた業務規定は医師法上のものを記したが、守秘義務などは、他の医療者にも共通であり、医療者はこの程度のことはみなわきまえていなければならない。

(2) 医療法

　この法律には、医療施設の要件、基準、医療提供の理念などが定められている。

　医療施設は、小さいほうから、19床以下のベッドを有する、または入院施設のないものを「診療所」（1条5項-2）、20床以上の入院施設のあるものを「病院」（1条5項-1）と呼び、病院のなかで百床以上の収容施設を有し、内科、外科、産婦人科、眼科、耳鼻咽喉科があり、解剖室、検査室、図書室などのある施設を総合病院（22条）と呼ぶ。

救急医療を提供する能力をもちほかの診療所、病院などから紹介患者を受け、また紹介患者の主治医にも病院施設を利用させる体制が整い、地域における医療の確保の支援を行う「地域医療支援病院」(4条、22条1項)、高度な医療の提供、研修を行わせ、医療技術開発の能力のある「特定機能病院」(4条2項、22条2項)などにつき、その要件、任務についての規定がある。
　医療提供の理念としては「国民に対し良質かつ適切な医療を効果的に提供する体制を確保することを国および地方公共団体に求め(1条3項)」るとともに、医療者に対しても「良質、適切な医療を行うよう努力すること(1条4項-1)」、「患者に対し適切な説明を行い、理解を得るよう努めること(1条4項-2)」としている。
　日本の医療体制の特徴は、医療施設が90％以上私的機関であること(英国では、公的なNHS: national health serviceにほとんど施設が属する)、医療費については、国民保険があり国民皆保険が浸透している(米国などでは民間保険が主流)こと、である。この国民皆保険制度(1961年発効)が国民の医療へのアクセスを容易にし、長寿国日本の達成に貢献したことは紛れもない事実である。しかし、最近は人口の高齢化に従い医療保険が赤字に転じ、医療費の自己負担率の2割から3割への引き上げ、保険による入院期間の制限など、医療費節減のための行政的なしめつけが行われてきている。人口の高齢化、慢性疾患の増加による療養期間の長期化から、自宅療養を促進するための介護保険も導入される(2000年)など医療行政はこのところ変化が大きく、医療者としては目が離せない。

3. 医療トラブルの防止

　今日、医療者を取り巻く環境には厳しいものがある。前述の医療費削減の問題が一つ、もう一つは医療に対する不信感が国民の間に広まっていることであろう。最近各種の医療トラブル、医療過誤に関する事件がマスコミで連日のように報道されているが、事実、医療民事訴訟の件数は、ここ10数年で倍増している(表15.2)。
　トラブルに関する用語についてまず記しておく。**医療事故**というのは、医療行為に伴う思わぬ悪い結果を言う。医学は長足の進歩を遂げているとは言え、人体には未知の部分がまだまだある。したがって医療には不確実性がつきま

表 15.2 民事医療訴訟数の年次変化

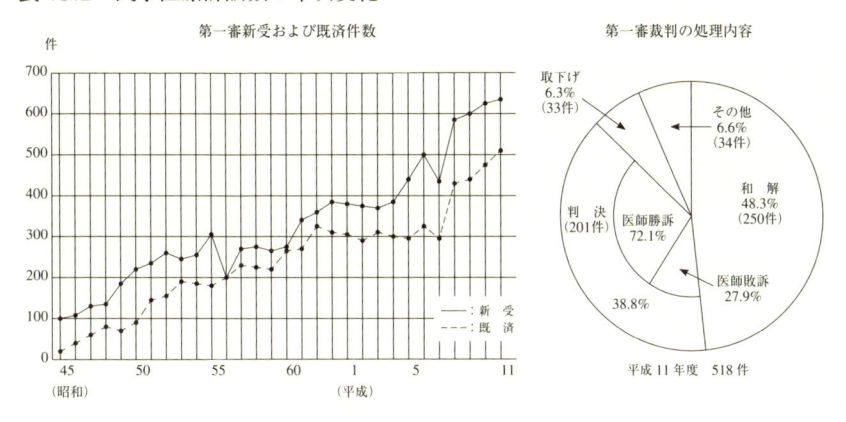

第一審新受および既済件数 / 第一審裁判の処理内容

取下げ 6.3%(33件)
その他 6.6%(34件)
和解 48.3%(250件)
判決(201件) 医師勝訴 72.1%
医師敗訴 27.9%
38.8%
平成11年度 518件

とい、そのため思わぬ結果が起こる。これが医療事故の主な原因である、しかし医療事故には、このような医学の不確実性による不可抗力なものと、医療者にウッカリ・ミスといった過失があり、これが悪い結果を招く**医療過誤**とがある。医療を受ける患者にはこのどちらが原因で悪い結果が起こったのか解りにくいことが多い。そのため医療者は、悪い結果を招いたのは不可抗力の結果であると主張し、これに対し患者側では過失があると考えるときに**医事紛争**が起こる。さらに**医療訴訟**に発展することになる。このような見解の相違を避けるためには、過失を起こさないことはもちろん、個々の医療について患者に逐次、十分説明を行っておくことが肝要である。

(1) 医療行為の正当性

医療というのは、手術や薬の投与による副作用など、他人を傷つける行為を本来的に含んでいる。手術で腹部を切るといったことは、通常は刑法の傷害罪（刑法204条）に当たる犯罪行為である。これが医療者に許されるのは、社会的に正当行為として傷害罪の違法性が阻却（否定）される（刑法35条）からである。

医療行為が法的に正当行為と認められるには三つの条件が揃っていることが必要である。すなわち、医療者の行為が、

① 治療目的であること
② 医療水準にかなっていること
③ 患者の同意があること

である。医療行為を行うに際し、この三つのどれかに違反があると、司法上、民法（不法行為、709、715条、または債務不履行、415条）による賠償責任、ときには刑法（業務上過失死傷罪、211条）による懲役、罰金という責任を問われる可能性が出てくる。

① 治療目的であること
　医療が治療目的であることはもちろん当然である。しかしときには難しい問題が生じる。例えば、ある人が、自分の身の潔白を証明するために指を詰め（切断し）て欲しい、と言って受診したとする。これを行うのは、正しいだろうか。否である。指を切ることは治療目的とはいえない。あるコミュニティでは、「身の潔白を証明するには指をつめる」といった規則があるかもしれないが、そのような規則は公序良俗に違反しており、法律上有効ではない。したがってそのような規則に加担して他人の指を切断すれば、傷害罪を問われる可能性がある。

② 医療水準にかなっていること
　医療契約は一般に「医療者が当時の医療水準にのっとって、患者の治療のために最大限努力する」ということを引き受ける契約（準委任契約）であり、「患者を治す」ことに成功することを約束するものではない（この点、美容整形などでは例外的に成功することを請け負うと考えられており、請負契約であるとされている）。
　しかしその努力は、時代の医療水準にかなっていなければならないのは当然である。医師は医師免許があれば自分の専門の科によって治療が制限されるものではない。内科の医師が、手術をしても法律上は一向に構わない。しかし手術を行うからには、今日の外科医が行っている、医療水準にかなった手技で行う必要がある。いくら患者が希望し、治療目的で治療を行ったとしても、つたない手術を行ったら責任を問われる可能性があるのは当然である。

医療水準は、日々の医療の進歩により変化していくものである。このあたりについて、司法上の考え方の参考となる判例に未熟児網膜症に関するものがある。
　未熟児網膜症は、胎生32週以下の未熟児が高酸素状態にさらされると発症し、網膜が損傷し視力が失われる病気である。保育器が使われようになった昭和34年ごろより多発するようになった。この疾患について昭和42年の臨床眼科学会で網膜剥離の予防法として光凝固法が有効との報告がなされた。その後、光凝固法の有効性が徐々に知られてきたが、その適応につき議論がなされ、厚生省（厚生労働省）の研究班が昭和50年に報告書を出した。そこでは網膜症を3種に分類し、各々について治療基準が示され、「日本の眼科」50年8月号に発表された。
　そのような中で、酸素治療で失明した未熟児の親から、70件以上の訴訟が起こされた。
　このような場合、どの時点から光凝固治療を行う法的な義務が医療者にあったのかを判断するのは難しい問題である。学会発表があった（昭和42年）からと言って、その方法をすぐ取り入れ、これが最善の医療水準であるということにはもちろんならない。判決では一般的な小児科医のいる病院では、厚生省の見解が医学雑誌に公表された昭和50年8月以降に誕生し、眼底検査で未熟児網膜症の疑われるケースに光凝固を行わなかった患者に対して医療者の賠償責任を認めている。しかし平成7年の最高裁判決では、厚生省報告前の昭和49年生まれの子に対し、未熟児専門医がいるにもかかわらず光凝固を行わなかった症例について、責任が肯定されている。医療者は、医学雑誌を読むなど常に医学の進歩に敏感であることが必要で、とくに専門医などでは法的にも up to date な知識が求められている。

③　患者の同意があること
　医療の正当性のなかでも患者の同意については、医療者は近年まで軽んじていたことが多く、注意を要する。またその同意は単なる承諾でなく、十分な説明を行った上での同意（インフォームド・コンセント）でなければならない。（インフォームド・コンセントについては第7章も参照のこと）
　インフォームド・コンセントはアメリカの医療過誤裁判から出てきた言

葉であるが、人は他人に害を与えなければその行動は自由であり、自分の身体については自分で決定する権利がある、とういう患者の自己決定権に基づくものであり、尊重されなければならない。

インフォームド・コンセントを患者からとるには、医療者は

A．病名および行おうとする治療法
B．その手技に伴う危険性
C．他の選択肢があればその方法と、比較した場合の利害得失
D．病気や後遺症の予後について

を患者に理解できる平易なことばで説明し、患者の同意を得ることが必要である。

がん患者の場合などでは、病名、予後を話すことはちゅうちょされる場合もあるが、舌がん患者に対し病名を告げず同意を取らずに舌3分の1を切除し、がんの転移を阻止し全治させたのにかかわらず訴訟となり、慰謝料の支払いを命ぜられた判例がある。がん患者といえども患者に対しては、原則的には病名を含め病状を告知し、その上で患者は治療を選択する権利があるということを医療者は前提とすべきである。末期がん患者では告知後ショックを受けることもあろうが、そのときには患者のフォローを医療者側全体で家族の協力の下に行っていく、ということが、これからは求められよう。

自己決定権を象徴するものに、エホバの証人の輸血問題がある。この信者の人々は、たとえ手術中に出血が多く、輸血しないと命が危ないときでも輸血を拒否し、輸血するぐらいなら死を選ぶということを広言している。その信条を承知しながら、生命を守るという医療者の義務から手術後輸血を強行した病院に、最高裁が賠償命令を出したことは記憶に新しい。

(2) 信頼の原則

一般の診療においては、患者は病院の経営者と医療契約を結ぶのであり、通常の民事裁判では賠償責任は病院に求められるのが普通である。しかし医療者個人にウッカリ・ミスといった重大な過失がある場合には、個人に求償（支払命令）されることもある。

刑事事件では個人が被告人となる。診療上で患者に傷害が発生した場合、以

前には診療は医師が全面的に責任をもって行うとされ、ほかのパラメヂカル・スタッフは診療補助者であり、刑事責任はすべて医師にあるとされることが多かった。しかし最近では、個々の医療者に責任が問われる例が増えてきた。例えば手術場での電気メスの誤接続により小児が火傷し、その結果足の切断に至った判例で、手術というのは個々の医療者間の信頼のうえに成り立つチーム医療であるため、電気メスを誤接続したベテラン看護師が有責であるとされている（これは刑法上「信頼の原則」と呼ばれている）。個々の医療者は独立した職業人として自分の担当責任を十分果たすことが法的にも求められてきていると言えよう。

医事紛争を全く回避することは難しいが、医療者は日々勉強し、医療の進歩に遅れを取らず自分の責務をまっとうすることが大切である。また患者との関係を良好に保つべく、十分説明し、また質問には時間をかけて応じることが求められている。

4. 先端医療と法

20世紀後半から医療の進歩は目覚しい。脳死体からの心臓移植、遺伝子治療など、半世紀前には思いもしなかった治療が可能となってきた。21世紀に入り医療はますますその進歩を加速している。もちろんこれらの技術は、医科学の進歩が人類にもたらした勝利であるが、例えば、心臓移植や生体肝移植におけるドナーの人権問題、胚性幹 (ES) 細胞利用における受精卵の作成、破壊におけるヒトの尊厳問題など、医学会だけでなく社会の合意を必要とする問題が噴出してきている。

これらの医療については「臓器の移植に関する法律」(1997年)、「ヒトに関するクローン技術などの規制に関する法律」(2000年) が立法され施行されているが、このような医療倫理に関する立法をどこまで作るのか。日進月歩の医療技術に対し、一度作ればその変更が難しい法的な規制をどこまで行うのか、難しい問題である。今日多くの病院、大学医学部で倫理委員会が発足しているが、医療者は医学だけでなく、こういった倫理的な問題にも感心をもっていくことがこれからは求められよう。

●参考文献
1. 金川琢雄『医療スタッフのための実践医事法学』金原出版、2002年
2. 塚本泰司『医療と法』尚学社、2001年

索　引

あ

アーユルヴェーダ　2
アウエンブルッガー　13
アスクレピオス　3
アスクレピオス神殿　3
アビィセンナ　6
アフリカヌス，コンスタンチヌス　7
アブルカシム　6
アポトーシス　171
アラビア医学　6
アルツハイマー病　173
アルファ・フェトプロテイン　150
アレクサンドリア　4
杏林の道　106
安楽死　183, 192

い

意志決定モデル　44
医師法　241
医術開業医試験制度　21
異状死体　245
『医心方』　18
一塩基多型（SNP）　69
遺伝子工学　16
遺伝子診断　127, 128
遺伝子操作　138
遺伝子治療　127, 128
遺伝情報　24
医の倫理は medical ethics　101
医薬品　16
医療過誤　247
医療事故　90, 246
医療者患者関係　52
医療者の診断や診療能力　52
医療水準　248
医療訴訟　241, 247
医療費　225
医療法　245
医療保険　225
医療モデル　231
インシデント・リポート　201〜204
インスリン　16
インターネット　85, 94
院内感染　201
インフォームド・コンセント　52, 107, 108〜111, 152, 214

う

ウィルヒョウ　67
ヴェサリウス，アンドレアス　8
ウェルナー症候群　166
ウォトソン　34
うつ病　208

運動　175

え

エビデンスに基づいた診療ガイドライン　55
エビデンスのレベル　50
エホバの証人の輸血拒否　113
『エリク・H・エリクソン』　217
遠隔医療　96
遠隔診療　96
遠隔病理診断　97
遠隔放射線診断　97
延長　35
延命治療　114, 183
延命治療の中止　114

お

応招義務　242
荻野久作博士　145
オギノ式　145
オーダーエントリシステム　86, 87
オーダーエントリシステムのメリット　90
オーダーメード医療　79
オーダリングシステム　87
オランダの安楽死法案　194

か

開業医　228
介護保険　246
解体新書　19
科学　36
化学療法　16
確実性　60

画像診断　15
化膿　201
加齢　164
ガレノス　4
カレン・クインラン事件　185
カロリー制限　174
環境倫理学的判断の原点　214
観血的侵襲　199
看護　37
看護学を構築する重要な概念　220
看護の現象　217
患者アウトカム　54
患者コンプライアンス　51
患者−対称関連解析　73
患者の価値観、人生観　59
患者の権利　107
患者の自己決定権　109
患者の生活（生命）の質　114
患者の同意　249
患者への適用性判断　50
鑑真　17
間接的安楽死　192
がん疼痛管理ガイドライン　57
緩和ケア病棟　191

き

気管支喘息の診療ガイドライン　57
記述研究　48
基礎研究　59
基本的日常生活動作　178
キューブラー・ロス　190
教義主義的　103
強制的不妊手術　148
業務上過失死傷罪　248

キリスト教　5
杏林の道　106
緊急避妊法　146
勤務医　228

く

偶然性　46
組み換え　68
クリニカルパス　57
クロトー klotho マウス　167
クローン　161

け

ケア　211
ケアリング　211
経口避妊薬（ピル）　146
刑法　240
血液循環　10
血液循環説　11
検疫　8
研究業績　37
研究デザイン　48
健康政策六法　241
健康転換　230
原始線条　143
見読性　91
憲法　240

こ

後期高齢者　176
航空機事故　203
広告規制　95, 207
抗生物質　201
高速通信サービス　95

広帯域ネットワーク　95
交通事故　203
行動　34
行動主義　34
交絡因子　46
高齢者　176
高齢社会　163
高齢者の総合機能評価　177, 178
誤嚥（嚥下機能障害）　179
黒死病　7
国民医療費　226, 230
国民皆保険　228, 232, 246
こころ　34, 35, 36, 39, 40
古代ギリシャ　3
個体老化　172
骨粗鬆症　173
骨量　173
コメディカル　38
コルヴィザール　14
コールズ，ロバート　217
コレラ　20
根拠に基づいた医療　43
混合診療　235
コンスタンチノープル　5
コンドーム　145
ゴンペルツ（Gompertz の法則）　172

さ

在庫管理情報　99
再生医療　127, 128, 130, 138
細胞老化　171
債務不履行　248
差額ベッド　226
サクセスフル・エイジング　163, 181

殺精子剤　145
サレルノ医学校　7
サレルノ養生訓　7
産じょく熱　200
サントリオ　12

し

子宮内避妊器具（IUD）　146
事故調査委員会　203
自殺幇助　193
システマティック・レビュー　49
自然死法案　185
持続性植物状態　186
慈悲殺　193
社会保障　233
瀉血　7
宗教規範　239
修道院　5
修復　68
終末期がん患者への病状の告知　190
終末期患者のケア〜ターミナル・ケア　187
絨毛診断　150
重力　34
主観的幸福度　178
受精卵（胚）　144
受胎調節（避妊）　144
受胎調節実地指導員　145
手段的日常生活動作　178
出自　154
種痘法　19
守秘義務　244
シュメール文明　2
純粋技術　235

昇汞水　200
消毒　200, 201
消毒法　14
情報化　85
情報格差　99
情報環境　85
情報選択能力　99
静脈弁　10
症例報告　37
女性用コンドーム　145
自律（自主）性　107
人工授精　154
人工妊娠中絶　147
侵襲　199
人種差・個人差　51
心身症　36
心身二元論　26
真正性　91
人体解剖　7
『人体構造論』　9
診断サービス　98
診断書交付義務　245
神農　3
信頼の原則　250
診療上の疑問の定式化　44
診療情報提供サービス　98
診療報酬　228

す

ストレプトマイシンの臨床試験　54
ストレンジネス　34
スピリチュアル・ケア　125, 126
滑りやすい坂道　117

せ

生活の質（QOL）　214
生活モデル　231
性交後洗浄法　145
生殖補助医療　128, 153
生体間臓器移植　141
生物学的年齢　175
生命の起源　142
生命の質（QOL）　183
生命の誕生　141
生命倫理　17, 214
生理的老化　172
世界医師会総会　209
積極的安楽死　193
積極的安楽死容認　194
絶対的欠格事由　241
折衷派　20
善悪二重効果の法則　102
前期高齢者　176
全体論的なBeing　222
選択バイアス　46
先端医療　251
線虫　168
ゼンメルヴァイス　200
専門家の共同体　36

そ

臓器移植　17
臓器の移植に関する法律　251
蔵志　19
相対的欠格事由　241
早老症　166
測定バイアス　47

卒後臨床研修　59
それ以上分割することのできない全体　220
尊厳死　184
尊厳死協会　195
ソンダース，シシリー　188

た

体外受精　155
体外受精代理懐胎　157
代替医療　38
胎児手術　158
胎児の生命　144
胎動　143
胎嚢　143
対面診療　97
代理懐胎　157
代理母　157
多因子疾患　79
ダーウィンの自然選択説　30
多元主義　213
多次元的・全体論的アプローチ　215
打診法　13
多胎妊娠　159
多胎の減数（手）術　159
ターミナル・ケア　125, 126
単一遺伝子病　69
男女のうみわけ　152

ち

治験審査委員会（IRB）　108
膣外射精法　145
知的機能　178
知的財産　82

着床前診断　134, 151
中央社会保険医療協議会（中医協）
　　229
中国医学　2
注射器　201
超音波断層装置　150
超高齢者　176
聴診　14
重複投薬　206
治療目的　248

て

ディプロイド　62
デカルト　35
デカルトの二元論　216
データベース　91
デヒドロエピアンドロステロン　175
テーラーメイド医療　127
テロメア　169
テロメレース　169
電子カルテ　88, 91, 206
電子カルテデータベース　98
電子カルテのメリット　93
電子処方箋　206
電子保存　91
転写　68
転倒　180
伝統医学　2
伝統的代理母　157

と

東海大学安楽死事件　105
東海大学事件の横浜地裁の判決　195
同業者組合　36, 37

東京大学　21
凍結保存　143, 155
道徳規範　239
同僚評価　37
『ドクター』　39
特定胚　161
途上的技術　235
トマス, ルイス　235
頓医抄　18

な

内臓外科　14
内分泌かく乱物質　147

に

2 悪のうちの小悪　102
2 善のうちの大善　102
西ローマ帝国　5
日本医師会　208
日本医療機能評価機構　58, 206
ニュートン　34
人間は開放系のエンティティ　222

ね

ネストリウス派　6
年齢相応の記憶障害　173

の

脳化　23
脳死・臓器移植　126, 132, 133, 135
ノルプラント　146

は

胚（受精卵）　144

バイアス　46
胚移植　155
配偶者間人工授精　154
配合禁忌　206
肺循環　10
胚性幹細胞（ES細胞）　162
バイタリティ・インデックス　178
ハーヴェイ，ウィリアム　11
パストゥール　14
パターナリズム（親権主義）　106
発現プロファイル　71
パピルス　2
パプロイド　62
パラケルスス　9
パラダイム・シフト　58
パラメヂカル・スタッフ　251
パレ，アンブロアズ　10
伴性遺伝性疾患　153
ハンセン病（らい）　148
万能細胞（ES細胞）　127, 130
ハンムラビ法典　2
万有引力　34

ひ

東ローマ帝国　5
非結合型エストリオール　150
ビザンチン医学　5
ビタミン　16
ヒト絨毛性ゴナドトロピン　150
ヒトに関するクローン技術などの規制
　に関する法律　251
ヒト胚性幹細胞（ヒトES細胞）　130
避妊（受胎調節）　144
非配偶者間人工授精　154

ヒポクラテス　3
ヒポクラテス全集　3
ヒポクラテスの誓い　103
ヒヤリ・ハット体験　201
ヒュギエイア　3
ヒューマン・ケアリング　211, 213
病態生理の違い　51
病的老化　172
病理解剖学　13
ピル（経口避妊薬）　146
ピンカス　146

ふ

ファブリキウス　11
フーヘランドの医戒　115
ブールハーヴェ　12
フール・プルーフ　202, 203, 208
フェイル・セーフ　202, 203, 208
不確実性　60
複製　68
不妊症　153
不法行為　248
プライバシー保護　98
フリーラジカル　165
ブルーム症候群　166
フレーバー　34
プロテオーム解析　76
ブロードバンドネットワーク　95
文献（二次情報と一次情報）の検索
　45
文献の妥当性評価　46
分子生物学　16
分析疫学的研究　48

へ

平均在院日数　228
平均寿命　163
併発疾患　52
ヘイフリックの限界　170
ヘッケルの反復説　30
ベーコン，フランシス　183
ベースライン・リスク　52
ペッサリー　145
ペニシリン　16
ヘリケース　166
ヘルシンキ宣言　107
ベルナール，クロード　15, 65
ヘルモント　12

ほ

乏精子症　154
法律規範　239
ポープ　202
ホームページ　85, 94
保険給付　226
ホスピス　188, 191
保存性　91
母体血清マーカー検査　150
母体保護法　147, 148
ホットスポット　95
ボローニャ大学医学部　7
翻訳　68

ま

マクマスター大学内科／臨床疫学　54
マジャンディー　14
麻酔　14

慢性疾患　230

み

未熟児網膜症　249
密室性　207
ミュラー　15
民法　240

む

無精液症　154
無精子症　154
無線ネットワーク　95

め

メタ分析　49
免責　203, 204
メンデルの法則　30

も

「燃え尽き」現象　207
目的主義的　103
モーゼの十戒　239
モデル生物　68
もの　34, 35
モルガーニ　13
モンディーノ　7

や

山脇東洋　20

ゆ

優生思想　148
優生保護法指定医　148
ユナニー　2

索 引

ユニタリー・マン　222

よ

羊水診断　149
抑うつ状態　178

ら

らい（ハンセン病）　148
ラーゼス　6
ランダム化比較試験　49

り

リエゾン・ドクター　208
リスター　14
リビング・ウィル　115, 184, 185
リプロダクティブライツ　147
臨床疫学カリキュラム　59
臨床教授　37
臨床研究　59
臨床検査　16
倫理社会的な問題　52

れ

霊的痛み　189
レセプト　86

ろ

老化　163, 164
老化学説　164
老化制御　174
老化促進マウス（SAM）　172
老人退行性疾患　231
老年疾患　177
老年症候群　179
老年病　177
ロジャーズ　222
『ロジャーズ看護論』　216, 219
ロスムント-トムソン症候群　166

わ

ワールド・ワイド・ウェブ　94

A

AGE (advanced glycation end-products)　165
AGE-1　168
Agency for Healthcare Research and Quality　58
aging　164
AID　154
AIH　154
apoptosis　170
ART（Assisted Reproductive Therapy）　153
association study　73
autonomy　107

B

basic activities of daily living　178

Bloom 166

C

care 211
caring 211
CGA (comprehensive geriatric assessment) 177
『Cochrane Library』 45
CPR 91

D

daf-16 168
daf-2 168
DNR Order 186

E

EBM (Evidence-Based Medicine) 43, 81
EBMの社会的背景 53
EMBASE 45
Emergency Contraception 146
EMR 91
ES細胞 127, 128, 130, 135, 162
euthanasia 183

G

GCP (Good Clinical Practice) 108
geriatric syndrome 179
Gompertzの法則 172

H

helicase 166
hospice 188

I

ID 205
informed consent 107
instrumental activities of daily living 178
in vitro aging 171
IRB 108
IVF-ET 155

K

kl遺伝子 167
KL蛋白 167

M

machtlos 38, 39, 40
MEDLINE 45
MRSA 200, 201

N

NNT (Number Needed to Treat) 52

P

paternalism 106
PET 199
pro-choice 149
pro-life 149
PubMed 45

Q

QOL (quality of life) 178, 183, 214

R

reproductive rights 147

Rothmund-Thomson　166

S

SAM　172
senescence　164
Sir2　168
SNP　69
SNPハプロタイプ　73
spiritual pain　189

T

telepathology　97

teleradiology　97
telomerase　170
telomere　170

V

Vitality Index　178

W

Werner　166
Word Wide Web　94

〈執筆者一覧〉

第1章
酒井　シヅ
- 1960年　三重県立大学医学部卒業
- 1967年　東京大学大学院医学系研究科修了
- 1967年　医学博士
- 現　在　順天堂大学医学部名誉教授

第2章
養老　孟司

第3章
村上陽一郎

第4章
福井　次矢
- 1976年　京都大学医学部卒業
- 1984年　ハーバード大学公衆衛生大学院卒業
- 1990年　医学博士
- 現　在　聖路加国際病院長

第5章
佐藤　憲子
- 1990年　東京大学医学部卒業
- 1994年　東京大学大学院医学系研究科修了
- 1994年　医学博士
- 現　在　東京医科歯科大学難治疾患研究所准教授

新井　賢一
- 1967年　東京大学医学部卒業
- 1974年　東京大学大学院医学系研究科修了
- 1974年　医学博士
- 1989年　東京大学医科学研究所教授
- 現　在　東京大学名誉教授

第6章
大江　和彦
- 1984年　東京大学医学部卒業
- 1991年　医学博士
- 現　在　東京大学大学院医学系研究科教授

第7章
森岡　恭彦

第8章
島薗　進
- 1972年　東京大学文学部宗教学科卒業
- 1977年　東京大学大学院博士課程単位取得
- 現　在　東京大学大学院人文社会系研究科教授

第9章
我妻　堯
- 1955年　東京大学医学部卒業
- 1960年　医学博士
- 現　在　国際協力医学研究振興財団常務理事

第10章
大内　尉義
- 1973年　東京大学医学部卒業
- 1986年　医学博士
- 現　在　東京大学大学院医学系研究科教授

金木　正夫
- 1987年　東京大学医学部卒業
- 1995年　医学博士
- 現　在　ハーバード大学医学部准教授、マサチューセッツ総合病院

第 11 章
もりおか　やすひこ
森岡　恭彦

第 12 章
むらかみよういちろう
村上陽一郎

第 13 章
ひぐち　やすこ
樋口　康子
- 1955 年　日本赤十字女子専門学校卒業
- 1968 年　ボストン大学看護学部卒業
- 1970 年　ボストン大学大学院看護学研究科修士課程修了
- 1975 年　コロンビア大学 T. C. 博士号（Ed. D.）取得
- 現　在　日本赤十字看護大学名誉教授

第 14 章
ひろい　よしのり
広井　良典
- 1984 年　東京大学教養学部卒業
- 現　在　千葉大学法経学部教授

第 15 章
つかもと　やすし
塚本　泰
- 1964 年　東京大学医学部卒業
- 1972 年　医学博士
- 1985 年　東京都立大学法学部卒業
- 現　在　川崎医療福祉大学客員教授

〈編著者略歴〉

森岡恭彦（もりおかやすひこ）

1930年東京都に生まれる。1955年東京大学医学部卒業後、第一外科教室に入局。1960年東京大学大学院修了。1972年自治医科大学消化器外科・一般外科教授。1981年東京大学医学部第一外科教授。1991年退官するまで東京大学医学部附属病院長、宮内庁御用掛などを努めた後、1994年8月まで関東労災病院長。1994年9月より日本赤十字社医療センター院長。2001年9月同名誉院長。東京大学名誉教授、自治医科大学名誉教授。1963年医学博士。

村上陽一郎（むらかみよういちろう）

1936年東京都に生まれる。1962年東京大学教養学部卒業。1968年同大学大学院修了。上智大学理工学部助教授。東京大学教養学部助教授、教授、同先端科学技術研究センター教授、同センター長を経て、国際基督教大学教授、同大学院教授、東京理科大学院教授を経て、現在東洋英和女学院大学学長、東京大学・国際基督教大学名誉教授。

養老孟司（ようろうたけし）

1937年神奈川県に生まれる。1962年東京大学医学部卒業後、解剖学教室に入局。東京大学医学部助教授、教授を経て、1995年に退官後、北里大学教授。東京大学名誉教授。1967年医学博士。

新医学概論

2003年10月16日	初 版
2012年4月16日	第4刷

編著者　森岡恭彦
　　　　村上陽一郎
　　　　養老孟司

発行者　飯塚尚彦

発行所　産業図書株式会社
　　　　〒102-0072　東京都千代田区飯田橋 2-11-3
　　　　電話　03(3261)7821(代)
　　　　FAX　03(3239)2178
　　　　http://www.san-to.co.jp

装　幀　遠藤修司

　　　　　　　　　　　　　　　　　平河工業社・山崎製本

Yasuhiko Morioka
© Yoichiro Murakami 2003
Takeshi Yoro

ISBN978-4-7828-8009-8 C3047